高等教育创新教材

（供劳动与社会保障、市场营销、应用心理学、社会工作、健康管理、公共事业管理等专业用）

妇产科学

Fuchankexue

主　编　陈卫文　李　红
副主编　李洪英
编　者（以姓氏笔画为序）
丁雪梅　马　霞　王云鹤　龙金会　冯　媛
李　红　李洪英　杨春惠　吴立涛　何红芬
何杰英　余俊峰　沈亚娟　陈卫文　陈雪芹
秘　书　陈雪芹　魏子淳

高等教育出版社·北京

图书在版编目（CIP）数据

妇产科学 / 陈卫文，李红主编 . -- 北京：高等教育出版社，2017.11

ISBN 978-7-04-047879-2

Ⅰ. ①妇… Ⅱ. ①陈… ②李… Ⅲ. ①妇产科学 Ⅳ. ① R71

中国版本图书馆 CIP 数据核字（2017）第 273085 号

策划编辑 瞿德竑 席 雁　责任编辑 瞿德竑　封面设计 于文燕　责任印制 刘思涵

出版发行 高等教育出版社
社　　址 北京市西城区德外大街4号
邮政编码 100120
印　　刷 山东鸿君杰文化发展有限公司
开　　本 787mm×1092mm 1/16
印　　张 15
字　　数 360 千字
购书热线 010-58581118
咨询电话 400-810-0598
网　　址 http://www.hep.edu.cn
http://www.hep.com.cn
网上订购 http://www.hepmall.com.cn
http://www.hepmall.com
http://www.hepmall.cn
版　　次 2017 年 11 月第 1 版
印　　次 2017 年 11 月第 1 次印刷
定　　价 32.50元

物 料 号 47879-00

前言

《妇产科学》是由昆明医科大学委托曲靖市第一人民医院专家组编写的系列丛书之一，本书供与临床医学相关的非医学类专业本科阶段学生学习使用。

随着我国医药卫生事业改革的逐步推进，对具有医学知识的非医专业人才的需求越来越大，非医、近医专业教育也迅速崛起。为了使非医、近医专业的教育更加系统、科学和规范，昆明医科大学组织曲靖市第一人民医院妇产科教研室十余位教师参编本教材，参加编写的教师均来自妇产科临床教学一线。

本书注重介绍妇产科常见多发疾病的临床表现、诊断、治疗及预防，突出讲述诊断及常用治疗方法，并体现近年该学科在国内外的最新和成熟的研究成果，同时配有简明易懂的图片。全书由总论、产科学、妇科学三部分组成，共33章。第1章至第3章为总论，主要介绍女性生殖系统的解剖和生理；第4章至第17章为产科部分，主要按产前、产时、产后的顺序介绍；第18章至第33章为妇科部分，介绍内容按普通妇科、妇科肿瘤、生殖内分泌、计划生育的顺序排列。

本教材着重体现“以就业为导向，以能力为本位，以发展技能为核心”的培养理念，内容上贯彻全球最低医学教育标准精神，本着一切为了读者的思想，力求在教学中做到“易教、易学、易懂”，最大程度地提高读者的学习效率和学习质量，能够满足用人单位对非医、近医专业学生医学知识水平的要求。

本教材编写内容参考国内外多种相关资料，同时得到昆明医科大学人文学院的大力支持和帮助，在此我们深表谢意。由于我们的学识有限，本教材编写难免有不妥之处，敬请使用本教材的师生及同仁批评指正。

陈卫文　李　红

2017年6月

目 录

第一章　绪　　论

妇产科学（obstetrics and gynecology）是专门研究女性特有的生理、病理变化及生殖调控的一门临床医学学科，与内科学、外科学和儿科学一样，是临床医学生的必修课程、主干课程。

一、妇产科学的范畴

妇产科学包括妇科学（gynecology）、产科学（obstetrics）和计划生育三部分。

妇科学是研究非妊娠女性生殖系统生理及病理的临床医学分支学科。其主要亚学科包括普通妇科学、妇科肿瘤学、妇科泌尿学和盆底重建外科学以及生殖内分泌学。

产科学是一门研究女性正常和异常妊娠、分娩和产褥的临床医学分支学科，涉及母儿两个方面。

我国的妇产科学还包括计划生育（family planning），主要研究女性生育调控，包括避孕、绝育和优生等内容。实行计划生育是我国长期以来的一项基本国策。

二、妇产科学近代进展

近年来，妇产科学发展迅速，新理论和新技术不断地改变着临床实践，突出表现在以下几方面：

1. 围生医学的发展　产科学已经由普通的妊娠期保健、分娩处理发展为围生医学、母胎医学，致力于降低孕产妇死亡率和围生儿死亡率，开展遗传咨询、产前筛查和产前诊断，减少出生缺陷，以保证母婴健康和提高人口素质。

2. 妇科内镜手术的发展　近30年来，妇科内镜技术（包括腹腔镜及宫腔镜）不断发展成熟，改变了传统手术模式和观念，使过去许多需要开腹的手术通过内镜即可完成，尤其是宫颈癌和子宫内膜癌的手术治疗。以人为本的观念及手术的微创化，已经成为21世纪妇科手术的主题。远程手术、机器人手术已经成为现实。

3. 辅助生殖技术的发展　1978年，世界上第一例“试管婴儿”诞生，标志着人类辅助生殖技术的成功，开创了生殖医学发展史上的新纪元。随后，输卵管内配子移植（GIFT）、宫腔内配子移植（GIUT）、单精子卵细胞质内注射（ICSI）和种植前遗传学诊断（PGD）等新技术已应用于临床，其技术标准、伦理原则日趋规范。

4. 女性生殖内分泌学的飞跃发展　随着许多新药物的问世，女性月经失调和生殖功能异常的临床治疗效果显著提高；围绝经期女性性激素补充治疗的推广应用，使女性生殖内分泌学发展成为妇产科学中的一门专科学科。

5. 妇科肿瘤学的发展　近年来，宫颈液基细胞学及TBS分类系统的推广、高危型人乳头瘤病毒（HPV）检测、阴道镜及宫颈环形电切术的广泛应用等，提高了对子宫颈病变和宫颈癌的诊治水平。滋养细胞肿瘤的化学药物治疗取得了近乎根治的效果。卵巢恶性肿瘤的手术和化学治疗明显提高了患者的长期生存率。

此外，在女性盆底功能障碍性及生殖器官损伤性疾病的诊治、女性保健与生殖健康、计划生育等方面也取得了较大的进展。

三、妇产科学的特点

第一，妇产科学虽然主要研究女性生殖系统，但与人的整体密不可分。例如，女性正常月经来潮，绝不仅是子宫内膜发生变化，而是由大脑皮质－下丘脑－垂体－卵巢等一系列神经内分泌调节的结果，其中任何一个环节出现异常，均能影响正常月经。

第二，妇产科学虽然人为地分为妇科学、产科学和计划生育三部分，但三者有共同女性生殖系统的生理与解剖学基础，且产科疾病和妇科疾病常互为因果。例如，产后大出血休克造成腺垂体促性腺激素分泌细胞缺血坏死，引起腺垂体功能低下，导致闭经；分娩所致的盆底肌损伤导致子宫脱垂的发生；输卵管慢性炎症可引起输卵管妊娠等。

第三，妇产科学不仅是临床医学，也是预防医学。许多妇产科疾病通过预防措施可以避免或减轻危害，如做好定期产前检查能够预防和及早发现妊娠并发症，遗传筛查、产前诊断有可能及早发现胎儿遗传性疾病和先天畸形，开展女性疾病普查能筛查早期宫颈癌等。

四、怎样学习妇产科学

妇产科学的学习过程分为两个阶段：理论学习和毕业前临床实习。理论学习主要为系统学习《妇产科学》理论知识，同时参加临床见习；毕业前临床实习是一个很重要的学习阶段，须认真参加查房、手术、临床病例讨论和实践技能操作，培养正确的临床思维。此外，还必须具备高尚的医德和良好的医风，才能充分发挥已掌握的医疗技术水平，更好地为患者服务。因此，在学习妇产科学的过程中，学生必须充分认清理论学习和临床实习两个阶段学习的重要性，在不断理论学习和反复临床实践中，逐步把自己培养成一名合格的医师。

（李　红）

第二章　女性生殖系统解剖

第一节　外 生 殖 器

女性生殖系统包括内、外生殖器及其相关组织。女性外生殖器又称外阴，指位于两股内侧间的外露部分，前后分别以耻骨联合和会阴分界（图 2-1）。

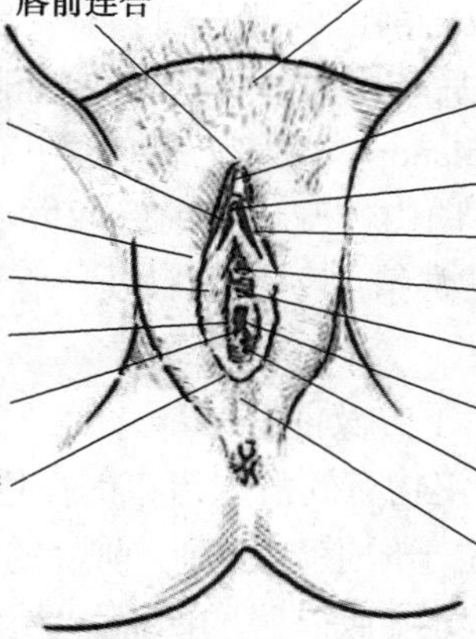

图 2-1　女性外生殖器

一、阴阜

阴阜即耻骨联合前面隆起的脂肪垫。青春期开始生长阴毛，分布呈倒三角形。阴毛疏密、色泽存在个人和种族差异。

二、大阴唇

大阴唇为邻近两股内侧的一对纵行隆起的皮肤皱襞，前端与阴阜延续，后端融入会阴。大阴唇外侧面同皮肤，有色素沉着，内含皮脂腺和汗腺，青春期长出阴毛；内侧面湿润似黏膜。大阴唇皮下为疏松结缔组织和脂肪组织，含丰富血管、淋巴管和神经，外伤后易形成血肿。未产女性的两侧大阴唇自然合拢，遮盖阴道口及尿道外口；产后大阴唇由于分娩影响向两侧分开；绝经后大阴唇呈萎缩状，阴毛变稀。

三、小阴唇

小阴唇为位于大阴唇内侧的一对薄皱襞，无毛，富含神经末梢。两侧小阴唇前端相互融合，分为前后两叶，前叶形成阴蒂包皮，后叶与对侧结合形成阴蒂系带。小阴唇后端与大阴唇后端相会合，在正中线形成横皱襞，称阴唇系带，经产妇此系带不明显。

四、阴蒂

阴蒂位于两小阴唇顶端的联合处，与男性阴茎海绵体相似，具有勃起功能。它分为三部分，前为阴蒂头，富含神经末梢，极敏感；中为阴蒂体；后部分为两个阴蒂脚，附着于各侧的耻骨支上。

五、阴道前庭

阴道前庭为两侧小阴唇、阴蒂及阴唇系带所形成的菱形区，该区域前方有尿道外口，后方有阴道口，阴道口与阴唇系带之间有一浅窝，称舟状窝（又称阴道前庭窝），此窝经产妇受分娩影响消失。在此裂隙内有以下结构：

1. 前庭球　又称球海绵体，位于前庭两侧，由具有勃起性的静脉丛组成，表面为球海绵体肌覆盖。其前端与阴蒂相接，后端膨大，与前庭大腺相邻。

2. 前庭大腺（major vestibular gland）　又称巴多林腺，位于大阴唇后部，亦为球海绵体肌所覆盖，如黄豆大，左右各一。向内侧开口于前庭后方小阴唇与处女膜之间的沟内。性兴奋时，分泌黏液起润滑作用。正常情况下不能触及，腺管口阻塞可致囊肿或脓肿形成，则两者均能看到或触及。

3. 尿道外口　位于阴蒂头的后下方及前庭前部，为尿道的开口，略呈圆形。其后壁上有一对并列腺体称尿道旁腺，其分泌物有润滑尿道口的作用，此处常有细菌潜伏。

4. 阴道口及处女膜　阴道口位于尿道口后方、前庭的后部，其大小、形状常不规则。阴道口周缘覆有一层有孔薄膜，称处女膜。膜的两面均为鳞状上皮所覆盖，中间为结缔组织、血管与神经末梢，多在中央有一孔，孔的形状、大小及膜的厚薄因人而异。处女膜多在初次性交时或可因剧烈运动破裂，分娩后仅留有处女膜痕。

（何杰英）

第二节　内 生 殖 器

女性内生殖器位于真骨盆，包括阴道、子宫、输卵管及卵巢，后两者称子宫附件（图2–2）。

一、阴道

阴道（vagina）位于小骨盆（又称真骨盆）下部中央，为性交器官，也是月经血排出及胎儿娩出的通道。

阴道呈上宽下窄的管道，上端包绕子宫颈阴道部，下端开口于阴道前庭后部。前壁长

7～9 cm，与膀胱和尿道相邻；后壁长 10～12 cm，与直肠相贴。环绕子宫颈周围的部分称阴道穹。按其位置分为前、后、左、右 4 部分，其中后穹隆最深，与直肠子宫陷凹紧密相邻，为盆腔最低部位，临床上可经此处穿刺或引流。

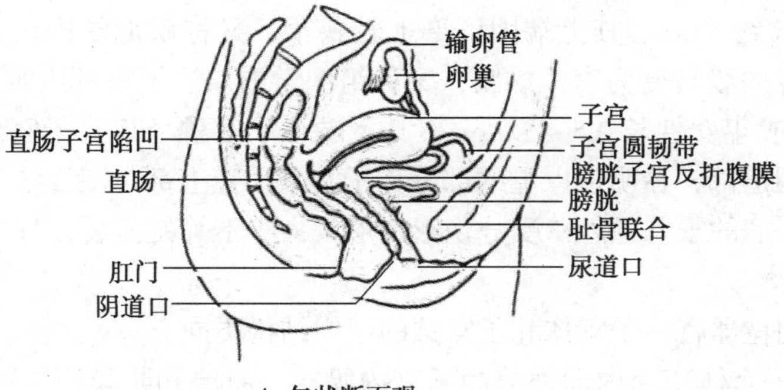

A. 矢状断面观

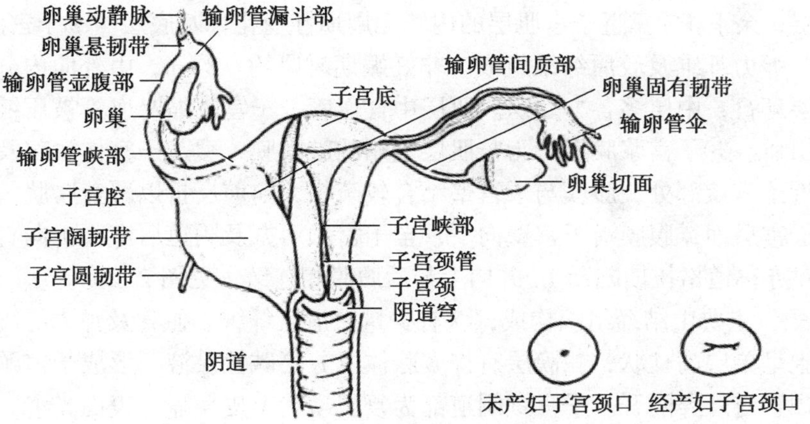

B. 后面观

图 2-2　女性内生殖器

阴道壁表面有很多横纹皱襞，故有较大的伸展性。自内向外由黏膜、肌层和纤维组织膜构成。黏膜呈淡红色，由复层鳞状上皮细胞覆盖，无腺体，受性激素影响有周期性变化。幼女及绝经后女性的阴道黏膜上皮甚薄，皱襞少，伸展性小，容易创伤，易感染。阴道壁因富有静脉丛，故损伤易出血或形成血肿。

二、子宫

子宫（uterus）为一壁厚、腔小、以肌肉为主的器官。腔内覆盖黏膜称子宫内膜，青春期受性激素影响发生周期性改变并产生月经；子宫为精子到达输卵管的通道；妊娠期为胎儿发育、成长的部位；分娩时，子宫收缩使胎儿及其附属物娩出。

（一）位置和形态

子宫位于盆腔中央，膀胱与直肠之间，下端接阴道，两侧有输卵管和卵巢。子宫的正常位置呈轻度前倾前屈位。成年人未妊娠时子宫呈前后略扁的倒置梨形，质量为 50～70 g，长 7～8 cm，宽 4～5 cm，厚 2～3 cm，子宫腔容量约 5 mL。子宫上部较宽称子宫体，其上端隆突部分称子宫底。子宫底两侧为子宫角，与输卵管相通。子宫下部较窄呈圆柱状称子宫颈，子宫体与子宫颈的比例，青春期为 1∶2，成年女性为 2∶1，老年期为 1∶1。

子宫腔为上宽下窄的三角形，在子宫体与子宫颈之间形成最狭窄的部分称子宫峡部，在非妊娠期长约 1 cm，其上端因解剖上较狭窄，又称解剖学内口；其下端因黏膜组织在此处由子宫腔内膜转变为宫颈黏膜，又称组织学内口。子宫颈内腔呈梭形称子宫颈管（cervical canal），成年女性长 2.5 ~ 3.0 cm，其下端称子宫颈外口。子宫颈下端伸入阴道内的部分称子宫颈阴道部，在阴道以上的部分称子宫颈阴道上部（图 2–3）。未产妇的子宫颈外口呈圆形；已产妇的子宫颈外口受分娩影响形成大小不等的横裂，分为前唇和后唇。

（二）组织结构

子宫为腹膜间位器官，子宫体和子宫颈的组织结构不同。

1. 子宫体　子宫体壁由内向外分为子宫内膜层、肌层和浆膜层 3 层。①子宫内膜层：为一层粉红色的黏膜组织，从青春期开始受卵巢激素的影响，其表面 2/3 能发生周期性变化，称功能层；余下 1/3 靠近子宫肌层的内膜无周期性变化称基底层。②子宫肌层：较厚，由平滑肌束、弹力纤维及胶原纤维组成。非妊娠期时厚约 0.8 cm，由外向内分 3 层：外层多纵行，内层环行，中层多各方交织。肌层中含血管，子宫收缩时血管被压缩，能有效制止产后子宫出血。③子宫浆膜层：为与肌层紧贴的脏腹膜，覆盖子宫体底部及前后面，但在子宫前面近子宫峡部处，腹膜与子宫壁结合较疏松，向前反折以覆盖膀胱，形成膀胱子宫陷凹；在子宫后面，腹膜沿子宫壁向下，至子宫颈后方及阴道后穹再折向直肠，形成直肠子宫陷凹（亦称道格拉斯陷凹），并向上与后腹膜相连续（见图 2–2）。

2. 子宫颈　主要由结缔组织构成，含有少量平滑肌纤维、血管及弹力纤维。子宫颈管黏膜上皮细胞呈单层高柱状，黏膜层有许多腺体能分泌碱性黏液，形成子宫颈管内的黏液栓，将子宫颈管与外界隔开。子宫颈阴道部为复层鳞状上皮覆盖，表面光滑。在子宫颈外口柱状上皮与鳞状上皮交界处是宫颈癌的好发部位。宫颈黏膜受性激素影响也有周期性变化。

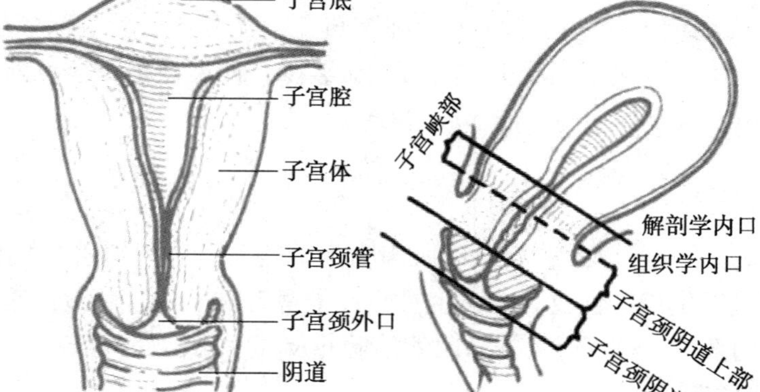

A. 子宫冠状断面观　　B. 子宫矢状断面观

图 2–3　子宫各部

（三）子宫韧带

子宫韧带共有 4 对（图 2–4）。

1. 子宫圆韧带　呈圆索状，长 12 ~ 14 cm，由结缔组织和平滑肌组成。起于双侧子宫角的前面、输卵管近端的下方，穿行于子宫阔韧带间向前外侧伸展达两侧骨盆壁，再穿过腹股沟管终于大阴唇前端。子宫圆韧带肌纤维与子宫肌纤维连接，是维持子宫前倾的主要结构。

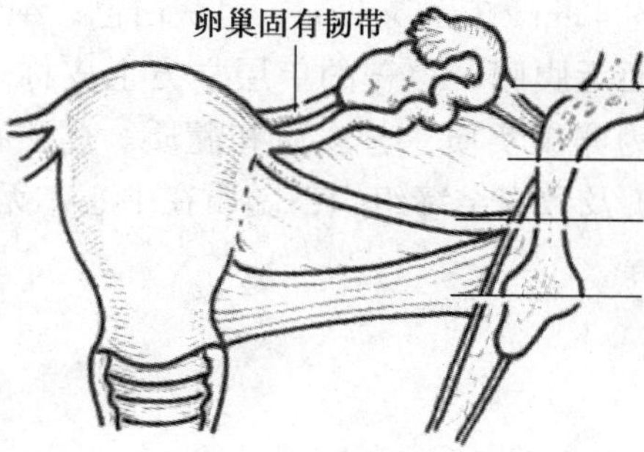

图 2–4　子宫各韧带

2. 子宫阔韧带　覆盖在子宫前后壁的腹膜自子宫侧缘向两侧延伸达到骨盆壁，形成一对双层腹膜皱襞。子宫阔韧带分为前、后两叶，其上缘游离，内 2/3 部包围输卵管（伞部无腹膜遮盖），在输卵管和卵巢附着处之间的阔韧带称输卵管系膜，外 1/3 部移行为卵巢悬韧带（或称骨盆漏斗韧带），卵巢动静脉由此穿过。卵巢与子宫阔韧带后叶相接处称卵巢系膜。卵巢内侧与子宫角之间的阔韧带稍增厚，称卵巢固有韧带或卵巢韧带。在子宫体两侧的子宫阔韧带中有丰富的血管、神经、淋巴管及大量疏松结缔组织，称子宫旁组织。子宫动静脉和输尿管均从子宫阔韧带基底部穿过。

3. 子宫主韧带　在子宫阔韧带的下部，横行于子宫颈两侧和骨盆侧壁之间，为一对坚韧的平滑肌与结缔组织纤维束，又称子宫颈横韧带。起固定子宫颈位置的作用，为防止子宫下垂的主要结构。

4. 子宫骶韧带　从子宫颈后面的上侧方（相当于组织学内口水平），向两侧绕过直肠到达第 2、3 骶椎前面的筋膜。韧带含平滑肌和结缔组织，外有腹膜遮盖，短厚有力，将子宫颈向后、向上牵引，维持子宫处于前倾位置。

若上述韧带、骨盆底肌和筋膜薄弱或受损伤，可导致子宫位置异常，形成不同程度的子宫脱垂。

三、输卵管

输卵管（oviduct，fallopian tube）为卵子与精子相遇的场所，也是向子宫腔运送受精卵的管道。为一对细长而弯曲的肌性管道，位于子宫阔韧带的上缘内，内侧与子宫角相通，外端游离，与卵巢接近，呈伞状，全长 8 ~ 14 cm。根据输卵管的形态由内向外可分为间质部、峡部、壶腹部和伞部，伞部呈漏斗状，有许多指状突起，有“拾卵”作用。

输卵管壁由 3 层构成：内层为黏膜层，由单层高柱状上皮覆盖；中层为平滑肌层，由内环、外纵的两层平滑肌组成；外层为浆膜层，为腹膜的一部分。输卵管肌肉的收缩和黏膜上皮细胞的形态、分泌及纤毛摆动均受性激素的影响，有周期性变化。

四、卵巢

卵巢（ovary）是产生与排出卵子、分泌甾体激素的性腺器官。为一对扁卵圆形的性腺，位于输卵管的后下方。卵巢系膜连接于子宫阔韧带后叶的部位称卵巢门，卵巢血管与神经即经此处出入卵巢，故名。卵巢外侧以卵巢悬韧带连于骨盆壁，内侧以卵巢固有韧带与子宫连接。青春期前卵巢表面光滑；青春期开始排卵后，表面逐渐凹凸不平；成年女性的卵巢大小约 4 cm × 3 cm × 1 cm，呈灰白色；绝经后卵巢萎缩变硬。

卵巢表面无腹膜，覆盖的单层立方上皮称表面上皮；其内有一层纤维组织称卵巢白膜。白膜下为卵巢实质，分皮质和髓质。皮质在外层，其内有数以万计的原始卵泡（又称始基卵泡）及致密结缔组织；髓质在中心，无卵泡，含疏松结缔组织及丰富的血管、神经、淋巴管等。

（何杰英）

第三节　血管、淋巴及神经

一、血管

女性内、外生殖器的血液供应主要来自卵巢动脉、子宫动脉、阴道动脉及阴部内动脉。盆腔静脉均与同名动脉伴行，并在相应器官及其周围形成静脉丛，且互相吻合，故盆腔静脉感染容易蔓延。

二、淋巴

女性盆部具有丰富的淋巴系统，均有相应的血管伴行，其数目、大小和位置均不恒定。主要分为外生殖器淋巴和盆腔淋巴两组。淋巴液首先汇集进入沿髂动脉的各淋巴结，然后注入腹主动脉周围的腰淋巴结，最后汇入第 2 腰椎前方的乳糜池。当内、外生殖器发生感染或癌肿时，可引起相应淋巴结肿大。

三、神经

女性内、外生殖器由躯体神经和自主神经共同支配。支配外生殖器的神经主要是阴部神经，系躯体神经，由第Ⅱ、Ⅲ、Ⅳ骶神经分支组成，分为会阴神经、阴蒂背神经及肛门神经（又称痔下神经）3 支，分布于会阴、阴唇、阴蒂、肛门周围。支配内生殖器的神经主要为交感神经和副交感神经。子宫平滑肌有自律性，完全切除其神经后仍能有节律性收缩，也能完成分娩活动。临床上可见下半身截瘫的产妇仍能自然分娩。

（陈雪芹）

第四节　骨　　盆

女性骨盆是保护盆腔脏器的重要器官，又是胎儿阴道娩出时必经的骨性产道。其大小、形状、结构对分娩有直接影响。

一、骨盆的组成

1. 骨盆的骨骼　骨盆由骶骨、尾骨及左右两块髋骨组成。骶骨由 5 ~ 6 块骶椎合成，尾骨由 4 ~ 5 块尾椎合成，每块髋骨又由髂骨、坐骨及耻骨融合而成（图 2–5）。

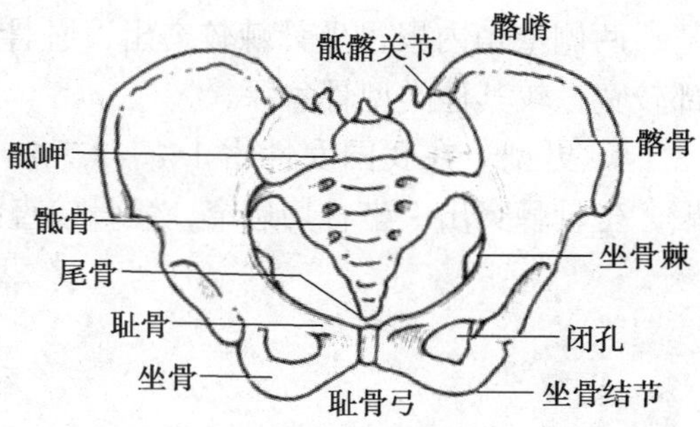

图 2–5　正常女性骨盆（前上观）

2. 骨盆的关节　有耻骨联合、左右骶髂关节和骶尾关节。两耻骨之间有纤维软骨，形成耻骨联合。骶髂关节位于骶骨和髂骨之间，在骨盆后方。骶尾关节为骶骨与尾骨的联合处，有一定活动度，可影响分娩。

3. 骨盆的韧带　骨盆各部之间的韧带中，有两对重要的韧带，一对是骶、尾骨与坐骨结节之间的骶结节韧带，另一对是骶、尾骨与坐骨棘之间的骶棘韧带。骶棘韧带的宽度是判断中骨盆是否狭窄的重要指标，又称坐骨切迹宽度。妊娠期受激素作用，韧带较松弛，各关节的活动度增加，有利于分娩时胎儿通过骨产道。

二、骨盆的分界

以耻骨联合上缘、髂耻缘及骶岬上缘的连线为界，可将骨盆分为上、下两部分。上方为大骨盆（又称假骨盆），位于骨盆分界线之上，为腹腔的一部分；下方为小骨盆（又称真骨盆），位于骨盆分界线之下，是胎儿娩出的骨产道。小骨盆有上、下两口，上口又称骨盆入口，下口又称骨盆出口，两口之间为骨盆腔。骨盆腔的前壁为耻骨及耻骨联合，后壁是骶骨与尾骨，两侧为坐骨、坐骨棘、骶棘韧带。耻骨两降支的前部相连构成耻骨弓。坐骨棘位于小骨盆中部，是分娩过程中衡量胎先露部下降程度的重要标志。

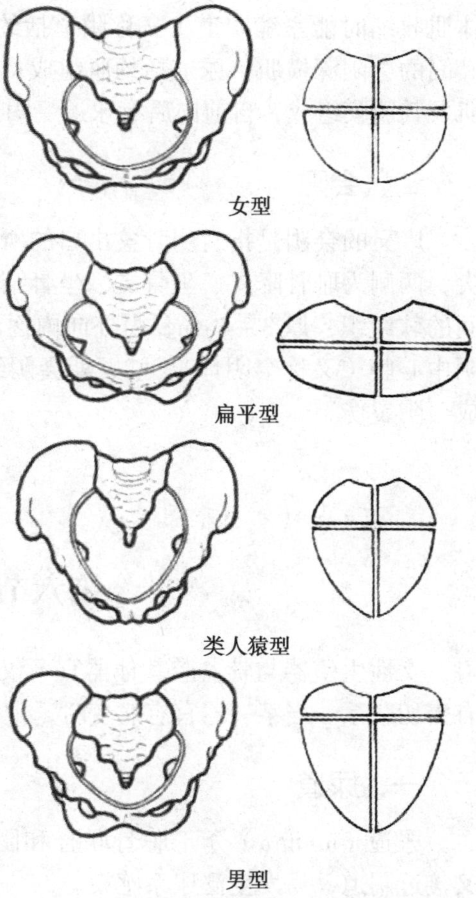

图 2–6　骨盆的 4 种基本类型

三、骨盆的类型

根据骨盆形状，按 Callwell 与 Moloy 分类分为 4 种类型（图 2–6）。

1. 女型　为女性正常骨盆，最常见，在我国女性骨盆类型中占 52% ~ 58.9%。骨盆上口呈横椭圆形，上口横径较前后径稍长，耻骨弓较宽，两侧坐骨棘间径≥10 cm。骶骨岬前突不明显。

2. 扁平型　较常见，在我国女性占 23.2% ~ 29%。骨盆上口呈扁椭圆形。耻骨弓宽，骶骨失去正常弯度，变直向后翘或呈深弧型。

3. 类人猿型　在我国女性占 14.2% ~ 18%。骨盆上口呈长椭圆形，骨盆上口、中骨盆和骨盆出口的横径均缩短，前后径稍长。坐骨切迹较宽，两侧壁稍内聚，坐骨棘较突出，耻骨弓较窄，但骶骨向后倾斜，故骨盆前部较窄而后部较宽，较其他类型骨盆深。

4. 男型　在我国女性占 1% ~ 3.7%。骨盆上口略呈三角形，耻骨弓较窄，两侧壁内聚，坐骨棘突出，坐骨切迹窄，骶骨较直而前倾，骨盆腔呈漏斗形，常造成难产。

（何杰英）

第五节　骨　盆　底

一、骨盆底

骨盆底是封闭骨盆出口、承载盆腔脏器的软组织，由多层肌肉和筋膜组成。若骨盆底结构和功能发生异常，可影响盆腔脏器的位置与功能，甚至引起分娩障碍；而分娩处理不当，亦可损伤骨盆底。

骨盆底的前方为耻骨联合下缘，后方为尾骨尖，两侧为耻骨降支、坐骨升支及坐骨结节。骨盆底由外层、中层和内层 3 层组成。外层由会阴浅层筋膜及其深面的 3 对肌肉及一括约肌组成，分别为：球海绵体肌、坐骨海绵体肌、会阴浅横肌和肛门外括约肌，球海绵体肌收缩时能紧缩阴道（又称阴道括约肌）；中层为尿生殖膈，由上、下两层坚韧筋膜及其间的会阴深横肌、尿道括约肌组成；内层即盆膈，为骨盆底最里面、最坚韧层，由肛提肌及其筋膜组成，自前向后有尿道、阴道及直肠穿过。

二、会阴

广义的会阴是指封闭骨盆出口的所有软组织，呈菱形，前为耻骨联合下缘，后为尾骨尖，两侧为耻骨降支、坐骨支、坐骨结节和骶结节韧带。狭义的会阴是指阴道口与肛门之间的软组织，厚 3 ~ 4 cm，由外向内逐渐变窄呈楔状，表面为皮肤及皮下脂肪，内层为会阴中心腱（又称会阴体）。妊娠期会阴组织变软有利于分娩。分娩时要保护此区，以免造成会阴裂伤。

（陈雪芹）

第六节　邻 近 器 官

女性生殖器与骨盆腔其他器官不仅在解剖上互相邻近，而且血管、淋巴及神经也相互有密切联系。当某一器官有病变时，常常累及邻近器官。

一、尿道

尿道（urethra）介于耻骨联合和阴道前壁之间，长 4 ~ 5 cm。由于女性尿道短而直，又接近阴道，易发生泌尿系感染。

二、膀胱

膀胱（urinary bladder）为一囊状肌性器官。排空的膀胱为锥体形，位于耻骨联合之后，子宫之前。膀胱充盈时可凸向骨盆腔甚至腹腔。由于膀胱充盈可影响子宫、阴道及分娩，故妇科检查及手术前必须排空膀胱。

三、输尿管

输尿管（ureter）为一对肌性圆索状长管，起自肾盂，终于膀胱。女性输尿管在腹膜后，从肾盂开始沿腰大肌前面进入盆腔，于子宫阔韧带基底部向前内方行，于子宫颈外侧约 2 cm 处与子宫动脉交叉，并在其下方通过，又经阴道侧穹隆顶端绕向前方而入膀胱，在施行子宫切除或结扎子宫动脉时，应避免损伤输尿管。

四、直肠

直肠（rectum）位于盆腔后部，前为子宫及阴道，后为骶骨。直肠上段有腹膜遮盖，至直肠中段腹膜折向前上方，覆盖于子宫颈及子宫后壁，形成直肠子宫陷凹。直肠下部无腹膜覆盖。肛管长 2 ~ 3 cm，在其周围有肛门内、外括约肌及肛提肌，因此，妇科手术及分娩处理时均应避免损伤肛管、直肠。

五、阑尾

阑尾（vermiform appendix）根部连于盲肠的后内侧壁，通常位于右髂窝内，末端有时可达盆腔并接近右侧输卵管及卵巢。女性患阑尾炎时有可能累及子宫附件，应注意鉴别诊断。妊娠期阑尾位置可随妊娠月份增加而逐渐向上、向外方移位。

（陈雪芹）

第三章　女性生殖系统生理

第一节　女性一生各阶段的生理特点

女性从胚胎形成到衰老是渐进的生理过程，也是下丘脑－垂体－卵巢轴功能发育、成熟和衰退的过程。女性一生根据其生理特点可按年龄划分为7个阶段，但并无截然界限，可因遗传、环境、营养等条件影响而有个体差异。

女性一生各时期都有不同的组织学、解剖学变化及生理特点。女性生殖系统的功能、生理变化与其他系统的功能息息相关，且能相互影响。

一、胎儿期

胎儿期是指从卵子受精至出生。受精卵是由父系和母系来源的染色体组成的新的个体，性染色体决定性别，XX为女性，无雄激素及副中肾管抑制因子，第10周中肾管退化，两条副中肾管发育成为女性生殖道。

二、新生儿期

胎儿娩出至4周内为新生儿期。女性胎儿在母体内受到胎盘及母体性腺所产生的女性激素影响，子宫、卵巢及乳房均有一定程度的发育。出生后，新生儿血中女性激素水平迅速下降，可出现乳房略增大，少量乳汁分泌或少量阴道出血，这些生理变化短期内均能自然消退。

三、儿童期

从出生4周到12岁左右称儿童期。在8岁之前，下丘脑－垂体－卵巢轴功能处于抑制状态，卵泡无雌激素分泌，儿童体格持续增长和发育，但生殖器仍为幼稚型。8岁以后，下丘脑促性腺激素释放激素抑制状态解除，垂体开始分泌促性腺激素，卵巢内的卵泡受促性腺激素的影响，有一定发育并分泌性激素，女性特征开始呈现，皮下脂肪在胸、髋、肩部及耻骨前面堆积；乳房开始发育，逐渐向青春期过渡。

四、青春期

从月经初潮至生殖器官逐渐发育成熟的过渡时期称青春期，世界卫生组织（WHO）规定10～19岁为青春期。这一时期的生理特点如下：

1. 全身发育　此时期身高迅速增长，体型渐达成人女型。

2. 第一性征　即生殖器官的发育，由于促性腺激素分泌量增加及作用加强，使卵巢发育与性激素分泌逐渐增加，内、外生殖器进一步发育。子宫增大，尤其子宫体明显增大，占子宫全长的2/3；输卵管变粗；卵巢增大，卵巢皮质内有不同发育阶段的卵泡；阴道长度及宽度增加，阴道黏膜变厚并出现皱襞，阴阜隆起，大、小阴唇变肥厚且有色素沉着；外生殖器从幼稚型变为成人型。此时虽初步具有生育能力，但整个生殖系统的功能尚未完善。

3. 第二性征　除生殖器官以外，还有其他女性特有的征象发育：音调变高；乳房丰满而隆起；出现阴毛及腋毛；骨盆横径发育大于前后径；胸、肩、髋部皮下脂肪增多，显现女性特有体态。

4. 月经来潮　女孩第一次月经来潮称月经初潮，是青春期开始的重要标志。通常发生晚于乳房发育大约2.5年时间。此时由于中枢神经系统对雌激素的正反馈机制尚未成熟，有时即使卵泡发育成熟却不能排卵，发生无排卵性功能失调性子宫出血，此时月经周期常不规律。

五、性成熟期

一般自18岁左右开始持续约30年，又称生育期。此期女性性功能旺盛，卵巢功能成熟并分泌性激素，已建立规律的周期性排卵。生殖器各部和乳房也均有不同程度的周期性改变。

六、绝经过渡期

绝经过渡期指卵巢功能开始衰退直至最后一次月经的时期。此期长短不一，因人而异。可始于40岁，时间短则1～2年，长至十余年。世界卫生组织（WHO）将卵巢功能开始衰退直至绝经后1年内的时期称为围绝经期，又将其分为3个阶段：

1. 绝经前期　此期卵巢内卵泡数明显减少且易发生卵泡发育不全，多数女性在绝经前月经周期不规律，常为无排卵性“月经”。

2. 绝经　自然绝经通常是指女性生命中最后一次月经，卵巢内卵泡自然耗竭，或剩余的卵泡对垂体促性腺激素丧失反应，导致卵巢衰竭，月经永久性停止，称绝经。我国女性的绝经平均年龄为49.5岁，80%在44～54岁之间。如40岁以前绝经称卵巢功能早衰。

3. 绝经后期　卵巢进一步萎缩，其内分泌功能逐渐消退，生殖器官萎缩。

绝经后期由于卵巢功能逐渐衰退，卵巢激素缺乏，使围绝经期女性出现一些血管舒缩障碍和精神神经症状。部分女性可出现潮热、出汗、情绪不稳定、不安、抑郁或烦躁、失眠和头痛等围绝经期综合征。

七、老年期

一般60岁以后女性机体逐渐老化，进入老年期。此期卵巢功能已衰竭，主要表现为雌激素水平低落，不足以维持女性第二性征，生殖器官进一步萎缩，骨代谢失常出现骨质疏松，易发生骨折。

第二节　月经及月经周期的临床表现

一、定义

月经（menstruation）是指随卵巢的周期性变化，子宫内膜周期性脱落及出血。规律月经的出现是生殖功能成熟的重要标志。

二、月经初潮

月经第一次来潮称月经初潮。月经初潮年龄多在 13 ~ 14 岁之间，但可能早在 11 ~ 12 岁，或迟至 17 ~ 18 岁。月经初潮的早晚，受各种内、外因素影响，包括遗传、营养及体重等。

三、月经周期

出血的第 1 日为月经周期的开始，两次月经第 1 日的间隔时间称 1 个月经周期，一般 21 ~ 35 日为 1 个周期，平均 28 日。周期长短因人而异，但每名女性的月经周期有自己的规律性。

四、月经持续时间及出血量

正常女性月经持续时间差异很大。但每名女性的月经持续日数基本一致。正常月经持续时间为 2 ~ 8 日，多数为 4 ~ 6 日。正常月经量为 20 ~ 60 mL，个别女性月经量可超过 100 mL，多数学者认为，每月失血量超过 80 mL 即为病理状态。

五、月经血的特征

月经血一般呈暗红色，含有血液、子宫内膜碎片、宫颈黏液及脱落的阴道上皮细胞。月经血的主要特点是不凝固，但偶尔可见小凝块。

六、月经期的症状

一般月经期无特殊症状。但由于经期盆腔淤血及子宫血流量增多，有些女性可有下腹及腰骶部下坠感或子宫收缩痛，个别可有膀胱刺激症状（如尿频）、轻度神经系统不稳定症状（如头痛、失眠、精神抑郁、易于激动）、胃肠功能失调（如食欲减退、恶心、呕吐、便秘或腹泻）以及鼻黏膜出血、皮肤痤疮等，但一般不严重，并不影响女性的工作和学习。

第三节 卵巢功能与卵巢周期

一、卵巢功能

卵巢是女性的生殖内分泌腺，有两种主要功能：一是产生卵子并排卵（卵巢生殖功能），二是合成并分泌甾体激素和多肽激素（卵巢内分泌功能）。

二、卵巢的周期性变化

从青春期开始到绝经前，卵巢在形态和功能上发生周期性变化，称卵巢周期。其主要变化如下：

（一）卵泡的发育及成熟

人类卵巢中卵泡的发育始于胚胎时期，新生儿出生时卵巢有 15 万 ~ 50 万个卵泡。儿童期卵巢的皮质含有大量密集成群的原始卵泡，卵巢的髓质已逐渐退化。到青春期以后卵母细胞逐渐减少。一般认为，正常女性生育期每个周期中可有 3～11 个卵泡发育，但其中只有 1 个卵泡发育成熟并排卵，其余同样成熟的卵泡都不排卵而退化。生育期只有 300～400 个卵母细胞发育成熟，并经排卵过程排出，其余的卵泡发育到一定程度自行退化，这个退化过程称卵泡闭锁。根据形态、大小、生长速度和组织学特征，可将卵泡的生长分为始基卵泡、窦前卵泡（初、次级卵泡）、窦状卵泡和排卵前卵泡几个阶段（图 3–1）。

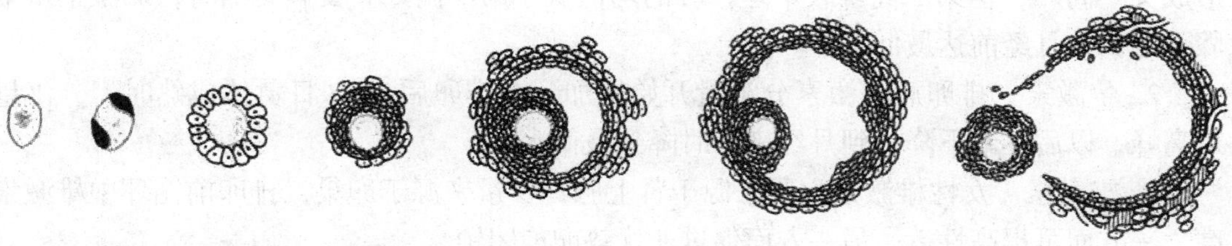

图 3–1　不同发育阶段的卵泡示意图

（二）排卵

卵细胞和包绕它的卵丘颗粒细胞一起被排出的过程称排卵。排卵前卵泡进入排卵前状态，其分泌的雌二醇（E_2）高峰对垂体、下丘脑的正反馈调节作用，促使下丘脑促性腺激素释放激素（GnRH）大量释放，刺激垂体释放促性腺激素，出现黄体生成素（LH）/ 促卵泡激素（FSH）峰，在该峰刺激下导致成熟卵泡最终排卵。LH 峰是即将排卵的可靠指标，出现于卵泡破裂前 36 h。

排卵多发生在下次月经来潮前 14 日左右，卵子排出后，经输卵管伞部捡拾，通过输卵管，并被运送到子宫腔。

（三）黄体形成及退化

排卵后，卵泡液流出，卵泡腔内压下降，卵泡壁塌陷，卵泡壁的卵泡颗粒细胞和内膜细胞向内侵入，周围由卵泡外膜包围，共同形成黄体。黄体在黄体生成素排卵峰的作用下黄素化后形成颗粒黄体细胞及卵泡膜黄体细胞。排卵后 7～8 日（相当于月经周期第 22 日左右）黄体体积及功能达最高峰，直径为 1～2 cm，外观呈黄色。若排出的卵子受精，则黄体继续发育为妊娠黄体，至妊娠 3 个月末才退化。若卵子未受精，黄体在排卵后 9～10 日开始退化，黄体功能一般维持 14 日，组织纤维化形成白体。黄体衰退后月经来潮，卵巢中新的卵泡发育，开始新的周期。

三、卵巢分泌的甾体激素

卵巢合成及分泌的性激素主要为雌激素、孕激素和雄激素等甾体激素。

（一）甾体激素的基本化学结构

甾体激素属于类固醇激素。类固醇激素结构的基本化学成分是多氢环戊烷烯菲。

（二）甾体激素的生物合成过程

卵巢甾体激素生物合成需要多种羟化酶及芳香化酶的作用，它们都属于细胞色素 P450 超基因家族。雌激素、雄激素与孕激素之间关系密切，黄体酮是雄烯二酮及睾酮的前身，雄烯二酮和睾酮又是雌酮和雌二醇的前身，三者基本结构虽极相近，但作用却不同。

（三）甾体激素的代谢

甾体激素主要在肝降解，并以硫酸盐或葡萄糖醛酸盐等结合形式经肾排出。

（四）卵巢性激素分泌的周期性变化

1. 雌激素　在卵泡开始发育时，雌激素分泌量很少，随着卵泡渐趋成熟，雌激素分泌也逐渐增加，于排卵前形成一高峰，排卵后分泌稍减少，在排卵后7～8日黄体成熟时，形成又一高峰，但第二高峰较平坦，峰的均值低于第一高峰。黄体萎缩时，雌激素水平急骤下降，在月经前达最低水平。

2. 孕激素　排卵后孕激素分泌量开始增加，在排卵后7～8日黄体成熟时，分泌量达最高峰，以后逐渐下降，到月经来潮时降到最低水平。

3. 雄激素　女性雄激素主要来源于肾上腺，少量来源于卵巢，排卵前循环中雄激素升高，一方面可提高性欲，另一方面促进非优势卵泡闭锁。

（五）卵巢性激素的作用

1. 雌激素的生理作用

（1）促使子宫发育，引起肌细胞的增生和肥大，使肌层变厚；使子宫血运增加，并使子宫收缩力增强以及增加子宫平滑肌对缩宫素的敏感性。

（2）使子宫内膜增生。

（3）使子宫颈口松弛，宫颈黏液分泌增加，质变稀薄，易拉成丝状。

（4）促进输卵管发育，加强输卵管肌节律性收缩的振幅。

（5）使阴道上皮细胞增生和角化，增加细胞内糖原含量，促使黏膜变厚，增强局部的抵抗力；使阴唇发育、丰满。

（6）使乳腺管增生，乳头、乳晕着色，促使其他第二性征的发育。

（7）雌激素协同促性腺激素，促使卵泡发育。

（8）雌激素通过对下丘脑的正负反馈调节，控制脑垂体促性腺激素的分泌。

（9）促进钠与水的潴留；使低密度脂蛋白减少，降低胆固醇与磷脂的比例，减少胆固醇在动脉管壁的沉积，有利于防止冠状动脉硬化；促进骨钙的沉积。

2. 孕激素的生理作用

（1）使子宫平滑肌松弛，兴奋性降低；同时降低妊娠子宫对缩宫素的敏感性，从而抑制子宫收缩，有利于胚胎及胎儿宫内生长发育。

（2）使增生期子宫内膜转化为分泌期内膜，主要为受精卵着床做好准备。

（3）使子宫颈口闭合，黏液减少、质变稠，拉丝度减少。

（4）抑制输卵管肌节律性收缩的振幅。

（5）使阴道上皮细胞脱落加快。

（6）促进乳腺腺泡发育成熟。

（7）孕激素通过对下丘脑的负反馈作用，抑制促性腺激素的分泌。

（8）孕激素能兴奋下丘脑体温调节中枢，使体温升高。正常女性在排卵前基础体温低，排卵后基础体温可升高0.3～0.5℃，这种基础体温的改变，可作为排卵的重要指标。

（9）孕激素能促进水与钠的排泄。

3. 孕激素与雌激素的协同和拮抗作用　根据上述生理功能，孕激素在雌激素作用的基础上，可进一步促使女性生殖器和乳房的发育，为妊娠做准备，可见两者有协同作用；另一方面，雌激素和孕激素又有拮抗作用，主要表现在子宫收缩、输卵管蠕动、宫颈黏液变化、阴道上皮细胞角化和脱落以及钠和水的潴留与排泄等方面。

4. 雄激素的生理作用　睾酮主要来自肾上腺皮质，卵巢也分泌一部分。睾酮不仅是合成雌激素的前体，而且是维持女性正常生殖功能的重要激素。雄激素能促进阴毛、腋毛的生长，蛋白质合成，肌肉生长，骨骼的发育和刺激红细胞生成。大量雄激素有拮抗雌激素的作用。

四、卵巢分泌的其他激素

卵巢除分泌甾体激素外，还可以分泌一些多肽激素、细胞因子和生长因子。

第四节　子宫内膜及生殖器其他部位的周期性变化

卵巢的周期性变化对整个生殖系统均有影响，尤以对子宫内膜的影响最显著。

一、子宫内膜的周期性变化

子宫内膜的周期性变化可从组织学与生物化学两方面来观察。

（一）子宫内膜的组织学变化

子宫内膜在结构上分为基底层和功能层，基底层直接与子宫肌层相连，不受月经周期中激素变化的影响，在月经期不发生脱落。功能层靠近子宫腔，由基底层再生而来，它受卵巢激素的影响呈周期性变化，若未受孕，此层月经期坏死脱落。一个正常月经周期（以28日为例），其组织形态的周期性改变可分为3期。

1. 增生期　在卵巢周期的卵泡期雌激素作用下，子宫内膜上皮与间质细胞呈增生状态，称增生期。在月经周期第5～14日。开始子宫内膜薄，腺体直且腔小，间质较致密，内有小动脉走向内膜表面。随雌激素逐渐增加，子宫内膜继续变厚至2～3 mm，间质水肿，腺体增生变长为弯曲状，组织内水肿明显，间质内小动脉增生，管腔增大呈弯曲状。

2. 分泌期　黄体形成后，在孕激素的作用下，子宫内膜呈分泌反应，称分泌期。分泌期也分早、中、晚期3期。此期内膜继续增厚，腺体继续增长、更加弯曲，最后呈囊状扩张，细胞内充满分泌颗粒，腺腔扩大，间质内更加疏松、水肿，小动脉血管生长迅速，屈曲盘旋，几乎延伸到子宫内膜表面，此时子宫内膜已为胚胎植入做好准备。临床上以分泌期作为排卵的标志。若未受孕，黄体萎缩，孕激素和雌激素分泌减少，子宫内膜的腺体缩小，间质内水肿减退。

3. 月经期　在月经周期第1～4日，为子宫内膜功能层组织崩解脱落期。雌激素和孕激素水平下降引起子宫内膜萎缩、腺体分泌耗竭和螺旋动脉的舒缩反应。螺旋小动脉阵发性痉挛，内膜血流减少，导致远端血管壁及组织缺血坏死、剥脱，与血液相混排出，形成月经血。

（二）子宫内膜的生物化学变化

子宫内膜的生物化学变化主要表现在酸性黏多糖、血管收缩因子、甾体激素受体及水解酶方面（图3–2）。

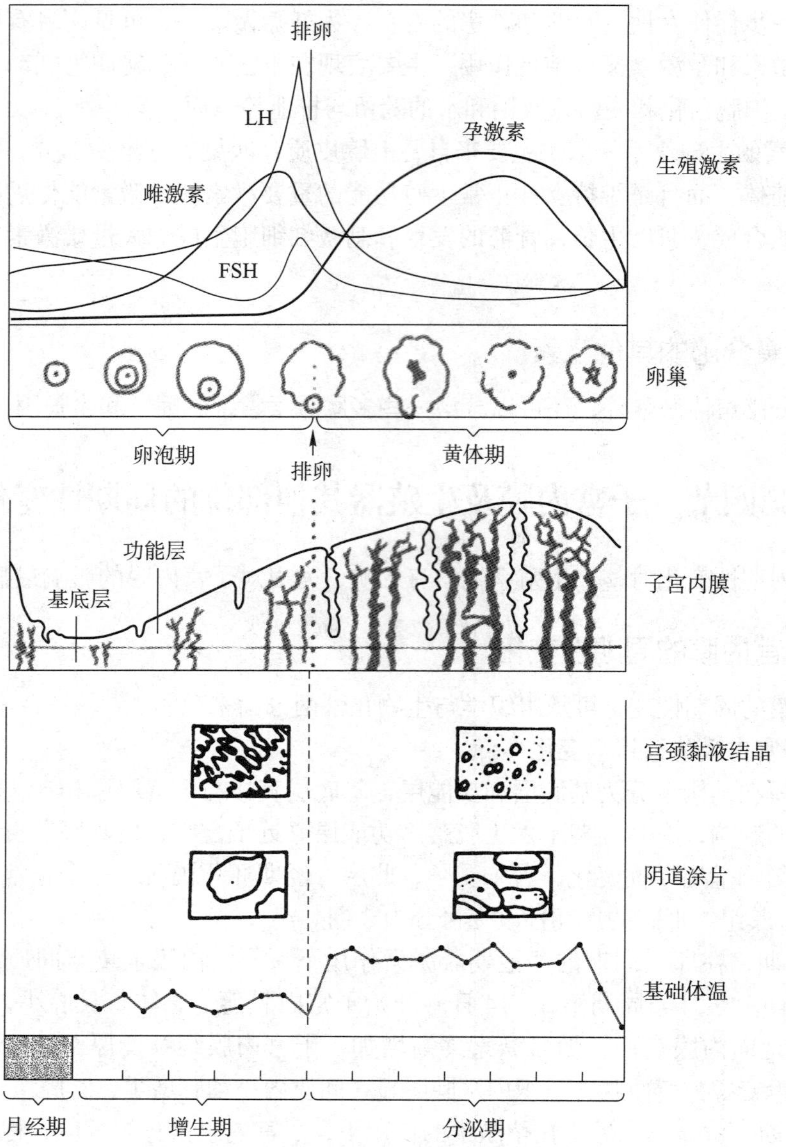

图 3-2　生殖激素及其靶器官的周期性变化

二、生殖器其他部位的周期性变化

（一）阴道黏膜的周期性变化

在月经周期中，随着雌激素和孕激素的改变，可以引起阴道黏膜周期性改变，这种改变在阴道上段更明显。增生期，阴道上皮底层细胞增生，逐渐演变为中层与表层细胞。表层细胞角化程度增高，其角化程度在排卵期最明显。细胞内糖原含量增多，糖原经阴道杆菌分解成乳酸，使阴道保持酸性环境，防止致病菌的繁殖。排卵后，主要为表层细胞脱落。

（二）宫颈黏液的周期性变化

月经来潮后，体内雌激素水平降低，子宫颈管分泌的黏液量很少。随着雌激素水平的不断提高，黏液分泌量增加，质稀薄、透明，拉丝度延长，排卵期达到高峰，涂片检查干燥后可见羊齿植物叶状结晶。排卵后，受孕激素影响，黏液分泌量逐渐减少，质地变稠厚而混浊，拉丝易断裂，涂片检查可见椭圆形的小体。依据宫颈黏液的周期性变化，可反映当时的卵巢功能。宫颈黏液中还含有糖蛋白，在电镜下见糖蛋白结构排列成网状。近排卵时，在雌激素影响下网眼变大。根据上述变化，可见排卵期宫颈黏液最适宜精子通过。

（三）输卵管的周期性变化

排卵前，在雌激素的作用下，输卵管黏膜上皮纤毛细胞生长，体积增大，雌激素还促进输卵管发育及输卵管肌层的节律性收缩。排卵后受孕激素的影响，蠕动减弱。雌激素和孕激素的协同作用，保证受精卵在输卵管内的正常运行。

第五节　下丘脑 - 垂体 - 卵巢轴的相互关系

下丘脑 - 垂体 - 卵巢（hypothalamic-pituitary-ovarian，HPO）轴是一个完整而协调的神经内分泌系统，它的每个环节均有其独特的神经内分泌功能，并且互相调节、互相影响。它的主要生理功能是控制女性发育、正常月经和性功能，因此又称性腺轴。此外，它还参与机体内环境和物质代谢的调节。

HPO 轴的神经内分泌活动还受到大脑高级中枢的调控。在下丘脑促性腺激素释放激素（GnRH）的控制下，腺垂体分泌促卵泡激素（FSH）和黄体生成素（LH），卵巢性激素依赖于 FSH 和 LH 的作用，而子宫内膜的周期变化又受卵巢分泌的性激素调控。

下丘脑的神经分泌细胞分泌 FSH 和 LH，两者可通过下丘脑与脑垂体之间的门静脉系统进入腺垂体，调节垂体促性腺激素的合成和分泌。能刺激成熟卵泡排卵，促使排卵后的卵泡变成黄体，并产生孕激素与雌激素。

性腺轴的功能调节是通过神经调节和激素反馈调节实现的，卵巢性激素对下丘脑 - 垂体分泌活动的调节作用称为反馈性调节作用。下丘脑的不同部位对性激素作用的反应性不同，使下丘脑兴奋，分泌性激素增多者称正反馈；反之，使下丘脑抑制，分泌性激素减少者称负反馈。大量雌激素抑制下丘脑分泌 FSHRH（负反馈），同时又兴奋下丘脑分泌 LHRH（正反馈）。大量孕激素对 LHRH 呈抑制作用（负反馈）。当下丘脑因受卵巢性激素负反馈作用的影响而使卵巢释放激素分泌减少时，垂体的促性腺激素释放也相应减少，黄体失去 GnRH 的支持而萎缩，由其产生的两种卵巢激素也随之减少，子宫内膜因失去卵巢性激素的支持而萎缩、坏死、出血、剥脱，促成月经来潮。在卵巢性激素减少的同时，解除了对下丘脑的抑制，下丘脑得以再度分泌有关释放激素，于是又开始另一个新的周期，如此反复循环。

下丘脑、垂体与卵巢激素彼此相互依存，又相互制约，调节着正常的月经周期，其他内分泌腺及前列腺素与月经周期的调节密切相关。而所有这些生理活动并非孤立的，均受大脑皮质调控，可见神经系统在月经周期的调节中起重要作用。

第六节　肾上腺皮质、甲状腺及前列腺素

身体内各种内分泌腺对生殖系统亦能产生一定影响，尤以肾上腺皮质及甲状腺较明显。

一、肾上腺皮质

肾上腺有合成并分泌甾体激素的功能，它能分泌多种激素，可分为盐皮质激素（以醛固酮为代表）和性激素（少量雄激素及极微量雌、孕激素）。肾上腺皮质为女性雄激素的主要来源，雄激素包括睾酮、脱氢表雄酮和雄烯二酮。

少量雄激素为正常女性的阴毛、腋毛、肌肉及全身发育所必需，但若雄激素分泌过多，由于雄激素能抑制下丘脑分泌 GnRH，并有对抗雌激素的作用，可使卵巢功能受到抑制而出现闭经及男性化表现。

二、甲状腺

甲状腺所分泌的甲状腺素和三碘甲腺原氨酸，参与机体各种物质的新陈代谢，并对组织的分化、生长发育、生殖生理等过程起直接作用。甲状腺功能减退（简称甲减）有可能出现先天性女性生殖器官畸形、先天性无卵巢、原发性闭经、月经初潮延迟等。性成熟后若发生甲状腺功能减退，则影响月经、排卵及受孕。随病情发展，临床表现为月经过少、稀发，甚至闭经。病人多合并不孕，自然流产和畸胎的发生率增加。

三、前列腺素

前列腺素（PG）几乎存在于体内各重要组织和体液之中。在女性生殖系统中，子宫内膜、月经血及卵巢中均有分布。它对排卵、月经及子宫肌收缩可能有一定的作用。

1. 对下丘脑－垂体功能的影响　PG 有诱发释放 GnRH、LH 的功能。

2. 对卵巢功能的影响　PG 可促使卵泡发育、卵巢激素分泌、诱发排卵、黄体维持及溶解。

3. 对月经的影响　子宫内膜能合成 PG，其含量随月经周期而异。有学者报道，$PGF_{2\alpha}$ 能促使子宫内膜螺旋小动脉收缩，加速内膜缺血、坏死及血管断裂，导致月经来潮。

4. 对子宫肌的影响　PGE 能使非妊娠子宫肌松弛，妊娠子宫肌收缩；PGF 则使非妊娠子宫肌及妊娠子宫肌均收缩。原发性痛经患者经血中 PG 含量较正常女性增高，可能是产生痛经的原因。

5. 避孕和抗早孕的作用　PG 促进黄体溶解、增强子宫收缩（宫缩），不利于受孕和着床。可促使胚胎早期死亡，并促使胚胎从子宫内排出。

（何杰英）

第四章　妊娠生理

第一节　受精及受精卵发育、输送与着床

一、精子获能

精子获能（capacitation）是精子在女性生殖道内获得受精能力的过程。精液射入阴道内，精子在子宫腔和输卵管内游动的过程中，子宫内膜白细胞产生解除精子顶体酶上“去获能因子”的酶，使精子获得受精能力，称精子获能。

二、受精

男女成熟的精子和卵子结合的过程称为受精（fertilization）。从卵巢排出的卵子经输卵管伞部拾捡后进入输卵管内，等待受精。当获能的精子与卵子在输卵管相遇，发生顶体反应（acrosome reaction），即精子释放出顶体酶，溶解卵子外围的放射冠和透明带，形成一个精子穿过的通道。当精子头部与卵子表面接触之时，其他精子不能再进入卵子。受精在排卵后 12 h 内开始，受精过程约需 24 h。

三、受精卵输送

受精的卵子即受精卵，其借助输卵管蠕动和纤毛推动，向子宫腔方向移动的过程，称为受精卵输送。在此过程中，受精卵分裂为 16 个细胞的实心细胞团［桑椹胚（morula），也称早期囊胚］。早期囊胚进入子宫腔并继续分裂发育成晚期囊胚。

四、受精卵着床

晚期囊胚透明带消失后逐渐植入子宫内膜并被子宫内膜覆盖的过程，称为受精卵着床（nidation）。受精卵着床需经过定位、黏着和侵入 3 个阶段（图 4-1）。

第二节　胚胎、胎儿发育

一、定义

1. 胚胎　受精后 8 周（妊娠 10 周）内的人胚称为胚胎。胚胎期是器官分化、形成的时期。

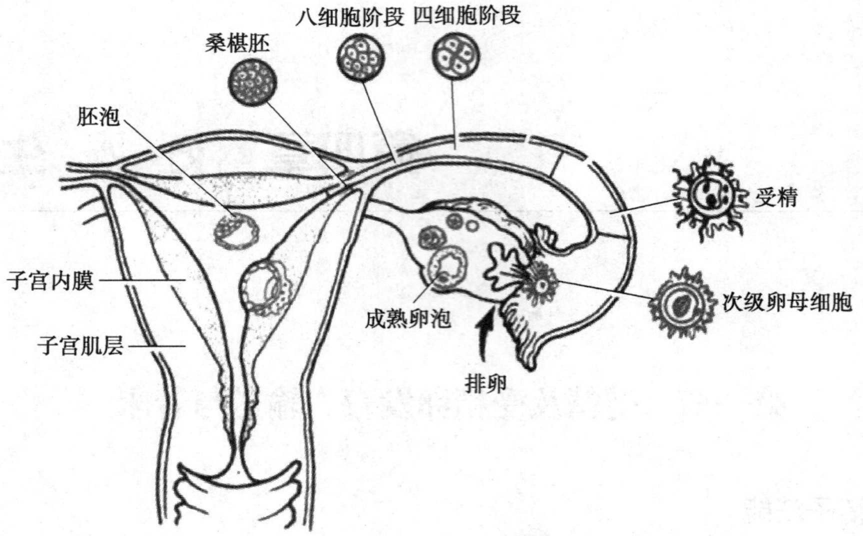

图 4–1 受精及受精卵发育、输送和着床的过程

2. 胎儿 自受精第 9 周（妊娠 11 周）起的人胚称为胎儿。胎儿期是各系统、脏器生长、成熟的时期。

二、胚胎、胎儿发育的特点

妊娠 4 周末：胚盘形成，绒毛膜形成。

妊娠 8 周末：初具人形，各器官正在分化发育，B 超可见原始心管搏动。

妊娠 12 周末：体重约 14 g，顶臀长（crown-rump length，CRL）6 ~ 7 cm。外生殖器发育，可有自发的四肢活动。经孕妇腹壁可听到胎心。

妊娠 16 周末：体重约 100 g，身长约 16 cm，头皮已长出毛发，出现吞咽和呼吸运动，外生殖器可辨性别。

妊娠 20 周末：体重约 300 g，身长约 25 cm，全身有毳毛，有排尿功能，孕妇可感知胎动。

妊娠 24 周末：体重约 700 g，身长约 30 cm，出现眉毛及睫毛。出生后可有呼吸、吸吮能力，生存率极低，常死亡。

妊娠 28 周末：体重约 1 000 g，身长约 35 cm，有呼吸运动，出生后可存活，但易患特发性肺透明膜病。

妊娠 32 周末：体重约 1 700 g，身长约 40 cm，头发生长好，眼睛张开，趾甲全部出现。出生后适当护理，大多可存活。

妊娠 36 周末：体重约 2 500 g，身长约 45 cm，指 / 趾甲已达指 / 趾端。出生后基本可存活。

妊娠 40 周末：体重约 3 400 g，身长约 50 cm，胎儿发育成熟，能很好地存活。

第三节 胎儿附属物的功能

胎儿附属物对维持胎儿生命、生长发育起重要作用，包括胎盘、胎膜、脐带和羊水。

一、胎盘

胎盘（placenta）具有物质交换、免疫屏障、防御、合成等功能。胎盘介于胎儿与母体之间，对胎儿的生长发育及妊娠维持起重要作用。

二、胎膜

胎膜（fetal membranes）是仅次于胎盘的母胎间分子转运和代谢的部位，并维持羊膜腔的完整性，对胎儿起到营养、羊水代谢、保护作用。

三、脐带

脐带（umbilical cord）是连接胎儿脐部与胎盘的索状结构。脐带是胎儿与胎盘间物质输送，胎儿与母体气体交换、营养、代谢的通道。脐带受压使血流受阻，可致胎儿缺氧，甚至胎死宫内。

四、羊水

充满在羊膜腔内的液体，称为羊水（amniotic fluid）。羊水的功能有：恒温，缓冲、避免胎儿受到挤压，防止胎肢粘连；减少胎动所致的不适感；临产后，协助扩张子宫口及阴道；破膜后，羊水冲洗阴道，可减少感染机会。

第四节　妊娠期母体的变化

一、生殖系统的变化

（一）子宫

1. 子宫大小　子宫体逐渐增大变软。至足月妊娠时，子宫容量增加约 1 000 倍。子宫增大主要是由于肌细胞的肥大、延长，也有少量肌细胞数目的增加及结缔组织增生。

2. 子宫血流量　足月妊娠时，子宫血流量明显增加，可达 500 ~ 700 mL/min，其中 80% ~ 85% 供应胎盘，5% 供运子宫肌层。

3. 子宫峡部　是子宫体与子宫颈间最狭窄的区域。随妊娠变软、变薄，伸展成子宫腔的一部分，由非孕时长约 1 cm 至临产后长 7 ~ 10 cm，成为产道的一部分，此时称为子宫下段。子宫破裂易发生在此部位。

4. 子宫颈　妊娠期充血、变软，呈紫蓝色，宫颈腺体分泌黏液增多，形成黏稠黏液栓，有阻止病原体侵袭的作用。

（二）卵巢

妊娠期卵巢不排卵，略增大。妊娠 10 周前，卵巢黄体产生雌激素及孕激素维持妊娠。

（三）输卵管

妊娠期输卵管伸长，黏膜层上皮细胞变扁平，肌层不增厚，基质中可见蜕膜细胞。

（四）阴道

妊娠期阴道黏膜变软，水肿充血呈紫蓝色，皱襞增多，伸展性增加，有利于分娩时胎儿的通过。阴道分泌物增多呈白色糊状，阴道上皮细胞含糖原增加，乳酸产生增多，使阴道 pH 降低，可抑制病菌生长，有利于防止感染。

（五）外阴

妊娠期外阴部皮肤增厚、充血、色素沉着，结缔组织变松软、伸展性增加，有利于分娩时胎儿的通过。

二、乳房的变化

妊娠期间多种激素参与乳腺发育，自早期妊娠开始，乳房增大、丰满、浅静脉显现，乳头增大、变黑，易勃起，乳晕变黑，出现蒙氏结节。孕妇可有乳房胀感或刺痛，妊娠末期近分娩时挤压乳房，可有极少量淡黄色稀薄液体溢出。

三、循环系统的变化

（一）心脏

妊娠晚期子宫增大使膈肌上抬，心脏向左上、前方移位，血流量增加，血流速度加快，心尖搏动左移 1～2 cm，心浊音界稍扩大，心尖区可闻及Ⅰ～Ⅱ级柔和吹风样收缩期杂音，产后逐渐消失。心脏容量至妊娠末期约增加 10%，妊娠晚期静息状态下心率每分钟增加 10～15 次。

（二）心排血量

心排血量较未孕时增加 30%～50%。妊娠 10 周开始增加，妊娠 32～34 周达高峰，直至分娩。临产后第二产程心排血量显著增加。

（三）血压

妊娠早期及中期血压偏低，妊娠晚期血压轻度升高，一般收缩压无变化，舒张压轻度降低，使脉压稍增大。孕妇的体位影响血压，妊娠晚期仰卧位时，下腔静脉受压，回心血量减少，心排血量下降，使血压下降，称仰卧位低血压综合征。侧卧位时症状改善。

四、血液的改变

血容量于妊娠 6～8 周开始增加，妊娠 32～34 周达高峰，增加 30%～45%。血浆增加多于红细胞增加，出现生理性血液稀释。白细胞计数轻度增加，主要为中性粒细胞增多。妊娠期血液处于高凝状态。

五、泌尿系统的变化

妊娠期肾的负担加重，肾血浆流量及肾小球滤过率增加 35% 和 50%。夜尿量多于日尿量，约 15% 的孕妇饭后出现妊娠期生理性糖尿。孕妇易患急性肾盂肾炎，以右侧居多。输尿管增粗、蠕动减弱以及受增大的子宫压迫，可致肾盂积水。

六、呼吸系统变化

妊娠期耗氧量增加 10%～20%，肺通气量约增加 40%，呼吸次数变化不大，但呼吸较深大。上呼吸道黏膜增厚，轻度充血，易发生上呼吸道感染。

七、消化系统的变化

妊娠期齿龈肥厚，易患牙龈炎及牙龈出血；胃贲门括约肌松弛，胃内酸性内容物逆流产生胃烧灼感；胃排空时间延长，易出现上腹部饱满感；胆囊排空时间延长，易诱发胆囊炎及胆石症；肠蠕动减弱，出现便秘；直肠静脉压增高，孕妇易发生痔疮。

八、内分泌系统的变化

（一）垂体

垂体分泌促性腺激素（gonadotropin，Gn）减少，使妊娠期卵巢内卵泡不再发育成熟，无排卵。催乳素（prolactin，PRL）妊娠7周开始增多，促进乳腺发育，为产后泌乳做好准备。

（二）肾上腺

肾上腺皮质功能增强，但具有活性作用的游离糖皮质醇仅为10%，游离醛固酮仅为30%～40%，故孕妇无肾上腺皮质功能亢进及水钠潴留。睾酮分泌略增加，孕妇表现为阴毛、腋毛增多、增粗。

（三）甲状腺

甲状腺中度增大，甲状腺素水平自妊娠8周开始增加，但血中游离甲状腺激素并未增多，故孕妇无甲状腺功能亢进（简称甲亢）的表现。孕妇与胎儿体内的促甲状腺素（TSH）均不能通过胎盘，只能调节各自的甲状腺功能。

（四）甲状旁腺

妊娠早期甲状旁腺素水平降低，妊娠中晚期逐渐升高，有利于为胎儿提供钙。

九、皮肤的变化

黑色素增加，孕妇乳头、乳晕、腹白线、外阴色素沉着。妊娠黄褐斑、妊娠纹出现。

（李洪英）

第五章 妊娠诊断

第一节 早期妊娠的诊断

从末次月经的第 1 日开始计算，至第 13 周末之前称为早期妊娠（first trimester），是胚胎形成、胎儿器官分化的重要时期。

一、临床表现

（一）症状与体征

1. 停经　是妊娠最早的症状。有性生活的育龄期健康女性，月经周期规则，一旦月经过期，应考虑妊娠。

2. 早孕反应（morning sickness）　在停经 6 周左右出现，多在停经 12 周左右自行消失。表现为：畏寒、乏力、嗜睡、厌恶油腻、恶心、晨起呕吐等症状。

3. 尿频　妊娠早期增大的子宫压迫膀胱所致。妊娠 12 周后，子宫增大超出盆腔，压迫解除，尿频症状消失。

4. 乳房变化　乳房胀痛，乳头、乳晕着色加深，出现蒙氏结节（乳晕周围皮脂腺增生，出现深褐色结节）。

（二）妇科检查

阴道黏膜、子宫颈阴道部呈紫蓝色，子宫增大。

二、辅助检查

1. 妊娠试验（pregnancy test）　血、尿人绒毛膜促性腺激素（hCG）升高是确定妊娠的主要指标。

2. 超声检查　是确定子宫内妊娠的金指标。妊娠 7 周左右检查确定是否子宫内妊娠，有无胎心；妊娠 $11\sim13^{+6}$ 周检查确定妊娠周数，测量胎儿颈项透明带厚度（NT）。

3. 其他检查　如宫颈黏液检查、基础体温测定，临床偶用。

第二节 中、晚期妊娠的诊断

妊娠第 14 ~ 27 周末称为中期妊娠（second trimester），第 28 周及其后称为晚期妊娠（third trimester）。

一、临床表现

1. 有早期妊娠经过，自觉腹部逐渐增大。

2. 腹部检查时见增大子宫，不同妊娠周数子宫底高度不同，妊娠 36 周时最高，至妊娠足月时略有下降。

3. 妊娠 12 周后多普勒胎心听诊仪能够探测到胎心音，正常胎心每分钟 110 ~ 160 次。

4. 初产妇于妊娠 20 周感到胎动（fetal movement，FM），经产妇感觉略早于初产妇，正常胎动每小时 3 ~ 5 次。并经腹壁能触到子宫内的胎体。

二、辅助检查

1. 超声检查　可检测胎儿生长发育，筛查胎儿结构畸形。

2. 彩色多普勒超声检查　可了解子宫和胎儿的动脉血流。

第三节　胎姿势、胎产式、胎先露、胎方位

胎姿势、胎产式、胎先露、胎方位均与分娩有关。

一、胎姿势

胎姿势（fetal attitude）是指胎儿在子宫内的姿势。正常情况下，呈脊柱略前弯，胎头俯屈，颏部贴近胸壁，四肢屈曲交叉于胸腹前的胎姿势。

二、胎产式

胎产式（fetal lie）是指胎体纵轴与母体纵轴的关系。平行者，称为纵产式（longitudinal lie），占 99.75%；垂直者，称为横产式（transverse lie）。

三、胎先露

胎先露（fetal presentation）是指最先进入骨盆入口的胎儿部分。纵产式分为头先露和臀先露，横产式为肩先露。偶见胎手或胎足与胎儿头先露或臀先露同时入盆，称为复合先露（图 5–1、图 5–2、图 5–3）。

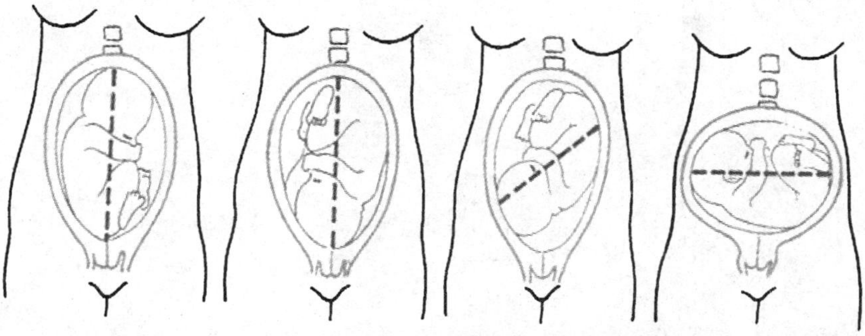

图 5–1　胎产式和胎先露

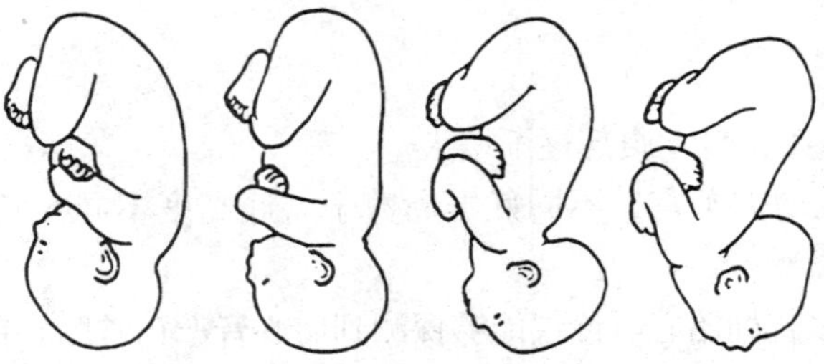

图 5-2　头先露的类型

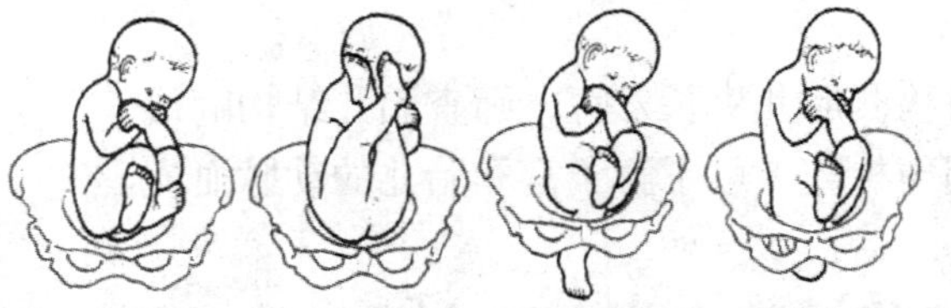

图 5-3　臀先露的类型

四、胎方位

胎方位（fetal position）即胎儿先露部的指示点与母体骨盆的关系。依据每个指示点与母体骨盆入口的前、后、左、右不同位置构成不同胎方位。枕先露以枕骨，臀先露以骶骨，面先露以颏部，肩先露以肩胛骨为指示点。例如枕先露时，胎头枕骨位于母体骨盆的左前方，为枕左前位。

（李洪英）

第六章　产前检查与妊娠期保健

第一节　产 前 检 查

一、产前检查的时间与次数

（1）首次产前检查的时间应在停经 6 ~ 8 周。

（2）妊娠 9 ~ 13^{+6} 周 B 超行颈项透明层测定。

（3）妊娠 15 ~ 20 周行唐氏综合征筛查。

（4）妊娠 20 ~ 36 周为每 4 周检查 1 次，22 ~ 26 周 B 超筛查胎儿畸形；30 ~ 32 周 B 超检查胎儿生长发育情况，排除胎儿宫内发育迟缓。

（5）妊娠 36 周以后每周检查 1 次。

产前检查次数共 9 ~ 11 次。高危孕妇酌情增加产前检查次数。

二、首次检查内容

（一）病史

1. 年龄　年龄过小易发生难产，35 岁以上初产妇容易并发异常。

2. 推算预产期（expected date of confinement，EDC）　从末次月经（last menstrual period，LMP）月经来潮第 1 日算起，月份减 3 或加 9，日数加 7。如末次月经第 1 日是 2015 年 9 月 1 日，预产期应为 2016 年 6 月 8 日。月经周期不规律者应根据 B 超检查结果核对妊娠周数并推算预产期。

3. 月经史和孕产史　询问既往有无异常孕产史。

4. 既往史和手术史　了解有无糖尿病、高血压、甲状腺功能异常等疾病。有无手术及输血史。

5. 家族史　家族中有无异常儿，有无遗传性疾病、双胎等。

（二）全身检查

观察孕妇的发育、营养、精神、步态等，并测量身高、体重，注意有无水肿。

（三）健康教育

（1）保持心理健康。

（2）补充叶酸每日 0.4 ~ 0.8 mg。如每日口服叶酸 0.4 mg，自妊娠前半年至妊娠 12 周；如每日口服叶酸 0.8 mg，自妊娠前 3 个月至妊娠 12 周。建议服用复合维生素。

（3）避免使用有可能影响胎儿生长发育的药物，如需用药，在医生指导下进行。

（4）营养和生活方式指导。

（5）改变不良的生活习惯。

（6）避免接触有毒有害物质。

三、妊娠中晚期检查内容

1. 询问孕妇　有无异常情况出现。

2. 全身检查　测量血压、体重、水肿，评估孕妇体重增长是否合理；检查血常规和尿常规，有无贫血和尿蛋白。

3. 产科检查

（1）腹部检查（按视、触、叩、听进行）。

（2）骨盆测量（分骨盆外测量、骨盆内测量）。

（3）阴道检查。妊娠最后1个月避免阴道检查。

（4）肛门指诊检查。

4. 胎儿情况　包括胎产式、胎心率、胎方位、胎动及羊水量，胎儿大小。必要时行B超检查（图6–1）。

5. 辅助检查　常规检查包括血液分析、尿液分析、凝血系列、肝肾功能、乙肝两对半、心电图，必要时行心脏彩超、CT、磁共振等检查。

6. 健康教育　进行孕妇卫生宣传教育，并预约复诊日期。

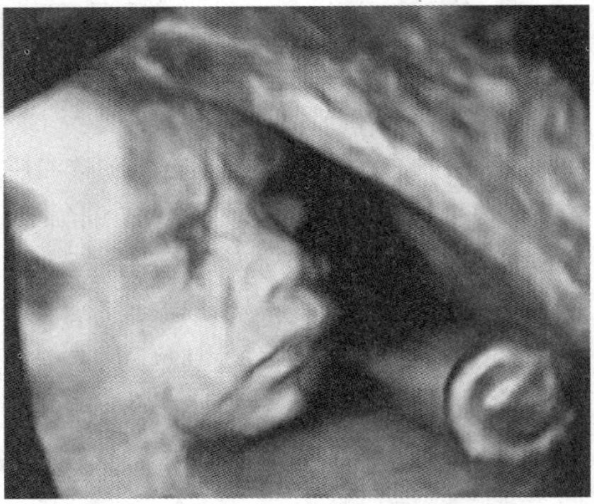

图6–1　四维彩色超声影像图

第二节　胎儿监护

一、胎儿宫内状况的监护

（一）妊娠早期

B超检查在妊娠第5周见到妊娠囊；妊娠7周时，可见到胚芽和原始心管搏动；妊娠10周之前定期检测血、尿hCG，了解胚胎发育情况。

（二）妊娠中期

测量宫高（宫底到耻骨联合上缘的距离）和腹围（平脐绕腹1周的数值），判断胎儿大小与妊娠周数是否相符；监测胎心率；应用B超及时发现胎儿结构异常，根据测量的胎儿径线了解胎儿发育情况。

（三）妊娠晚期

询问孕妇自觉症状，监测心率、血压变化及下肢水肿情况等，进行产科检查。

1. 定期产前检查　测量宫高和腹围，了解胎儿大小、胎产式、胎心率、胎方位。

2. 胎动计数 正常胎动≥3 次 /h，<3 次 /h 或减少 50% 者提示可能有胎儿缺氧。

3. 胎儿影像学监测 B 超、胎儿脐血流检测。

4. 电子胎儿监护

（1）检测胎心率

1）胎心率基线：即无胎动及宫缩的情况下，10 min 以上的胎心率平均值。正常胎心率（fetal heart rate，FHR）为 110～160 次 /min；FHR>160 次 /min 历时 10 min，称为心动过速（tachycardia）；FHR<110 次 /min，历时 10 min，称为心动过缓（bradycardia）。

2）胎心率一过性变化

A. 加速：胎动或宫缩时胎心率基线增加 15 次 /min 或以上，表示胎儿良好。

B. 减速：可分为早期减速、变异减速和晚期减速三种。早期减速一般由胎头受压引起，多发生在第一产程后期。变异加速多认为是脐带受压兴奋迷走神经引起。晚期减速提示胎盘功能不良，胎儿缺氧，需及时终止妊娠。

（2）预测胎儿宫内储备能力

1）无应激试验（non-stress test，NST）：根据胎心基线，胎动时胎心音是否加速分为反应型、可疑型和无反应型。

2）催产素激惹试验（oxytocin challenge test，OCT）：通过静脉滴注缩宫素，诱发宫缩，观察胎心率变化情况来测定胎儿储备能力。

（3）胎儿生物物理监测：满分为 10 分，0 分有急、慢性缺氧，2～4 分有急性缺氧伴慢性缺氧，4～6 分有急或慢性缺氧，6～8 分可能有急或慢性缺氧，8～10 分无急、慢性缺氧。

二、胎儿成熟度的检测

（一）核准妊娠周数

月经周期不规律者应根据 B 超检查结果核准妊娠周数并推算预产期。

（二）估计胎儿体重

1. 根据测量宫高、腹围估计胎儿体重：宫高（cm）× 腹围（cm）± 200。
2. 利用 B 超测量胎儿径线，估计胎儿体重。

三、胎盘成熟度的检查

B 超下测量胎盘成熟度，胎盘Ⅲ级提示胎盘成熟。

第三节 妊娠期营养

妊娠期需监测孕妇的体重变化，较理想的体重增长为 10～12 kg（肥胖孕妇增长 7～9 kg）。

1. 热量是能量之源 妊娠期间每日应增加 418～954 kJ（100～300 kcal）热量。按适当比例进食，糖类占 65%，脂质占 20%，蛋白质占 15%。

2. 蛋白质 妊娠 4～6 个月期间，孕妇每日进食蛋白质应增加 10～15 g；在妊娠 7～9 个月，每日应增加蛋白质 20～25 g。

3. 主食　孕妇每日进主食 0.4 ~ 0.5 kg，可以满足需要。

4. 微量元素　除了铁，几乎所有的微量元素在平时的食物中均可得到补充。

（1）铁：主张妊娠 4 个月开始口服硫酸亚铁 0.3 g，每日 1 次。

（2）钙：妊娠 16 周以后每日应摄入钙 1 000 mg，妊娠晚期增至 1 500 mg，可多饮用牛奶和奶制品，以保证孕妇和胎儿对钙的需要。

（3）锌：对胎儿生长发育很重要，孕妇于妊娠 3 个月后，每日从饮食中补锌 20 mg。

（4）碘：提倡在整个妊娠期服用含碘食盐。

（5）维生素 A：孕妇每日膳食中视黄醇当量应为 1 000 μg。

（6）维生素 D：孕妇每日膳食中维生素 D 的供给量应为 10 μg。若孕妇缺乏维生素 D，可影响胎儿的骨骼发育。

第四节　产科合理用药及孕妇管理

一、孕产妇用药原则

（1）以美国食品药品监督管理局（FDA）的五级（A/B/C/D/X）分类来作为妊娠期用药选定的佐证。A 级、B 级药物对孕妇比较安全，对胎儿基本无危害；C 级药物应权衡利弊，确认利大于弊时考虑使用；D 级、X 级不建议使用。

（2）避免不必要的用药，确实需要服用，需有指征。

（3）用疗效肯定的药物，避免使用对胎儿有不良影响的新药。

（4）单一用药，避免联合用药。

（5）在医生指导下用药，不要擅自使用药物。

（6）用小剂量药物，避免用大剂量药物。

（7）严格掌握药物剂量和用药持续时间，及时停药。

（8）必须用药时，如病情允许，可推迟至中晚期用药。

（9）如病情严重，所用药物对胎儿有致畸形作用，考虑终止妊娠后再用药。

二、药物对胎儿的不良影响

停经 5 ~ 10 周为胚胎对药物最敏感的时期，有害药物影响发生结构异常的可能性大。

三、孕妇管理

（1）实行孕妇系统保健的三级管理。

（2）使用孕妇系统保健手册。

（3）对高危妊娠进行筛查、监护和管理。

第五节 妊娠期常见症状及其处理

一、消化系统症状

妊娠早期恶心、呕吐常见，应少食、多餐，忌油腻的食物。呕吐者，可用维生素 B_6 10～20 mg，每日 3 次，或给予多种维生素片的各种制剂口服。

二、腰背痛

孕妇常出现轻微腰背痛。休息可缓解疼痛，必要时应卧床休息、局部热敷及服镇痛药物。若腰背痛明显者，应及时查找原因，按病因治疗。

三、便秘

便秘在妊娠期间常见。便秘者，宜口服缓泻剂（蜂蜜、酚酞片）或用开塞露、甘油栓塞肛。禁用峻泻剂，不应灌肠，以免引起流产或早产。

四、下肢及外阴静脉曲张

下肢及外阴静脉曲张多发生于妊娠晚期，应尽量避免长时间站立，严重的应下肢绑以弹性绷带，妊娠期不宜手术。

五、贫血

孕妇应自妊娠 4 个月开始补充铁剂，如硫酸亚铁 0.3 g，维生素 C 300 mg，每日 1 次，口服，预防贫血。

六、下肢肌肉痉挛

下肢肌肉痉挛是孕妇缺钙的表现，应及时补充钙剂。

七、下肢水肿

妊娠晚期常有踝部、小腿下半部水肿，休息后缓解，属生理现象。若下肢水肿明显，休息后不缓解，应考虑妊娠合并肾疾病、低蛋白血症等。

八、仰卧位低血压

妊娠晚期，避免长时间平卧位，避免仰卧位低血压。

九、外阴阴道假丝酵母菌病

多数孕妇无症状，如有阴道分泌物增多、外阴瘙痒明显，给予阴道内放置克霉唑栓剂等。

（沈亚娟）

第七章 遗传咨询、产前筛查、产前诊断

第一节 遗传咨询

一、定义

遗传咨询（genetic counselling）是咨询医师就家庭中遗传性疾病的发病原因、遗传方式、诊断、防治、预后、复发等问题予以解答，对咨询者的婚育问题提出医学建议。

二、遗传咨询的目的

确定遗传性疾病的患者和携带者，通过遗传咨询，对其子女的发生风险率进行预测，采取预防措施，尽量减少或避免遗传病患儿的出生，提高出生人口素质，达到优生目的。

三、遗传咨询的对象

（1）夫妇双方或家系成员中患有遗传病或先天畸形者。

（2）妊娠期接触不良环境因素。

（3）智力低下或先天畸形儿的父母。

（4）反复流产或有死胎、死产等病史的夫妇。

（5）35 岁以上的高龄孕妇，或近亲婚配等。

（6）常规检查或遗传病筛查发现异常者。

（7）婚后多年不育的夫妇。

（8）曾生育过遗传病患儿或先天畸形儿的夫妇。

（9）患有某慢性病的夫妇。

四、遗传咨询程序

（1）确定是否为遗传性疾病。

（2）预测再发风险率。

（3）决定婚育方案，根据所患遗传性疾病的遗传规律对结婚或生育给予指导：禁止结婚、禁止生育、限制生育、供精子或卵子、暂缓结婚、产前检查、冒风险再次生育。

五、遗传咨询的注意事项

（1）对咨询者要有同情心、责任心。取得咨询者的信任和合作，获得一切可能提供的病症和家系资料，使得估计更加接近实际。

（2）解决问题要实事求是，帮助患者树立信心，积极防治遗传性疾病。

（3）与咨询者坦诚交换意见，科学地说明婚育与优生优育的道理。

第二节 产 前 筛 查

一、定义

产前筛查指检出子代患遗传性疾病风险增加的孕妇，或采用简便、无创的方法进行产前检查，筛出可疑者再进一步确诊。

二、产前筛查的方法

筛查方法包括影像检查（如超声、磁共振检查等）和生化检测。

三、产前筛查的主要疾病

1. 开放性神经管缺陷　妊娠 16 ~ 18 周母血清甲胎蛋白（AFP）测定是开放性神经管缺陷产前筛查较敏感的方法。

2. 唐氏综合征　又称 21 三体综合征，是足月新生儿最常见的染色体疾病。其筛查方法有：

（1）B 超：扫描胎儿颈项透明带厚度（NT）。

（2）生化检测：妊娠相关血浆蛋白 A，结合 B 超扫描胎儿颈项透明带厚度，可进一步提高检出率。

（3）妊娠中期三联筛查：妊娠 15 ~ 20 周，推荐 35 岁以下孕妇筛查。

3. 18 三体综合征　筛查方法同唐氏综合征。

4. 其他　地方性疾病。

第三节 产 前 诊 断

一、定义

产前诊断（prenatal diagnosis）又称宫内诊断（intrauterine diagnosis）或出生前诊断（antenatal diagnosis），指在胎儿出生前应用各种先进的检测手段对先天性疾病做出诊断，以便进行选择性流产或宫内治疗，减少缺陷儿的出生。

二、产前诊断的对象

（1）羊水过多或者过少。

（2）B超发现胎儿发育异常或者胎儿有可疑畸形。

（3）年龄≥35周岁。

（4）夫妇一方患有先天性疾病或遗传性疾病，或有遗传病家族史。

（5）地方性疾病，如珠蛋白生成障碍性贫血。

（6）妊娠早期接触过可能导致胎儿先天缺陷的物质。

（7）原因不明的流产、死产或有新生儿死亡的孕妇。

（8）孕妇血清筛查指标为高风险。

（9）曾经分娩过先天性严重缺陷婴儿。

三、产前诊断常用的方法

1. 超声检查　妊娠早期可确定胎儿个数、胎龄、胎儿是否存活；妊娠18周以后可检查胎儿脏器发育情况；妊娠晚期可监测胎儿宫内情况，并可发现严重的畸形等。

2. 磁共振成像（MRI）检查　对胎儿结构和解剖缺陷进行显像，对超声检查的发现作进一步评估。

3. 羊膜腔穿刺术　羊膜腔穿刺的时间为16～21周。

4. 绒毛活检术　绒毛取样时间一般在妊娠10～14周，有一定技术难度，流产率高于羊膜腔穿刺术。

5. 经皮脐血采样　又称脐带穿刺术，一般穿刺时间在18周以后。

6. 植入前遗传诊断　也称胚胎活检，技术难度大，费用高，诊断有不确定性。

7. 胎儿镜　目前国内较少应用。

（沈亚娟）

第八章　正 常 分 娩

第一节　分娩动因及影响因素

妊娠满28周后，胎儿及其附属物脱离母体的全过程，称为分娩（delivery）。妊娠满28周至不满37足周分娩，称为早产（premature delivery）；妊娠满37周至不满42足周分娩，称为足月产（term delivery）；妊娠≥42周分娩，称为过期产（postterm delivery）。

分娩的触发机制较为复杂，现认为是多因素综合作用的结果，目前有炎症反应学说、内分泌控制理论、机械性理论和神经介质理论。

产力、产道、胎儿及精神心理4种因素决定分娩能否顺利进行。这4种因素相互影响，如正常，胎儿能顺利自然娩出，为正常分娩。

一、产力

产力是将胎儿及其附属物逼出子宫的力量，包括子宫收缩力、腹壁肌和膈肌收缩力、肛提肌收缩力。

（一）子宫收缩力

子宫收缩力是主要产力，贯穿于整个分娩过程。在子宫收缩力的作用下，子宫颈管逐渐缩短至消失，子宫口扩张，胎先露下降，胎儿、胎盘娩出。其特点有：

1. 节律性　指子宫收缩由弱渐强，维持一定时间，随后由强渐弱，直至消失进入间歇期。如此反复，直至分娩结束。子宫收缩节律性是临产的重要标志，对胎儿血流灌注有利。

2. 对称性　子宫收缩波自两侧子宫角部开始，均匀协调地向子宫底中部集中，左、右对称，后以2 cm/s速度扩散至子宫下段，约15 s内扩展至整个子宫。

3. 极性　子宫底部子宫收缩力最强、最持久，向下逐渐减弱，子宫底部的强度几乎是子宫下段的2倍。

4. 缩复作用　子宫收缩时，子宫肌纤维缩短变宽，不能恢复到原长度。缩复作用使子宫腔内容积渐缩小，迫使胎先露下降，子宫口扩张。

（二）腹壁肌及膈肌收缩力

腹壁肌及膈肌收缩力是第二产程胎儿娩出的重要辅助力量。在第三产程促使已剥离的胎盘娩出。

（三）肛提肌收缩力

肛提肌收缩力能协助胎先露在盆腔进行内旋转，协助胎头仰伸及娩出。在第三产程协助胎盘娩出。

二、产道

产道是胎儿娩出的通道，分为骨产道和软产道。

（一）骨产道

为方便理解，可将骨产道分为 3 个假想平面。

1. 骨盆上口平面（pelvic inlet plane）为骨盆腔上口，呈横椭圆形，横径大于前后径（图 8–1）。

2. 中骨盆平面（mid plane of pelvis）为骨盆最窄平面，呈纵椭圆形，前后径大于横径（图 8–2）。

3. 骨盆下口平面（pelvic outlet plane）为骨盆腔下口，由具共同底边的、不在同一平面的两个三角形组成，其共同的底边为坐骨结节间径，前后径大于横径（图 8–3）。

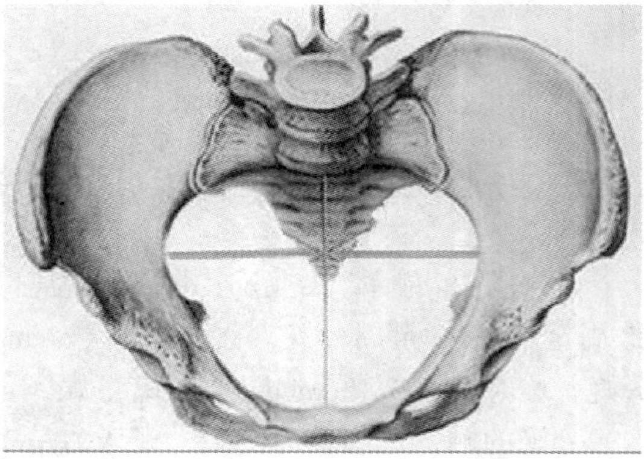

图 8–1　骨盆上口平面

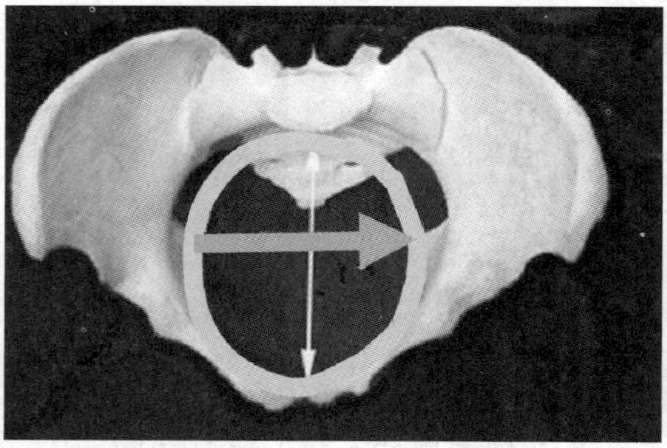

图 8–2　中骨盆平面

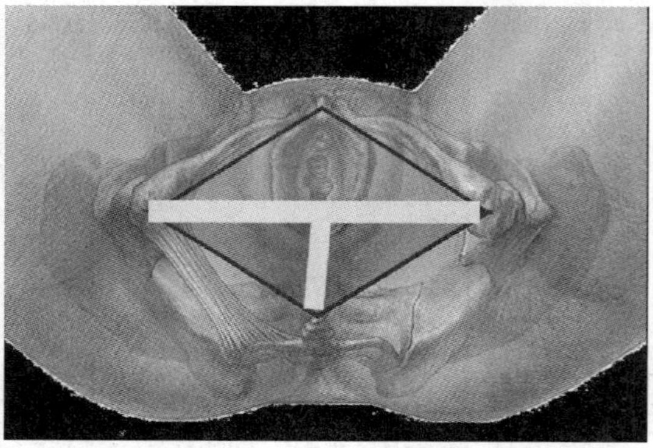

图 8–3　骨盆下口平面

（二）软产道

软产道为子宫下段、宫颈、阴道及盆底软组织构成的弯曲通道。

（三）骨盆轴与骨盆倾斜度

1. 骨盆轴（pelvic axis）为连接骨盆各平面中点的假想曲线。其上段向下、向后，中段向下，下段向下、向前。分娩时，胎儿沿骨盆轴娩出，助产时也按骨盆轴方向协助胎儿娩出。

2. 骨盆倾斜度（inclination of pelvis）指女性直立时，骨盆上口平面与地平面所形成的角度，一般为 60°。骨盆倾斜度过大会影响胎头衔接和娩出。

三、胎儿

胎儿大小、胎位及有无胎儿畸形为胎儿能否通过产道的重要因素。

（一）胎儿大小

胎儿过大时，尽管骨盆大小正常，而胎儿不能通过骨盆，造成难产。

（二）胎位

头先露，胎儿易娩出。臀先露，胎臀娩出后易发生胎头娩出困难。肩先露，妊娠足月活胎不能通过产道。

（三）胎儿畸形

胎儿某一部位发育异常，致体积过大，很难通过产道。如脑积水（hydrocephalus）、联体儿（conjoined twins）等。

四、精神心理因素

产妇临产后常常处于焦虑、不安和恐惧的精神心理状态，使子宫缺氧而收缩乏力，孕妇体力消耗过多，胎先露部下降受阻，产程延长，胎儿缺血缺氧。

因此，目前主张开展家庭式产房，允许丈夫、家人陪伴分娩（Doula 制度）。开展分娩镇痛，分娩时的剧烈疼痛可对产妇及胎儿产生不良影响，分娩镇痛使产妇安全、无痛苦分娩，能改善母儿分娩结局，对降低剖宫产率非常有意义。分娩镇痛的方法包括：连续硬膜外镇痛、产妇自控硬膜外镇痛、腰椎麻醉－硬膜外联合阻滞、微导管连续腰椎麻醉镇痛、产妇自控静脉瑞芬太尼镇痛、氧化亚氮吸入镇痛、导乐镇痛分娩等。开展导乐陪伴分娩，鼓励、安慰、支持产妇顺利度过分娩全过程。研究表明，陪伴分娩能降低剖宫产率、缩短产程、减少围生期母儿患病率等。

第二节　枕先露的分娩机制

分娩机制（mechanism of labor）指胎儿先露部为适应骨盆各平面的不同形态，在下降的同时，进行的一连串适应性转动，以其最小径线通过产道的过程，分为：衔接、下降、俯屈、内旋转、仰伸、复位、外旋转、胎肩及胎儿娩出。因临床上枕先露占 95% 以上，枕左前位最多见，故以枕左前位分娩机制为例说明（图 8–4）。

一、衔接

胎头进入骨盆上口平面，颅骨最低点接近或达到中骨盆平面、坐骨棘水平，称为衔接（engagement）。

二、下降

胎头沿骨盆轴向下前进的动作称为下降（descent）。下降动作贯穿于分娩全过程。胎头下降程度是判断产程进展的重要标志。

三、俯屈

当胎头进入骨盆腔后，继续下降至骨盆底，原处于半俯屈的胎头遇肛提肌阻力，进一步俯屈（flexion），以最小的径线适应产道，继续下降。

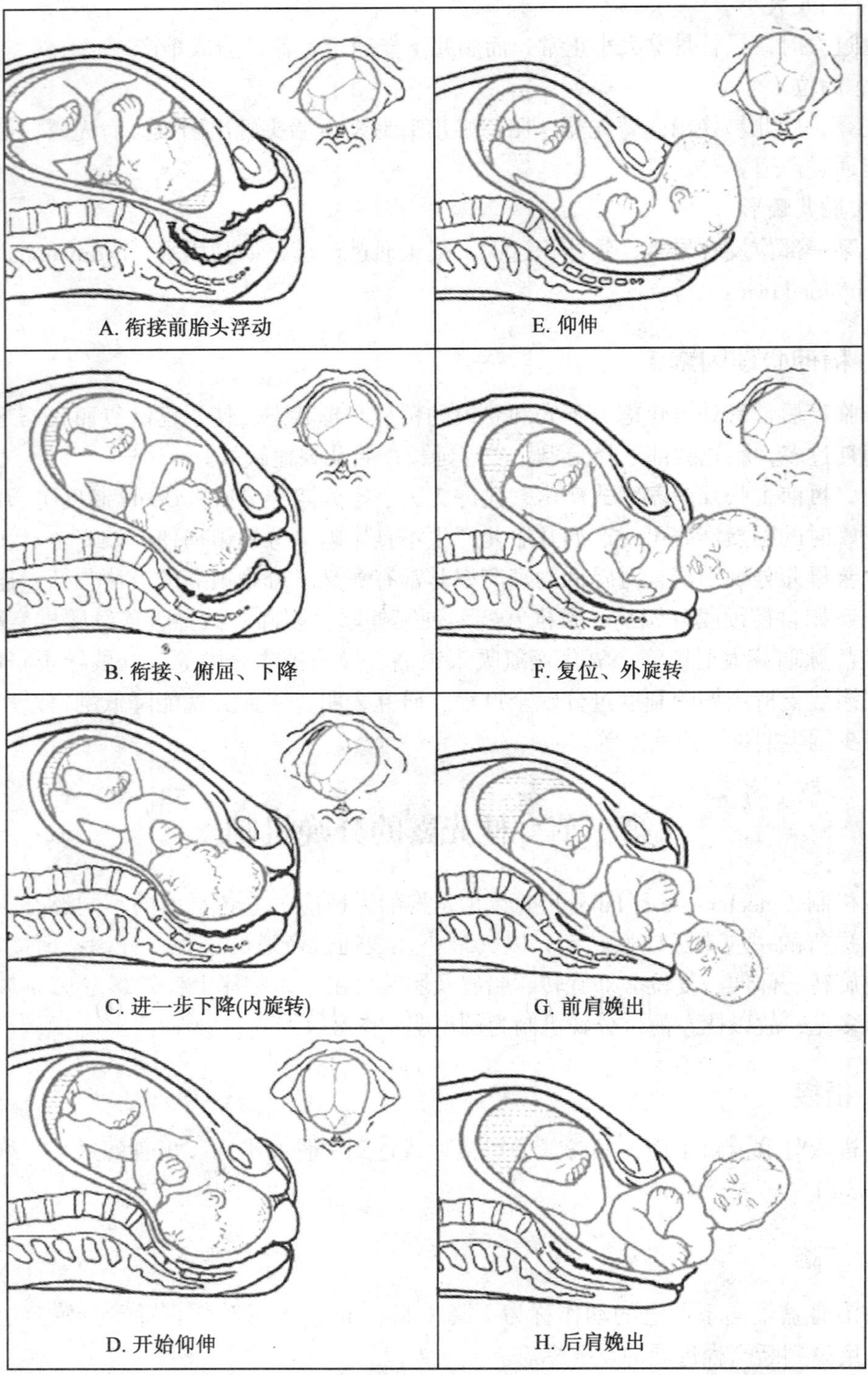

图 8–4　枕先露的分娩机制

四、内旋转

胎头围绕骨盆轴向前、向中线旋转 45°，以适应中骨盆及骨盆下口前后径大于横径的特点。内旋转从中骨盆平面开始至骨盆下口平面完成，于第一产程末完成。

五、仰伸

完成内旋转后，子宫收缩力和腹压、肛提肌收缩力使胎头继续下降，并向前推进。当胎头枕骨达耻骨联合下缘时，以耻骨弓为支点，胎头逐渐仰伸（extention），顶、额、鼻、口、颏依次娩出。

六、复位及外旋转

胎头娩出后，为恢复胎头与胎肩的垂直关系，胎头枕部旋转45°复位（restitution）。胎肩在盆腔内继续下降，胎头枕部旋转以保持胎头与胎肩的垂直关系，称为外旋转（external rotation）。

七、胎肩及胎儿娩出

胎头完成外旋转后，胎儿前肩在耻骨弓下先娩出，随即后肩从会阴前缘娩出，胎体及胎儿下肢随之取侧位顺利娩出。至此，胎儿娩出过程全部完成。

第三节　先兆临产、临产与产程

一、先兆临产

分娩发动前出现的一些预示不久将临产的症状称为先兆临产（threatened labor）。

1. 假临产（false labor）　宫缩持续时间短（<30 s），强度不增加，间歇时间长且不规律，不伴有子宫颈管短缩和子宫口扩张；多于夜间出现而在清晨消失；给予强镇静剂能抑制此种宫缩。

2. 胎儿下降感（lightening）　先露部进入骨盆入口，使子宫底位置下降，孕妇感上腹部较前舒适，进食量增加，呼吸较前轻快。

3. 见红（show）　分娩发动前24～48 h内（少数1周内）有少量血性分泌物经阴道排出，称为见红。原因为子宫颈内口附近的胎膜与子宫壁分离，毛细血管破裂。若阴道出血量超过平时月经量，应排除异常情况，如前置胎盘、胎盘早剥等，不应视为见红。

二、临产

临产（in labor）是指出现有规律且逐渐增强的子宫收缩，持续约30 s，间歇5～6 min，同时伴有子宫颈管消失、子宫口扩张、胎先露下降。

三、总产程及产程分期

总产程（total stage of labor）即分娩全过程，指从临产到胎儿、胎盘娩出的全过程。分为三个产程（labor）。

1. 第一产程（first stage of labor）　指临产开始至子宫口开全（10 cm）为止。初产妇子宫口扩张缓慢，需11～12 h；经产妇子宫口扩张较快，需6～8 h。

2. 第二产程（second stage of labor）　从子宫口开全到胎儿娩出的过程。初产妇需 1 ~ 3 h，不应超过 3 h；经产妇通常数分钟即可完成，也有长达 2 h 者，但不应超过 2 h。

3. 第三产程（third stage of labor）　从胎儿娩出后到胎盘胎膜娩出的全过程。需 5 ~ 15 min，不应超过 30 min。

第四节　第一产程的临床经过及处理

一、临床表现

第一产程表现为规律子宫收缩、子宫口扩张、胎头下降、胎膜破裂。

二、产程观察及处理

（一）子宫收缩

（1）用胎心监护仪持续描记子宫收缩曲线。定时观察并记录，指导产程进行。观察内容有：子宫收缩持续时间、间歇时间及强度。

（2）助产人员将一手的手掌放在产妇的子宫体部，感受子宫体部在子宫收缩时变硬、隆起，间歇期放松、变软，并记录。

（二）胎心

（1）使用胎心监护仪持续描记观察胎心率变异及其与子宫收缩、胎动的关系。每隔 15 min 评估 1 次，子宫收缩频繁时 5 min 评估 1 次，为临床常用方法。

（2）听诊器听取胎心。此法简单，但不能分辨胎心率变异及其与子宫收缩、胎动的关系。于子宫收缩间歇期进行，每次听诊 1 min。

（三）子宫口扩张及胎头下降

1. 子宫口扩张　将第一产程分为潜伏期和活跃期。潜伏期指从出现规律子宫收缩至子宫口扩张 3 cm。活跃期是指子宫口扩张 3 cm 至子宫口开全。新产程标准及处理专家共识（2014）：以子宫口扩张 6 cm 作为活跃期的标志。

2. 胎头下降　随子宫收缩的增强，子宫口扩张，胎头不断下降。坐骨棘平面是判断胎头高低的标志。胎头最低点在坐骨棘平面时，以“0”表示；高于坐骨棘平面上 1 cm 时，以“–1”表示；低于坐骨棘平面下 1 cm 时，以“+1”表示，依此类推。

（四）胎膜破裂

产程中要随时观察，发现阴道流水，胎膜破裂，应立即听胎心，观察羊水颜色、性状、流出量，记录破膜时间。同时观察有无子宫收缩及子宫收缩情况。

（五）阴道检查

消毒外阴后行阴道检查，能准确检查子宫颈管消退、子宫口扩张及是否胎膜已破、胎先露情况。

（六）肛门检查

目前阴道检查有取代肛门检查之趋势，故不赘述。

（七）血压

血压正常者产程中每隔 4 ~ 6 h 测量 1 次。若发现血压升高，应酌情增加测量次数，并给予相应处理。

（八）排尿

临产后鼓励产妇 2 ~ 4 h 排尿 1 次，避免膀胱充盈影响胎头下降。

（九）饮食与活动、精神安慰

鼓励产妇少量多次进食高热量、易消化食物，摄入足够水分，必要时可静脉补液，以维持产妇体力。给予精神安慰。在未破膜时，产妇可走动，有助于加速产程进展。

（十）其他

用肥皂水和温开水清洗外阴。

第五节 第二产程的临床经过及处理

一、临床表现

产妇出现排便感，子宫收缩时不自主地向下屏气用力。大多胎膜自然破裂，若仍未破膜，应行人工破膜。会阴体渐膨隆，肛门括约肌松弛。胎头进一步下降，子宫收缩时逐渐露出于阴道口，子宫收缩间歇期又缩回阴道内，称为胎头拨露（head visible on vulval gapping）。当胎头双顶径越过骨盆下口，子宫收缩间歇期胎头不再回缩，称为胎头着冠（crowning of head）。此时会阴极度伸展变薄，胎头继续下降，枕骨于耻骨弓下露出，以耻骨弓为支点，逐渐仰伸，胎儿额、鼻、口、颏部相继娩出。然后胎头复位及外旋转，之后前肩和后肩也相继娩出，胎体娩出，后羊水随之涌出。经产妇产道阻力低，第二产程短，有时仅几次子宫收缩即可娩出胎儿。

二、产程观察及处理

1. 密切监测胎心　胎儿监护仪持续监测胎心；若无胎儿监护仪则每 5 ~ 10 min 听 1 次胎心，发现胎心异常，应立即行阴道检查，选择适当的分娩方式娩出胎儿。

2. 指导产妇屏气　指导产妇正确使用腹压，反复屏气，有效促进胎头下降。

3. 接产准备　消毒外阴，接产者准备接产。

4. 接产　目前主张限制性会阴侧切，不保护会阴自然分娩。

第六节 第三产程的临床经过及处理

一、临床表现

第三产程是胎盘娩出期。胎盘剥离的征象为：子宫体变硬，缩小呈球形，子宫底轻度升高；阴道口外露的脐带自行延长（剥离的胎盘降至子宫下段所致）；阴道少量流血；用手掌尺侧按压产妇耻骨联合上方时，子宫体上升而外露的脐带不回缩。

二、产程观察及处理

1. 新生儿处理　清理呼吸道、评估、处理脐带、标记、新生儿保暖。

2. 协助胎盘娩出　确认胎盘完全剥离后，协助胎盘胎膜排出。按摩子宫刺激其收缩以减少出血，测量出血量。若有副胎盘、胎盘部分或胎膜残留时，应在无菌操作下行子宫腔探查，取出残留组织。若手取困难，需行清宫术。

3. 检查软产道　仔细检查尿道口周围、小阴唇内侧、会阴、阴道、阴道穹及子宫颈有无裂伤，并给予缝合。

4. 预防产后出血　在胎儿前肩娩出时立即缩宫素 10 U 加于 0.9% 氯化钠注射液 100 mL 内静脉快速滴注，胎盘娩出后按摩子宫，预防产后出血。

（李洪英）

第九章　正常产褥

第一节　产褥期母体变化

一、生殖系统的变化

（一）子宫

胎盘娩出后子宫逐渐恢复至未孕状态的过程，称为子宫复旧（involution of uterus），主要表现为子宫体肌纤维缩复、子宫内膜再生以及子宫颈口闭合。

1. 子宫体肌纤维缩复　胎盘娩出后，子宫体逐渐缩小，于产后 1 周子宫缩小至约 12 周妊娠大小，子宫底在耻骨联合上方可触及。于产后 10 日，子宫底降至骨盆腔内，腹部检查不能触及。产后 6 周，子宫恢复到非妊娠期大小。

2. 子宫内膜再生　大约产后第 3 周，子宫腔表面除胎盘附着部位外，均由新生内膜覆盖；产后 6 周左右，胎盘附着部位全部修复。

3. 子宫血管变化　开放的子宫螺旋动脉和静脉窦因子宫复旧而压缩变窄，数小时后形成血栓，出血量渐少直至停止。

4. 子宫下段及子宫颈变化　产后子宫下段收缩，逐渐恢复为非妊娠期的子宫峡部。胎盘娩出后的子宫颈外口松弛如袖口。于产后 2～3 日，子宫颈口明显缩小，但仍可容纳 2 指。产后 1 周，子宫颈内口关闭，子宫颈外口的形状逐渐恢复。产后 4 周左右，子宫颈恢复至非妊娠形态，但因产时裂伤使初产妇的子宫颈外口由圆形变为“—”形。

（二）阴道

阴道壁肌张力逐渐恢复，使阴道腔逐渐缩小，约在产后 3 周阴道黏膜皱襞重新显现。

（三）外阴

分娩后外阴轻度水肿，于产后 3 日内自行消退。轻度会阴撕裂或缝合的会阴切口一般能在 3～5 日内愈合。

（四）盆底组织

因产时过度伸展及部分撕裂，盆底肌肉及筋膜的弹性减弱。产褥期应坚持做产后康复锻炼，避免过早进行较强的重体力劳动，避免增加腹压，在产褥期结束时盆底肌可能恢复至接近妊娠前状态。

二、乳房的变化

产后乳房最重要的变化是泌乳，由于妊娠期孕妇体内雌激素、孕激素、胎盘催乳素升高，促进乳腺发育及初乳形成。在催乳素作用下，乳汁开始分泌。吸吮刺激是保持乳腺持续泌乳的关键环节。不断排空乳房也是维持乳汁分泌的重要因素。

产妇于胎盘娩出后，进入以自身乳汁哺育婴儿的哺乳期。母乳喂养对母儿均有益处。哺乳有利于产妇生殖器官及其他相关器官组织更快恢复。初乳及成熟乳均含大量免疫抗体，有助于新生儿抵抗疾病的侵袭。母乳中还含有矿物质、维生素和各种酶，对新生儿生长发育有重要作用。

三、循环系统及血液的变化

分娩后由于胎盘循环突然终止以及子宫收缩，大量血液从子宫涌入体循环，加之妊娠期潴留的组织间液回吸收，故循环血量明显增加，产后 72 h 内，产妇循环血量增加 15%～25%，此期心脏负担明显加重，应注意预防心力衰竭的发生。循环血量于产后 2～3 周恢复至未孕状态。

产褥早期血液仍处于高凝状态，有利于胎盘创面形成血栓，减少产后出血。血纤维蛋白原、凝血活酶、凝血酶原于产后 2～4 周内恢复正常。血红蛋白水平于产后 1 周左右回升。产褥早期白细胞较高，可达（15～30）$\times 10^9$/L，一般 1～2 周恢复正常。淋巴细胞比例下降，中性粒细胞比例增加，血小板数增多。红细胞沉降率于产后 3～4 周恢复正常。

四、消化系统的变化

产后胃酸分泌量减少，胃肠道平滑肌肌张力减弱，蠕动减弱，一般在产后 1～2 周恢复。产后 1～2 日食欲不佳，以后逐渐好转。产后腹肌及盆底肌松弛，加上产褥期活动减少，肠蠕动减弱，容易发生便秘。

五、泌尿系统的变化

在产褥早期，妊娠期潴留的大量体液主要经肾排泄，故产后 2～5 日内尿量增多。在妊娠期发生的肾盂及输尿管扩张，在产后 2～8 周恢复正常。在产褥期，尤其在产后 24 h 内，由于膀胱肌张力降低，对膀胱内压敏感性降低，加之外阴部疼痛不愿意排尿等，约 1.5% 的产妇发生排尿困难，甚至尿潴留。

六、内分泌系统的变化

产后雌激素及孕激素水平急剧减少，至产后 1 周降至未孕时水平。胎盘催乳素水平急剧下降，于产后 6 h 母血已不能测出。垂体催乳素水平因是否哺乳而异，吸吮乳头时催乳素明显增高；不哺乳产妇的催乳素于产后 2 周降至非孕时水平。

不哺乳产妇通常在产后 6～10 周恢复排卵并月经复潮。哺乳产妇由于高催乳素的作用，月经复潮延迟，平均在产后 4～6 个月恢复排卵。有些女性在月经复潮前已有排卵，故哺乳期女性月经复潮前也有受孕的可能。

七、腹壁的变化

妊娠期出现的下腹正中线色素沉着在产褥期逐渐消退。初产妇腹壁紫红色妊娠纹变成银白色。由于妊娠期腹壁部分肌纤维断裂及部分腹直肌分离，产后腹壁明显松弛，在产后6～8周腹壁紧张度恢复。

第二节　产褥期临床表现

一、体温、脉搏、呼吸、血压

体温可在产后24 h内略升高，一般不超过38℃。产后3～4日由于乳房充血、淋巴管极度扩张，可出现一过性发热，一般不超过12 h，属生理性发热。产后脉搏稍缓慢，每分钟在60～70次，大约在产后1周恢复到妊娠前状态。产后腹压降低，膈肌下降，呼吸由妊娠期的胸式呼吸变为胸腹式呼吸，呼吸深慢，每分钟14～16次。正常产妇血压多无明显变化，子痫前期－子痫产妇的血压于产后明显降低。

二、子宫复旧

胎盘娩出后，子宫迅速收缩，子宫底降至脐下一横指。产后第1日达脐平，此后每日下降1～2 cm，至产后第10日子宫降入骨盆腔内。

三、产后宫缩痛

产后因子宫收缩引起的下腹部阵发性疼痛，称为产后宫缩痛（after-pains）。多发生在产褥早期，于产后1～2日出现，持续2～3日自然消失，多见于经产妇。

四、恶露

产后坏死的子宫蜕膜、血液等组织经阴道排出，称为恶露（lochia）。持续4～6周。根据颜色、内容物及时间不同分为以下几种。

1. 血性恶露（lochia rubra）　含有坏死蜕膜、少量胎膜及多量血液，呈鲜红色，量多，持续3～4日。

2. 浆液恶露（lochia serosa）　含血量减少，主要为浆液，有较多的坏死蜕膜组织、宫腔渗出液、宫颈黏液、少量红细胞及白细胞，且有细菌。恶露稀薄，呈淡红色，持续10日左右。

3. 白色恶露（lochia alba）　含有大量白细胞、坏死蜕膜组织、表皮细胞及细菌等。恶露黏稠呈白色，约持续3周。

五、褥汗

产后1周内皮肤排泄功能旺盛，排出大量汗液，以夜间睡眠和初醒时最明显，不属于病态。

第三节 产褥期处理及保健

一、产褥期处理

（一）产后 2 h 内的处理

在产房内严密观察产妇的血压、脉搏、子宫收缩和阴道出血情况，并注意宫高及膀胱是否充盈，有无肛门坠胀感，会阴伤口有无红肿等。协助产妇首次哺乳。

（二）饮食

产后即可让产妇进食易消化的流食或半流食，以后可进普通饮食。建议少量多餐，清淡食物为主。

（三）排尿与排便

产后应密切观察产妇膀胱充盈情况，膀胱过度充盈可影响子宫收缩，易引起产后出血。应鼓励产妇尽早排尿，并注意观察残余尿量，必要时导尿。产后应鼓励产妇进食富含纤维素的食物及早日下床活动，以减少便秘发生，必要时口服缓泻剂及开塞露塞肛、灌肠。

（四）观察子宫复旧及恶露

每日在排空膀胱后观察宫高，注意子宫有无压痛及恶露的量、颜色、气味，必要时给以缩宫素及抗生素。

（五）会阴处理

尽量保持外阴清洁。会阴部水肿者可用 50% 硫酸镁液湿热敷，产后 3～5 日会阴伤口拆线。如有感染，应提前拆线引流。

（六）观察情绪变化

经历妊娠及分娩的激动与紧张后，精神极度放松、对哺育新生儿的担心、产褥期的不适等，均可使产妇情绪不稳定，可表现为轻度抑郁。应给予精神关怀、鼓励、安慰，帮助产妇减轻身体不适，使其恢复自信。严重抑郁者，需服抗抑郁药物治疗。

（七）乳房护理

对于没有母乳喂养禁忌证的产妇鼓励其母乳喂养，按需哺乳，母婴同室，做到早接触、早吸吮。于产后 30 min 内开始哺乳，哺乳的时间及频率取决于新生儿的需要及奶胀的情况。哺乳前母亲应先洗手，用温开水清洁乳房、乳头。哺乳期以 1 年为宜。哺乳开始后，遇下述情况应分别处理：

1. 乳胀　可给予温热毛巾湿热敷并局部按摩，协助排乳。

2. 催乳　指导哺乳方法，鼓励其勤哺乳，调节饮食，保证足够的睡眠，必要时中药催乳。

3. 退奶　最简单的退奶方法是停止哺乳，不排空乳房，少食汤汁。

常用的退奶方法有：①生麦芽 60～90 g，水煎当茶饮，每日 1 剂，连服 3～5 日；②芒硝 250 g，分装两纱布袋内，敷于两乳房并包扎，湿硬时更换。

4. 乳头皲裂　每次哺乳后用乳汁涂在乳头表面，皲裂严重者应停止哺乳，也可涂抗生素软膏或 10% 复方苯甲酸酊。可挤出或用吸乳器吸出乳汁后喂新生儿。

（八）预防产褥中暑

在产褥期内，因高温环境使体内余热不能及时散发，导致中枢性体温调节功能障碍引起急性热病，称为产褥中暑（puerperal heat stroke），表现为高热、水电解质失衡、循环衰竭和神经系统功能损害等。治疗原则是立即改变高温和不通风环境，迅速降温，及时纠正水、电解质失衡及酸中毒，其中迅速降低体温是抢救成功的关键。应做好卫生宣传教育，破除旧风俗习惯，居室保持通风，避免室温过高，产妇衣着应宽松透气，有利于散热，以舒适为宜。

二、产褥期保健

产褥期保健的目的是防止发生产后出血、感染等并发症，促进各器官功能恢复。

（一）饮食起居

合理饮食，营养均衡；保持身体清洁、卫生，勤换衣裤，产妇居室应清洁通风，温度适宜，注意休息，至少3周以后才能进行全部家务劳动。

（二）适当活动及做产后康复锻炼

经阴道自然分娩的产妇产后数小时内即可起床稍事活动，于产后第2日可在室内随意走动。行会阴侧切开或行剖宫产的产妇，可适当推迟活动时间。待拆线后也应做产后康复锻炼。

（三）计划生育指导

产褥期内避免性生活，预防产褥感染；产褥期后应采取避孕措施，哺乳者以工具避孕为宜，不哺乳者可选用药物避孕。

（四）产后访视及检查

一般在产妇出院3日内、产后14日和产后28日进行3次产后访视，了解产妇的体温、子宫复旧、恶露性状、会阴伤口或剖宫产腹部切口愈合以及乳汁分泌等情况；了解产妇心理状况，若发现异常应及时给予指导；了解新生儿吸吮、排尿、排便、黄疸、脐带脱落情况，并给予必要的帮助与指导。

产妇应于产后42天去医院进行健康检查，测血压、脉搏，查血、尿常规，了解哺乳情况；并做妇科检查了解生殖器官恢复情况；同时应带婴儿在医院做一次全面检查。

（马　霞）

第十章　异 常 分 娩

第一节　产 力 异 常

一、定义

产力包括子宫肌、腹肌、膈肌和肛提肌的收缩力，其中子宫收缩力是最主要的产力，贯穿于分娩全过程，具有节律性、对称性、极性及缩复作用等特点。任何原因使上述特点之一发生改变，如失去节律性、极性和对称性，或强度和频率发生改变，称为子宫收缩力异常，简称产力异常（abnormal uterine action）。

二、分类

产力异常主要分为子宫收缩乏力（uterine atony）和子宫收缩过强（uterine hypercontractility）。每类又分为协调性和不协调性，以协调性子宫收缩乏力最为常见。

三、子宫收缩乏力

（一）病因

子宫收缩（宫缩）乏力多见于初产妇，尤其是高龄初产妇。常见因素有：胎先露位置异常或头盆不称、内分泌失调、子宫局部因素、药物影响、精神因素、体质因素等。常为多种因素共同作用的结果。

（二）诊断

1. 病史　了解既往病史，注意有无子宫畸形、子宫手术史、慢性病史等。

2. 临床表现

（1）协调性宫缩乏力：又称为低张性宫缩乏力。宫缩具有正常的节律性、对称性和极性，但强度弱，持续时间短，间歇期长。

（2）不协调性宫缩乏力：又称为高张性宫缩乏力。宫缩失去正常的对称性和节律性，极性倒置。

3. 辅助检查　胎儿电子监护。协调性宫缩乏力时，显示宫缩持续时间短，间歇期长且不规律，宫缩 <2 次 /10 min；不协调性宫缩乏力时，显示宫缩频率高，持续时间长，宫缩间歇期子宫腔压力高，但宫缩时强度弱。

（三）对母儿的影响

1. 对产妇的影响　子宫收缩乏力导致产程延长，影响产妇休息和进食，使其精神和体力过度消耗，出现疲乏无力、肠胀气、排尿困难等，严重时引起脱水、酸中毒、低钾血症。软产道及膀胱、直肠受压过久，造成局部水肿、缺血，分娩时易发生裂伤，严重者造成局部组织坏死而形成尿瘘或粪瘘。同时产后出血、产褥感染、手术产的概率也增加。

2. 对胎儿及新生儿的影响　产程延长易发生胎儿窘迫，同时手术助产率增加。使新生儿产伤、新生儿窒息、吸入性肺炎等并发症的发生率明显升高。

（四）治疗

1. 协调性宫缩乏力

（1）第一产程：应消除产妇紧张情绪，鼓励其进食，鼓励其排尿、排便，视宫缩情况给予人工破膜、缩宫素静脉滴注、前列腺素类药物等加强宫缩，对于子宫口扩张缓慢及子宫颈水肿的患者，给予地西泮 10 mg 静脉注射软化子宫颈治疗。

（2）第二产程：头盆相称者可静脉滴注缩宫素加强宫缩，同时指导产妇屏气用力，如第二产程过长或出现胎儿窘迫，应尽快结束分娩。

（3）第三产程：胎儿前肩娩出后，给予缩宫素 20 U 静脉滴注以预防产后出血。

2. 不协调性宫缩乏力　原则是调节宫缩，使其恢复节律性及极性。可给予哌替啶 100 mg 肌内注射，在恢复为协调性宫缩之前，禁忌使用缩宫素。

四、子宫收缩过强

（一）协调性子宫收缩过强

1. 诊断　子宫收缩的节律性、对称性和极性均正常，但收缩力过强、过频。若产道无阻力，可发生急产（总产程不足 3 h），经产妇多见。若存在产道梗阻或瘢痕子宫，可发生子宫破裂。

2. 对母儿的影响

（1）对产妇的影响：急产可致产妇严重软产道裂伤及出血。宫缩过强时，子宫腔内压力升高，易诱发羊水栓塞。

（2）对胎儿及新生儿的影响：可造成胎儿宫内窘迫、新生儿窒息或损伤、脐带断裂、颅内出血、感染等。

3. 治疗　以预防为主，有急产史者应提前住院待产。分娩发动后提前做好接产及抢救新生儿窒息的准备，胎儿娩出时，勿让产妇屏气用力。产后仔细检查软产道，及时缝合裂伤。若属未消毒的接产，产妇应给予抗生素预防感染，新生儿需注射破伤风抗毒素和维生素 K_1 治疗。

（二）不协调性子宫收缩过强

1. 诊断

（1）强直性宫缩（tetanic contraction of uterus）：常见于不恰当应用缩宫素或产妇对缩宫素过于敏感，使子宫收缩失去节律性，出现强直性痉挛性收缩。

（2）子宫痉挛性狭窄环（constriction ring of uterus）：子宫壁局部肌肉痉挛性不协调性收缩形成环状狭窄，持续不放松，称子宫痉挛性狭窄环。狭窄环可发生在子宫颈、子宫体的任何部分，多在子宫上下段交界处或胎体某一狭窄部，以胎颈、胎腰处常见。

2. 对母儿的影响

（1）对产妇的影响：宫缩过强时，子宫腔内压力升高，易诱发羊水栓塞。子宫痉挛性狭窄环可使产程停滞、胎盘嵌顿。

（2）对胎儿及新生儿的影响：宫缩过强可造成子宫胎盘血流减少，子宫痉挛性狭窄环使产程延长，均可导致胎儿窘迫和新生儿窒息。

3. 治疗　以预防为主，积极寻找原因，停止一切刺激，如阴道内操作及缩宫药物等。应用宫缩抑制剂，25% 硫酸镁 20 mL 加于 5% 葡萄糖注射液 20 mL 内缓慢静脉注射，消除异常宫缩后，若无胎儿宫内窘迫及头盆不称时，可行阴道助产或等待自然分娩。如不能缓解，子宫口未开全，胎先露部高浮或出现胎儿窘迫，应立即行剖宫产术。

第二节　产道异常

一、骨产道异常

骨产道异常是指骨盆径线过短或形态异常，致使骨盆腔容积小于胎先露部可通过的限度，阻碍胎先露部下降，影响产程顺利进展，又称狭窄骨盆（contracted pelvis）。分类如下：

1. 骨盆上口平面狭窄　扁平骨盆最常见，以骨盆上口平面前后径狭窄为主。

2. 中骨盆及骨盆下口平面狭窄　以坐骨棘间径及坐骨结节间径狭窄为主。

3. 骨盆三个平面狭窄　常见于均小骨盆，多见于身材矮小、体型匀称的女性。

4. 畸形骨盆　骨盆失去正常形态及对称性，包括骨软化症骨盆、偏斜骨盆和骨盆骨折。

5. 其他骨盆异常　骨盆肿瘤等。

二、软产道异常

1. 外阴异常　常见于外阴水肿、外阴瘢痕和会阴坚韧等。

2. 阴道异常　常见于阴道横隔、阴道纵隔、阴道狭窄、阴道囊肿和肿瘤、外阴及阴道湿疣。

3. 子宫颈异常　常见于宫颈瘢痕或宫颈管狭窄、宫颈水肿、宫颈坚韧、宫颈癌及宫颈肌瘤。

4. 子宫异常　双角子宫、纵隔子宫和双子宫畸形等。

第三节　胎位异常

一、持续性枕后位、持续性枕横位

1. 病因　骨盆异常、胎头俯屈不良、宫缩乏力、前壁胎盘、膀胱充盈和子宫下段肌瘤等。

2. 诊断

（1）临床症状：临产后胎头衔接较晚及俯屈不良，由于胎先露不能紧贴子宫下段及子宫颈内口，常出现协调性宫缩乏力及子宫口扩张缓慢。

（2）腹部检查：腹形扁平，胎背偏向母体后方或侧方，对侧触及胎儿肢体。

（3）阴道检查：阴道检查时借助胎儿耳部及耳屏位置和方向判定胎位，若耳部朝向骨盆后方，诊断为枕后位；若耳部朝向骨盆侧方，诊断为枕横位。

（4）B超检查：根据胎儿脊柱、颜面及枕部位置，可准确查明胎方位。

3. 治疗

（1）第一产程：加强支持治疗，保证产妇充分的营养、水分和休息。

（2）第二产程：徒手旋转胎头，疑头盆不称或徒手旋转胎头失败时，需行剖宫产结束分娩。

（3）第三产程：促进宫缩，及时修复软产道损伤，预防感染。

二、胎头高直位

1. 病因　骨盆异常、胎头大小或形态异常、胎膜早破、腹壁松弛及腹直肌分离。

2. 诊断

（1）临床症状：临产后胎头迟迟不入盆，孕妇耻骨联合处疼痛，早期即出现屏气感。常伴胎膜早破，子宫颈扩张慢，产程延长或停滞，严重者导致先兆子宫破裂甚至子宫破裂。

（2）腹部检查：高直前位时，胎背靠近母体腹前壁；高直后位时，胎儿肢体靠近母体腹前壁。

（3）阴道检查：胎头矢状缝位于骨盆上口前后径上，其偏斜的角度左右不超过15°。

（4）B超检查：显示胎头双顶径与骨盆上口横径一致。

3. 治疗　高直前位时，若骨盆正常、胎儿不大、产力强，严密监测下阴道试产，如试产失败，行剖宫产。高直后位一经确诊应行剖宫产术。

三、前不均倾位

1. 病因　头盆不称、骨盆倾斜度过大、骨盆上口狭窄、悬垂腹等。

2. 诊断

（1）临床症状：胎头迟迟不衔接，可早期出现尿潴留、血尿和（或）子宫颈前唇水肿，常并发继发性宫缩乏力和胎膜早破。

（2）腹部检查：在临产早期，耻骨联合上方可触及胎头前顶部。

（3）阴道检查。

（4）产后诊断：胎儿娩出后，可通过查看胎头水肿部位确诊。

3. 治疗　一旦前不均倾位确诊，除个别骨盆宽大、胎儿偏小可以短期试产外，其余均应尽快行剖宫产术结束分娩。

四、面先露

1. 病因　骨盆狭窄、头盆不称、脐带过短、脐带绕颈、胎儿先天性甲状腺肿、腹部松弛、悬垂腹及无脑儿等。

2. 诊断

（1）腹部检查：胎儿呈反屈状，胎体较伸直，子宫底较高。

（2）阴道检查。

（3）B超检查。

3. 治疗 颏前位时，如无头盆不称，可经阴道试产；颏后位或颏横位需转为颏前位方可经阴道分娩，否则需行剖宫产术分娩。

五、臀先露

1. 病因 胎儿子宫腔内活动度过大、胎儿子宫腔内活动受限、胎头衔接受阻。

2. 分类 分为单臀先露（最多见）、完全臀先露和不完全臀先露。

3. 诊断

（1）临床症状：孕妇常感季肋部胀痛，临产后由于胎臀或胎足不能紧贴子宫下段及子宫颈内口，常导致宫缩乏力，子宫口扩张缓慢，致使产程延长。

（2）腹部检查：子宫底部触到圆而硬、有浮球感的胎头，在耻骨联合上方触及宽而软、形状不规则的胎臀。

（3）阴道检查。

（4）B 超检查。

4. 治疗

（1）妊娠期：妊娠 30 周前臀先露多能自行转为头先露，若妊娠 30 周后仍为臀先露应予矫正。常用的矫正方法有：胸膝卧位、激光照射或艾灸至阴穴、外转胎位术等。

（2）分娩期：根据产妇年龄、胎产次、骨盆类型，胎儿大小，胎儿是否存活，臀先露类型以及有无并发症，提前决定分娩方式。

六、肩先露（横位）

1. 病因 骨盆狭窄、前置胎盘、子宫畸形、子宫肌瘤或盆腔肿瘤、双胎、羊水过多及经产妇腹部松弛等。

2. 诊断

（1）腹部检查：子宫呈横椭圆形，子宫底较正常同期妊娠低，子宫横径宽，子宫底处及耻骨上空虚，在腹部一侧触及胎头，对侧触及胎臀。

（2）阴道检查。

3. 治疗

（1）妊娠期：妊娠后期发现肩先露应及时纠正，方法同臀先露，若纠正失败，应提前住院。

（2）分娩期：剖宫产术是处理肩先露的首选方法。

七、复合先露

1. 定义 胎头或胎臀伴有上肢或下肢同时进入骨盆上口，称复合先露（compound presentation）。

2. 治疗 发现复合先露后，首先应查明原因，根据情况处理。如无头盆不称，可嘱产妇向脱出肢体的对侧侧卧，严密观察胎心，脱出的肢体常可自然回纳。若还纳失败，阻碍胎头或胎臀下降或有胎儿窘迫、头盆不称时，均应行剖宫产术。

（吴立涛）

第十一章　分娩期并发症

第一节　产后出血

一、定义

产后出血（postpartum hemorrhage）指胎儿娩出后24 h内阴道分娩者流血量超过500 mL，剖宫产分娩者流血量超过1 000 mL，是一种严重的分娩期并发症。产后出血是导致我国产妇死亡的首位原因。

二、病因

（1）宫缩乏力。

（2）胎盘因素，如胎盘滞留、胎盘粘连或植入、胎盘及胎膜残留。

（3）软产道裂伤。

（4）凝血功能异常。

三、临床表现

1. 宫缩乏力　90%的产后出血由此原因引起，阴道出血常发生在胎盘娩出2 h内。出血呈阵发性，色暗红，有凝血块。腹部检查发现子宫底升高、质软、呈袋状，轮廓不清。按摩子宫或应用宫缩剂后子宫变硬，阴道出血减少或停止。

2. 胎盘因素　出血量较多且色暗红，宫缩好。胎儿娩出10 min内发生的出血常由胎盘部分剥离、植入或剥离后滞留引起，完全性胎盘粘连及植入往往无阴道出血。

3. 软产道裂伤　出血在胎儿娩出后立即发生，呈鲜红色，检查见宫缩良好，软产道的某个部位裂伤，最常见于会阴、阴道及子宫颈。会阴裂伤分为4度，Ⅰ度指仅累及会阴皮肤及阴道口黏膜的裂伤，一般出血不多；Ⅱ度是指深达会阴体肌层，并累及阴道后壁黏膜的裂伤，甚至沿阴道后壁两侧沟向上延伸，出血较多；Ⅲ度是指累及肛门外括约肌的裂伤；Ⅳ度是指直肠阴道隔、直肠壁及黏膜的裂伤。

4. 凝血功能异常　表现为持续性阴道出血，血液不凝固，止血困难，全身多部位出血。

四、诊断

主要根据患者临床表现估测出血量，明确出血原因，及早处理，但需要注意的是估测出的出血量往往低于实际失血量。

五、治疗

产后出血的治疗原则是迅速控制出血，积极防治休克和感染。

（一）宫缩乏力

加强宫缩是迅速、有效的止血方法。排空膀胱后采用下列方法。

1. 按摩子宫　是最常用的有效方法。

2. 药物治疗

（1）缩宫素：缩宫素 20 U 加生理盐水 250 mL 快速静脉滴注，也可缩宫素 10 U 宫体注射或肌内注射。

（2）麦角新碱：麦角新碱 0.2 mg 肌内注射，心血管疾病患者禁用。

（3）前列腺素类制剂：卡前列甲酯栓 1 mg 舌下含服或直肠给药，卡前列素氨丁三醇注射液肌内注射或宫体注射，卡贝缩宫素等。

3. 压迫止血　宫腔填塞纱条或宫腔放置 Bakri 球囊。

4. 手术　结扎盆腔血管、介入治疗和子宫切除等。

（二）软产道裂伤

按解剖层次连续或间断缝合，充分止血。如出现软产道血肿，应予切开，清除积血，彻底缝合止血，必要时放置橡皮引流条。

（三）胎盘因素

疑有胎盘滞留时，应立即做阴道检查及子宫腔探查。若胎盘已剥离，应迅速将胎盘取出；若胎盘粘连，可行徒手剥离；若胎盘剥离困难，应考虑胎盘植入，视产妇情况决定行子宫切除术或非手术治疗。

（四）凝血功能异常

积极输注新鲜全血，补充血小板、纤维蛋白原及凝血酶原复合物等纠正凝血功能。

（五）低血容量休克

在针对病因治疗的同时，应积极补充血容量，纠正低血容量休克。准确估计出血量，判断休克程度，建立有效静脉通道，给予补液、输血、吸氧、改善心功能、防治肾衰竭、预防感染等治疗。

六、预防

（一）加强产前保健

做好计划生育工作，避免多次流产及多产，加强妊娠期保健，积极防治妊娠期并发症。

（二）正确处理产程，积极防治宫缩乏力

第一产程嘱产妇注意休息及饮食，合理使用缩宫剂。第二产程指导产妇用力，保护会阴，防止产道裂伤。第三产程胎儿前肩娩出后立即使用缩宫素 20 U 静脉滴注，不要过早牵拉脐带，胎盘胎膜娩出后，仔细检查其完整性，并注意有无产道裂伤。

（三）加强产后观察

产后 2 h 是产后出血发生的高峰期，应留产房观察，鼓励产妇进食，尽早排空膀胱，新生儿尽早吸吮。

第二节 羊水栓塞

一、定义

羊水栓塞（amniotic fluid embolism，AFE）是指羊水进入母体血液循环后引起的急性肺栓塞、休克、弥散性血管内凝血、肾衰竭甚至骤然死亡等一系列病理生理变化过程，是极其严重的分娩期并发症。

二、病因

羊水栓塞是由羊水中的有形成分（如胎儿毳毛、角化上皮、胎脂、胎粪等）进入母体血液循环所引起。正常妊娠期及分娩过程中几乎无羊水进入母体血液循环。羊水进入母体血液循环可能与下列因素有关：羊膜腔压力增高、子宫血窦开放、某些病理妊娠等。

三、病理生理

1. 过敏反应　羊水中有形物质进入体内，引发 I 型超敏反应，导致过敏性休克。

2. 肺动脉高压　羊水中有型物质可直接形成栓子阻塞肺内小动脉；促凝物质促使毛细血管内血液凝固，形成纤维蛋白及微血栓机械性阻塞肺血管。

3. 弥散性血管内凝血（DIC）　羊水中含有丰富的促凝物质及纤溶激活酶，导致广泛微血栓形成及消耗性低凝状态。

4. 急性肾衰竭及多脏器衰竭　由于休克及 DIC，全身各脏器受损，肾急性缺血而发生肾衰竭，病情进一步发展，出现多器官衰竭。

四、临床表现

1. 心肺衰竭和休克　一般发生在第一产程末或第二产程宫缩较强时，有时也发生在胎儿娩出后短时间内。开始时产妇出现烦躁不安、恶心、呕吐、气急等先兆症状，继而出现呛咳、呼吸困难、发绀，肺底部出现湿啰音，心率加快，面色苍白、四肢厥冷，血压下降等休克表现。严重者发病急骤，无先兆症状，仅惊叫一声或打一哈欠，血压迅速下降或消失，产妇多在数分钟内死亡。

2. DIC　表现为产后大出血、血液不凝，伤口及针眼出血，产妇可因失血性休克而死亡。

3. 其他　急性肾衰竭及多脏器衰竭。

五、辅助检查

1. 血涂片　查羊水中有形物质。

2. 胸部 X 线检查　双肺出现弥漫性点片状浸润阴影，沿肺门周围分布。

3. 动脉血氧饱和度检查　呈严重缺氧表现。

4. 与 DIC 相关的实验室检查　DIC 筛选试验（血小板计数、凝血酶原、纤维蛋白原等）和纤维蛋白溶解试验（鱼精蛋白副凝试验、纤维蛋白降解产物等）。

5. 心电图　心动过速、ST 段改变。

6. 肺动脉造影术　确定肺栓塞的部位和范围，是诊断肺动脉栓塞最可靠的指标。

六、诊断

1. 结合临床表现和辅助检查结果诊断。

2. 死亡后诊断

（1）尸检可见肺水肿、充血，肺泡内出血伴有肺不张；心腔内血液不凝固；心室、肺小动脉或毛细血管以及子宫或子宫阔韧带中查到羊水有形成分。

（2）抽取右心室血液，若涂片查到羊水有形成分，结合临床表现及尸检阳性资料可确诊。

七、治疗

羊水栓塞的主要治疗原则是纠正呼吸循环衰竭、抗过敏、抗休克、防治 DIC 及肾衰竭、预防感染，病情稳定后立即终止妊娠。

（一）纠正呼吸循环衰竭

1. 纠正缺氧　保持呼吸道通畅，正压给氧，可行气管插管或气管切开术，必要时人工通气。

2. 纠正肺动脉高压　应用解痉药物缓解肺动脉高压，减轻肺血管和支气管痉挛。常用药物有：①盐酸罂粟碱：为解除肺动脉高压首选药物，首剂 30～90 mg 加于 5%～10% 葡萄糖液 20 mL 缓慢静脉注射，每日剂量不超过 300 mg。②阿托品：每 10～20 min 静脉注射 1 mg，直至患者面色潮红。阿托品能阻断迷走神经反射所引起的肺血管和支气管痉挛。心率 120 次 /min 以上者慎用。③氨茶碱：250 mg 加于 5%～10% 葡萄糖液 20 mL 缓慢静脉注射，可松弛气管平滑肌，降低心脏负荷，增加心排血量。④酚妥拉明：5～10 mg 加于 5%～10% 葡萄糖液 250～500 mL 中，以 0.3 mg/min 速度静脉滴注。可解除肺血管痉挛，消除肺动脉高压。

3. 防治心力衰竭　对心率超过 120 次 /min 者，除用冠状动脉扩张剂以外，应及早使用强心剂。常用毛花苷 C 0.2～0.4 mg 加于 25% 葡萄糖液 20 mL 静脉缓慢注射；或毒毛花苷 K 0.125～0.25 mg 同法静脉缓慢注射，必要时 4～6 h 重复使用。

（二）抗过敏

应用糖皮质激素可以解除痉挛，具有保护细胞及抗过敏作用。应早期大剂量使用。首选氢化可的松 100～200 mg 加入 5% 或 10% 葡萄糖液 50～100 mL 中快速静脉滴注，也可用地塞米松 20 mg 缓慢静脉注射，根据病情可重复使用。

（三）抗休克

1. 补充血容量　尽早输血、输液，补充血容量。

2. 血管活性药物的使用　常用多巴胺 10～20 mg 加入葡萄糖液中静脉滴注，间羟胺 20～80 mg 加入 5%～10% 葡萄糖液中静脉滴注，以增强心肌收缩力，增加血流量。

3. 纠正酸碱及电解质失衡　行动脉血气分析及电解质测定，及时发现并纠正酸碱和电解质失衡。

（四）防治 DIC

1. 肝素钠　用于发病早期高凝状态时，用药期间应注意监测凝血时间。

2. 补充凝血因子　应及时补充新鲜血或血浆、纤维蛋白原等。

3. 抗纤溶药物　用于纤溶亢进时，常用氨甲苯酸 0.1 ~ 0.3 g、氨甲环酸 0.5 ~ 1.0 g 加于 5% 葡萄糖液 20 ~ 100 mL 中静脉滴注。

（五）防治肾衰竭

若循环血容量已补足，血压已回升，但仍少尿、无尿时，应及时使用利尿药，常用呋塞米 40 ~ 100 mg 静脉注射或 20% 甘露醇 250 mL 静脉滴注，若尿量仍不增加，可行血液透析治疗。

（六）预防感染

应用大剂量广谱抗生素预防感染。

（七）产科处理

若羊水栓塞发生在第一产程，病情稳定后立即行剖宫产；发生在第二产程，应在积极抢救产妇的同时行阴道助产；对无法控制的产后出血，应在积极抢救休克的同时行子宫切除术。

第三节　子 宫 破 裂

一、定义

子宫破裂（rupture of uterus）指在妊娠晚期或分娩期子宫体部或子宫下段发生的破裂。多发生于经产妇，系产科严重并发症。

二、病因

常见病因有梗阻性难产、宫缩剂使用不当、瘢痕子宫和创伤等。

三、分类

1. 按发生原因分为　自发性破裂、损伤性破裂。
2. 按发生时间分为　妊娠期破裂、分娩期破裂。
3. 按发生部位分为　子宫体部破裂、子宫下段破裂。
4. 按破裂程度分为　完全性破裂、不完全性破裂。

四、临床表现

1. 先兆子宫破裂　常见于产程长、有梗阻性难产因素的产妇，临床表现有持续性下腹疼痛、拒按、烦躁不安，腹部可见病理性缩复环，排尿困难及血尿，胎心率改变。

2. 子宫破裂

（1）完全性子宫破裂：指子宫壁全层破裂，子宫腔与腹腔相通。产妇突感腹部撕裂样剧痛，很快进入休克状态，腹壁下可清楚扪及胎体，子宫缩小位于胎儿侧方，胎心音消失。阴道检查有新鲜血流出，扩张的子宫颈口较前缩小，先露部上升。

（2）不完全性子宫破裂：指子宫肌层部分或全层破裂，但浆膜层完整，胎儿及其附属物仍在子宫腔内，多见于子宫下段剖宫产瘢痕裂开。症状、体征不典型，子宫不全破裂处可有明显压痛。

五、辅助检查

B 超、腹腔穿刺可协助本病诊断。

六、诊断及鉴别诊断

该病多发生于分娩期，常见于高龄、多产、子宫手术史和子宫损伤史的产妇。

1. 难产并发感染　有产程延长和多次阴道检查史，多出现发热、白细胞和中性粒细胞计数升高等。

2. 严重的胎盘早剥　多有重度子痫前期、子痫病史或腹部外伤史，腹部检查子宫呈板状腹，子宫底升高，胎位不清，超声检查提示胎盘后血肿。

七、治疗

（一）先兆子宫破裂

确诊先兆子宫破裂后，应立即采取有效措施抑制宫缩，尽快行剖宫产术。

（二）子宫破裂

一旦确诊子宫破裂，无论胎儿是否存活，均应在输液、输血、吸氧及抗休克治疗的同时尽快手术治疗。根据产妇的全身情况、子宫破裂的部位与程度、感染程度及产妇有无生育要求决定手术方式。

八、预防

建立完善的孕产妇保健制度，加强围生期保健；严密观察产程；严格掌握剖宫产及各种阴道手术指征；正确掌握宫缩剂的应用指征。

（吴立涛）

第十二章　产褥期并发症

第一节　产 褥 感 染

一、定义

产褥期生殖道受病原体侵袭，引起局部或全身感染，称产褥感染（puerperal infection）。产褥病率（puerperal morbidity）指分娩 24 h 至产后 10 日内，每日测量体温 4 次，有 2 次体温≥ 38℃（口表）。

二、病因

（一）诱因

分娩降低了女性生殖道的防御功能和自净作用，增加了病原体侵入生殖道的机会，若产科手术、产程延长、多次子宫颈检查、产前产后出血过多、产妇胎膜早破、羊膜腔感染、体质虚弱、营养不良等，均可成为产褥感染的诱因。

（二）病原体种类

妊娠期及产褥期生殖道内有大量需氧菌、厌氧菌、真菌、衣原体及支原体等寄生，以厌氧菌为主，许多非致病菌在特定环境下可以致病。

（三）感染途径

1. 外源性感染　指外界病原体进入女性生殖道所致的感染。通过医务人员消毒不严或被污染物品及产前性生活等途径侵入机体。

2. 内源性感染　正常孕妇生殖道寄生的病原体，正常情况下并不致病，当抵抗力降低等感染诱因出现时可致病。

三、临床表现

发热、疼痛、异常恶露，为产褥感染的三大主要症状。

1. 急性外阴、阴道、宫颈炎　产后会阴部疼痛，局部伤口红肿、疼痛、发硬、压痛明显、伤口裂开，见脓性分泌物流出，较重时可出现低热。

2. 子宫感染　包括急性子宫内膜炎、子宫肌炎。病原体侵入子宫，引起子宫内膜炎，子宫内膜充血、水肿，出现异常分泌物。当侵入子宫肌层，恶露增多呈脓性，子宫压痛明显，可伴发高热、寒战、白细胞明显增高等全身感染症状。

3. 急性盆腔结缔组织炎和急性输卵管炎　临床表现下腹疼痛，伴有肛门坠胀感，出现寒战、高热、头痛等全身症状。检查患者，见下腹部压痛、反跳痛、肌紧张明显。

4. 急性盆腔腹膜炎及弥漫性腹膜炎　出现高热、恶心、呕吐、腹胀等全身中毒症状。下腹压痛、反跳痛明显。如治疗不彻底可发展成盆腔炎性疾病，导致不孕。

5. 血栓静脉炎　表现为寒战、高热症状持续数周或反复发作。

6. 脓毒血症及败血症　若病原体大量进入血液循环并繁殖形成败血症，表现为持续高热、寒战、全身明显中毒症状，可危及生命。

四、辅助检查

1. 病原体确定　通过子宫腔分泌物、脓肿穿刺物做细菌培养和药物敏感试验，做血培养和厌氧菌培养。

2. 影像学检查　B 超、CT、磁共振成像、彩色多普勒超声等检测手段，对感染形成的炎性包块、脓肿可做出定位及定性诊断。

3. 其他检查　检测血液分析、血清 C 反应蛋白、降钙素等。

五、诊断

1. 病史　详细询问病史，对产后发热者，排除产褥感染，再考虑引起产褥病率的其他疾病。

2. 全身及局部检查　仔细检查会阴伤口及腹部、盆腔情况，确定感染部位和严重程度。

结合上述两点及辅助检查结果可做出疾病诊断。

六、治疗

（一）支持疗法

取半卧位，加强营养并补充足够维生素，增强全身抵抗力，纠正贫血、低蛋白血症，纠正水、电解质失衡。对高热不退者，短期给予肾上腺皮质激素。

（二）胎盘胎膜残留处理

清除子宫腔内残留物，同时予抗感染治疗。感染急性期，如出血不多，给予抗生素控制感染后再行刮宫术。

（三）切开引流术

1. 会阴部感染　及时拆除缝线，给予 1∶5 000 高锰酸钾溶液坐浴，2 次 /d。

2. 腹部伤口感染　拆除缝线，必要时切开引流。给予抗生素 48～72 h，如病情未见好转，需考虑感染扩散或脓肿形成。

（四）应用抗生素

病原体未确定时，应根据临床表现及临床经验选用抗生素。之后依据细菌培养和药物敏感试验结果选用抗生素。

（五）血栓静脉炎的治疗

卧床、抬高患肢。应用敏感抗生素的同时，可加用肝素钠。肝素 50 mg 加入 5%～10% 葡萄糖 500 mL 中静脉滴注，6 h 1 次。体温正常，改为 2 次 /d，共 7～10 日。必要时应用溶栓药物，40 U 尿激酶加入 0.9% 氯化钠溶液 500 mL 静脉滴注。用药期间监测凝血功能。还可口服双香豆素、阿司匹林等，也可用活血化瘀中药治疗。

七、预防

加强卫生宣传，临产前2个月避免性生活，加强营养，增强体质。及时治疗阴道炎。避免胎膜早破、滞产、产道损伤与产后出血。接产严格无菌操作，正确掌握手术指征，保持外阴清洁，使用消毒物品。必要时给予广谱抗生素预防感染。

第二节 晚期产后出血

一、定义

分娩24 h至产后6周发生的子宫大量出血，称为晚期产后出血（late puerperal hemorrhage）。以产后1~2周发病最常见，亦有迟至产后6周发病者。

二、病因

1. 胎盘、胎膜残留　多发生于产后10日左右，为阴道分娩最常见的原因。临床表现为血性恶露持续时间延长，反复出血或突然大量流血。

2. 蜕膜残留　一般情况下，蜕膜组织于产后1周内脱落，并随恶露排出。若蜕膜脱落不全，可影响子宫复旧，继发子宫内膜炎症，引起晚期产后出血。

3. 子宫胎盘附着部位感染或复旧不全　胎盘娩出后其附着面复旧不全可引起血窦重新开放，导致子宫出血，表现为突然大量阴道出血。多发生在产后2周左右。

4. 感染　感染引起胎盘附着面复旧不良，血窦关闭不全导致子宫出血。以子宫内膜炎症多见。

5. 剖宫产术后子宫切口裂开　多见于子宫下段剖宫产横切口两侧段。原因主要有：术中止血不良，缝合技术不当，横切口选择过低或过高，切口感染等，也可因肠线溶解脱落，出现大量阴道出血，引起休克。

6. 其他　子宫黏膜下肌瘤及产后子宫滋养细胞肿瘤等，均可引起晚期产后出血。

三、临床表现

1. 阴道出血　胎盘、胎膜残留引起的阴道流血多发生在产后10日左右，子宫复旧不良常发生在产后2周左右。剖宫产子宫、切口裂开所致的阴道流血，术后2~3周发生，出血量多，常导致失血性休克。

2. 腹痛和发热　常合并感染，伴发恶露增加，恶臭。

3. 全身症状　常见贫血，严重者因失血性休克危及生命。

4. 体征　子宫复旧不良，子宫大、软，子宫口松弛，有时可见残留组织和血块，如子宫明显压痛，多伴有感染。

四、辅助检查

1. 血hCG测定　有助于排除胎盘残留及绒毛膜癌。

2. 血常规　了解贫血和感染情况。

3. 超声检查　了解子宫腔有无残留物、子宫大小、子宫切口愈合情况。

4. 病理检查　宫腔分泌物涂片，宫腔刮出物或切除子宫标本，应送病理检查。

五、诊断

详细询问病史，如剖宫产，应了解手术指征、术式及术后恢复情况；如为阴道分娩，应了解产程进展、产后恶露情况、有无反复阴道出血等。

结合患者的病史、临床表现以及辅助检查结果可诊断疾病。

六、治疗

（1）中等量阴道出血，应给予广谱抗生素、宫缩剂（缩宫素、益母草、卡孕栓，必要时给予卡前列素氨丁三醇、卡贝缩宫素）等及支持疗法。

（2）疑有胎盘、胎膜、蜕膜残留或胎盘附着部位复旧不全者，给予开通静脉输液、备血及准备手术的条件下刮宫，应操作轻柔，由有经验的医师操作，以防子宫穿孔。刮出物应送病理检查，明确诊断。术后继续给予抗生素及子宫收缩剂（缩宫素、益母草、卡孕栓，必要时给予卡前列素氨丁三醇、卡贝缩宫素）治疗。

（3）疑剖宫产子宫切口裂开者，住院治疗，给予广谱抗生素及支持疗法，密切观察病情变化；必要时可行剖腹探查。

（4）其他原因引起的出血，根据情况做相应处理。

七、预防

（1）产后应仔细检查胎盘、胎膜是否完整，若有残缺应及时取出。

（2）剖宫产时合理选择切口位置；严格无菌操作，合理缝合，充分止血。

（3）术后应用抗生素预防感染。

第三节　产褥期抑郁症

一、定义

产妇在产褥期出现抑郁症状，称产褥期抑郁症（puerperal depression）。多在产后 2 周内发病，4 ~ 6 周症状明显。

二、临床表现

（1）自我评价降低。

（2）创造性思维受损，主动性降低。

（3）情绪改变。

（4）严重者对生活绝望，有自杀倾向。

（5）对生活缺乏信心，出现厌食、易疲倦、睡眠障碍、性欲减退等症状。

三、诊断

产褥期抑郁症至今尚无统一的诊断标准。

四、治疗

（一）心理治疗

心理治疗为重要的治疗手段。对产褥期女性应多加关心和照顾，尽量调整好家庭关系，养成良好习惯。

（二）药物治疗

药物治疗适用于中、重度抑郁症及心理治疗无效的患者。

1. 5-羟色胺再吸收抑制剂　①盐酸帕罗西汀：每日 20 mg，可以 10 mg 递增，最大剂量 50 mg（体弱者 40 mg），1 次 /d。注意不宜骤然停药。肝肾功能不全患者慎用。②盐酸舍曲林：口服，每日 50 mg，1 次 /d，与食物同服。最大剂量为 150～200 mg/d。需长期应用者，需用最低有效量。

2. 三环类抗抑郁药　阿米替林（amitriptyline）：75 mg，分 3 次服用，根据病情调整用药，最高剂量不超过 300 mg/d，维持量 50～150 mg/d。

五、预防

加强围生期保健，做好妊娠期、分娩期和产褥期保健工作，减轻孕产妇对妊娠、分娩的紧张、恐惧心情，完善自我保健。让家庭成员充分了解产妇的生理及心理变化，给予更多关爱。

六、预后

本病预后良好，约 70% 的患者 1 年内治愈，再次妊娠复发率约 20%。

（沈亚娟）

第十三章　病理妊娠

第一节　早　　产

一、定义

早产是指妊娠满 28 周，但不满 37 周间分娩者。娩出的新生儿称为早产儿（preterm infant），体重不足 2 500 g，器官发育不成熟，死亡率较高。

二、病因

早产按原因可分为 3 类：自发性早产（spontaneous preterm labor）、未足月胎膜早破早产（preterm prematurely ruptured membranes，PPROM）和治疗性早产（preterm birth for medical and obstetrical indications）。

可有下生殖道感染、多胎及妊娠合并症与并发症等病史。

三、临床表现

宫缩常伴有少许阴道出血，过程与足月临产相似，胎膜早破较足月临产多，子宫颈管逐渐消退、扩张。可分为先兆早产和早产临产两个阶段。先兆早产（threatened preterm labor）：有宫缩，伴有子宫颈管进行性缩短。早产临产表现为规律宫缩伴子宫颈进行性缩短；子宫颈扩张 >1 cm，子宫颈展平≥ 80%。

四、辅助检查

1. B 超检查　可估测妊娠周数，判断胎儿成熟度，估计羊水量，排除前置胎盘等。

2. 胎心监测　了解宫缩情况、胎心的变化等。

3. 羊水检查　胎膜已破者可行羊水细菌培养，排除绒毛膜羊毛膜炎；检测羊水卵磷脂 / 鞘磷脂（lecithin/sphingomyelin，L/S）比值，以了解胎儿肺成熟度。

4. 阴道检查　了解宫颈长度，宫口开大情况，是否有胎膜早破。阴道分泌物涂片检查可判断是否有非特异性阴道炎、滴虫性阴道炎、念珠菌阴道炎。

五、诊断及鉴别诊断

根据临床表现及辅助检查可诊断。生理性宫缩、先兆早产和早产临产需相鉴别。

六、治疗

在胎儿存活，无胎儿宫内窘迫，胎膜未破的情况下尽量保胎至妊娠 34 周，方法主要为促胎肺成熟和抑制宫缩。

（一）促进胎肺成熟

妊娠周数 < 34 周者，可使用地塞米松 6 mg/ 次肌内注射，每 12 h 一次，共 4 次。

（二）抑制宫缩

可予硫酸镁、β 肾上腺素受体激动剂，如沙丁胺醇、盐酸利托君、阿托西班、前列腺素合成酶抑制剂；钙离子拮抗剂，如硝苯地平片等。

（三）抗感染

感染是早产的主要原因，应对早产孕妇做阴道分泌物细菌学检查，根据药敏试验选用抗生素。对于未足月胎膜早破者，应预防性使用抗生素。

（四）终止早产

如出现下列情况给予终止妊娠：宫缩增强，经治疗无法控制者；继续妊娠对孕妇及胎儿的危害大于促胎肺成熟对胎儿的好处；有子宫内感染者；妊娠周数已达 34 周，无母胎并发症。

（余俊峰）

第二节　过期妊娠

一、定义

过期妊娠是指平素月经周期规律，妊娠达到或超过 42 周（≥ 294 日）尚未分娩者。

二、诊断

（一）核实妊娠周数及预产期

询问平素月经周期，了解有无服用避孕药物。对月经周期不规律孕妇可据性交日期、早孕反应及首次胎动及听到胎心的时间推算，早孕期 B 超检查胎儿大小推算，如系辅助生殖据辅助生殖日期推算。

（二）判断胎盘及胎儿子宫内情况

（1）胎动情况。

（2）电子胎儿监护。

（3）B 超检查。

（4）羊膜镜检查。

（三）了解子宫颈成熟度

用于预测引产是否成功。

三、治疗

（1）核准妊娠周数和判断胎盘功能是处理的关键。

（2）根据胎儿情况选择分娩方式。引产前应做子宫颈 Bishop 评分，若 <7 分须先促子宫颈成熟。常用药物有：缩宫素、前列腺素制剂（如米索前列醇、地诺前列酮栓）、低位水囊引产。

（3）对妊娠 41 周以后的孕妇可常规引产。

（4）对胎盘功能减退，胎心监护异常，引产失败，产程中胎儿宫内窘迫，头盆不称，巨大儿、臀位，破膜后羊水异常，重度子痫前期，子痫、妊娠合并糖尿病等，行剖宫产终止妊娠。

（余俊峰）

第三节　前 置 胎 盘

一、定义

妊娠 28 周后胎盘附着在子宫下段，其下缘达到或覆盖子宫颈内口，胎盘位置低于胎先露部称前置胎盘（placenta previa），是产前出血的常见原因。

二、病因

本病病因尚不清楚，可能与子宫内膜病变和损伤、胎盘面积过大、胎盘异常、滋养层发育迟缓、吸烟及吸毒等因素有关。

三、分类

1. 完全性前置胎盘（complete placenta previa） 又称中央性前置胎盘，子宫颈内口完全被胎盘组织覆盖（图 13–1A）。

2. 部分性前置胎盘（partial placenta praevia） 子宫颈内口部分被胎盘组织覆盖（图 13–1B）。

3. 边缘性前置胎盘（marginal placenta previa） 胎盘边缘附着在子宫下段，达到但不超越子宫颈内口（图 13–1C）。

4. 低置胎盘（low-lying placenta） 胎盘附着在子宫下段，其边缘接近子宫颈内口（图 13–1D）。

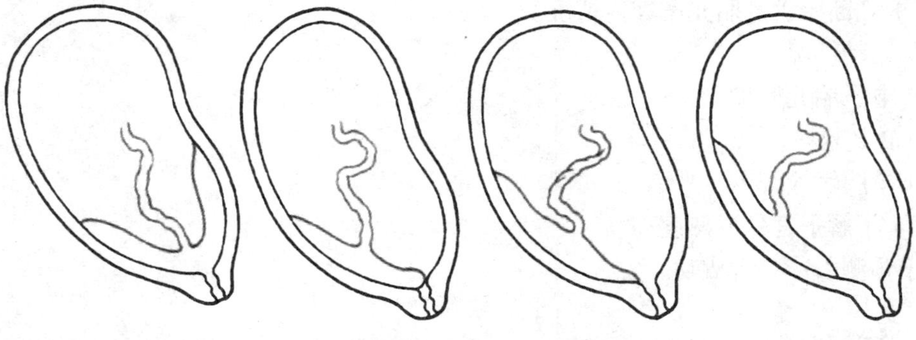

A. 完全性前置胎盘　B. 部分性前置胎盘　C. 边缘性前置胎盘　D. 低置胎盘

图 13–1　前置胎盘的临床类型

四、病史及临床表现

（一）病史

有子宫内膜损伤史、子宫手术史、吸烟或滥用药物史，或双胎、高龄孕妇等病史。

（二）临床表现

1. 症状 妊娠晚期或临产时突然发生无诱因、无痛性反复阴道出血是前置胎盘的典型症状。前置胎盘出血前无明显诱因，出血发生的早晚、反复发生的次数、量的多少与前置胎盘类型有关。

2. 体征 患者的一般情况与出血量有关，出血量多时出现面色苍白、脉搏增快、血压下降等休克征象。疑为前置胎盘时禁止肛门检查。

五、辅助检查

1. B超检查 能清楚了解胎盘和子宫颈内口的位置关系，明确前置胎盘的类型，是临床最常用的辅助检查方法。前置胎盘的类型可因诊断时期不同而变化。

2. 产后检查胎盘及胎膜 前置部位的胎盘有陈旧性血块附着，当胎膜破口距胎盘边缘 <7 cm时为低置胎盘。

六、诊断

根据临床表现及辅助检查诊断。

七、对母儿的影响

1. 对孕产妇的影响 可导致产前、产时及产后出血，植入性胎盘，产褥感染等。

2. 对围生儿的影响 失血过多可导致胎儿窘迫甚至胎死宫内，早产及围生儿死亡率增加。

八、治疗

治疗原则是抑制宫缩、止血、补充血容量及纠正贫血，预防感染，促进胎肺成熟，适时终止妊娠。

（一）期待疗法

在保证孕妇安全的前提下，积极治疗，尽可能延长妊娠周数，以提高围生儿存活率。适用于妊娠周数 <34 周、胎儿存活、胎儿体重 $< 2\ 000$ g、阴道出血不多、孕妇一般情况良好时。给予绝对卧床休息，禁止性生活及肛门、阴道检查，抑制宫缩（硫酸镁或盐酸利托君）、广谱抗生素预防感染等。

（二）终止妊娠

1. 终止妊娠指征 在期待治疗过程中，反复、多量出血甚至休克者；妊娠周数 > 36 周；检查提示胎肺成熟；虽妊娠周数 < 36 周但出现胎儿窘迫。

2. 剖宫产 是处理前置胎盘的主要方式。完全性前置胎盘，大量持续性阴道出血时，必须采用剖宫产；部分性和边缘性前置胎盘出血较多时，短时间内不能经阴道分娩者，亦应剖宫产。术前应输液、输血、抗休克、备血，积极做好处理产后出血和抢救新生儿的准备。

3. 阴道分娩 仅适用于边缘性前置胎盘和低置胎盘、枕先露、阴道出血不多、估计在短时间内能结束分娩者。经过阴道试产后先露下降不理想，仍有出血者，应立即行剖宫产。

（三）紧急转运

若患者有大量阴道出血而当地医院无条件处理时，应先输血、输液，消毒，用无菌纱布行阴道填塞，腹部加压包扎后，立即转送有条件的医院救治。

九、预防

尽量减少不必要的人工流产和刮宫，严格掌握剖宫产指征，加强妊娠期管理，定期产前检查及进行正确的妊娠期指导。

（吴立涛）

第四节 胎 盘 早 剥

一、定义

妊娠20周后或分娩期，正常位置的胎盘在胎儿娩出前，部分或全部从子宫壁剥离，称为胎盘早剥（placental abruption）。

二、病因

本病确切病因不明，可能与以下因素有关：血管病变、机械性因素、子宫静脉压升高、羊膜腔穿刺、子宫腔压力骤减、子宫肌瘤等。

三、病理生理

本病的主要病理变化是底蜕膜出血，形成血肿，使胎盘自附着处剥离。根据胎盘剥离的出血特点，可将胎盘早剥分为3种类型：显性剥离、隐性剥离和混合性出血（图13–2）。

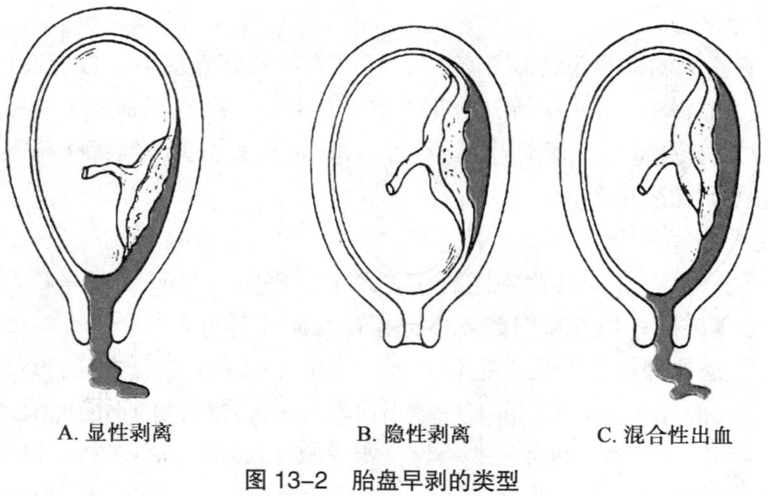

A. 显性剥离　　B. 隐性剥离　　C. 混合性出血

图13–2 胎盘早剥的类型

四、病史及临床表现

（一）病史

确定是否有妊娠期高血压疾病、慢性肾病史、外伤史、吸烟、吸毒史等高危因素。

（二）临床表现

根据病情严重程度，可将胎盘早剥进一步分为3度。

Ⅰ度：多见于分娩期，病情轻，胎盘剥离面积小，通常无临床症状，患者无腹痛或轻微腹痛，贫血不明显，腹部检查子宫软，大小与妊娠周数相符，胎位清楚，胎心率正常。产后检查胎盘母体面有凝血块及压迹。

Ⅱ度：胎盘剥离面积约为胎盘的1/3，主要症状为阴道出血，伴持续腹痛、腰痛，子宫大于相应周数，张力大，压痛，尤以胎盘附着处最为明显，胎位清楚，胎儿存活。

Ⅲ度：以内出血为主，胎盘剥离面积超过胎盘的1/2，有较大的胎盘后血肿，多见于有严重的妊娠期高血压疾病患者。主要症状为突然发生的持续性腹痛和腰痛，积血越多疼痛越剧烈，伴面色苍白、四肢厥冷、脉搏细数、血压下降等休克表现。腹部检查见子宫底升高，子宫硬如板状，间歇期不放松，胎位不清，胎心多消失。无凝血功能障碍属Ⅲa，有凝血功能障碍属Ⅲb。

五、辅助检查

1. B超检查　有助于了解胎盘部位和早剥的程度。超声显示胎盘与子宫壁之间出现边缘不清楚的液性暗区。当胎盘位于子宫后壁时，B超可无异常表现。

2. 实验室检查　主要了解贫血程度及凝血功能，包括血细胞分析、凝血酶原时间、血纤维蛋白原测定、鱼精蛋白副凝试验等。

六、诊断

根据病史、临床表现及辅助检查可明确诊断。

七、治疗

1. 补充血容量　对于失血较多的患者，应及时补充血容量及凝血因子，以纠正休克。

2. 及时终止妊娠　发生胎盘早剥后，如胎儿未娩出，胎盘剥离面将继续增大，出血增多，导致胎儿宫内窘迫、胎死宫内，产妇并发肾衰竭及DIC的概率增高，一旦确诊，应及时终止妊娠，尤其Ⅱ度和Ⅲ度胎盘早剥患者。少数情况下，若妊娠周数小，产妇病情平稳，胎盘后血肿不再继续增大时，可以非手术治疗，待胎肺成熟后终止妊娠。

3. 防治产后出血　分娩后及时使用宫缩剂，若给予各种止血措施后仍不能控制出血，应行子宫切除术。

4. 凝血功能障碍的处理　一旦确诊凝血功能障碍，应及时输注新鲜血液、补充凝血因子、抗纤溶，同时迅速终止妊娠。

5. 防治肾衰竭　对于失血过多者，应及时补充血容量，预防肾衰竭的发生。

八、预防

建立健全孕产妇三级保健制度，积极防治妊娠期高血压疾病、慢性肾疾病等，外倒转术矫正胎位时动作要轻柔，避免长时间仰卧及腹部外伤等。

（吴立涛）

第五节 胎膜早破

一、定义

胎膜在临产前发生破裂，称为胎膜早破（premature rupture of membranes，PROM）。胎膜破裂如发生在妊娠不足 37 周者，称足月前胎膜早破；如发生在妊娠满 37 周后，称足月胎膜早破。

二、病因

下生殖道逆行感染引起的绒毛膜羊膜炎是胎膜早破的主要病因。

三、病史及临床表现

产妇突然感觉有不能控制的液体自阴道流出，可少量间断性排出，量多少不一，增加腹压时流液量增加。阴道检查可见阴道流液，有时可见胎脂或胎粪。

四、辅助检查

1. 阴道液体 pH 测定　如阴道液 pH≥6.5，提示胎膜早破。

2. 阴道液涂片　干燥涂片有羊齿植物叶状结晶即为羊水，苏丹Ⅲ染色则可见脂肪小粒及羊膜细胞。

3. 羊膜镜　未见前羊膜囊，可直视到胎先露。

4. 其他　AFP 和 fFN（胎儿纤维结合蛋白）等可协助诊断。

5. 绒毛膜羊膜炎检查及诊断　孕妇体温≥38℃是重要的临床表现。血白细胞计数 $\geq 20 \times 10^9$/L，CRP（C 反应蛋白）≥10 mg/L，或较以前升高 1 倍，子宫压痛，胎心率≥160 次 /min，胎儿生物物理评分 <7 分，羊水有臭味。穿刺羊水细菌培养阳性是诊断的金标准。

五、诊断

根据病史、临床表现和辅助检查可明确诊断。

六、治疗

1. 绒毛膜羊膜炎　不论孕龄大小，应尽早结束妊娠。

2. 足月前胎膜早破

（1）妊娠 <28 妊娠周数，原则上应终止妊娠。

（2）妊娠28～34妊娠周数，在没有母儿感染、胎儿宫内状况良好、羊水池深度>2 cm的条件下，应予期待疗法，包括住院后绝对卧床，减少不必要的肛门或阴道检查。胎膜早破超过12 h的病例，应给予抗生素预防感染，应用宫缩抑制剂盐酸利托君、硫酸镁、沙丁胺醇（舒喘灵）等，地塞米松促胎肺成熟治疗等。

（3）妊娠≥35妊娠周数时，以终止妊娠为宜。

3. 足月胎膜早破　观察12～24 h，大多数可自然临产。破膜后12 h未临产，给予抗生素预防感染（首选氨苄西林）；24 h未临产者，应引产或剖宫产；感染明显，胎儿宫内状况不良，应及时行剖宫产。

七、预防

重视妊娠期卫生指导，积极预防和治疗下生殖道感染，妊娠后期尽量避免性交，避免负重及腹部撞击。子宫颈内口松弛者，妊娠后应卧床休息，于妊娠14～16周施行宫颈内口环扎术。

（吴立涛）

第六节 羊水过多

一、定义

羊水过多指妊娠期间羊水量超过2 000 mL。

二、临床表现

1. 急性羊水过多　多发生在妊娠20～24周。数日内子宫明显增大，出现呼吸困难，外阴、双下肢水肿等压迫症状。子宫大于妊娠月份，胎位不清，胎心遥远或听不清。

2. 慢性羊水过多　多发生在28～32周。数周内羊水逐渐增加，孕妇多能适应，子宫高及腹围大于妊娠月份，腹部皮肤发亮、变薄，张力大，胎位不清，胎心遥远。

三、辅助检查

1. B超检查　①羊水最大暗区（amniotic fluid volume，AFV）：>8 cm诊断为羊水过多；②羊水指数（amniotic fluid index，AFI）：≥ 25 cm诊断为羊水过多。

2. 甲胎蛋白含量测定。

3. 其他检查　母体糖耐量试验，Rh血型不合者检查母体抗体滴定度。

四、诊断及鉴别诊断

根据临床表现、辅助检查可诊断。需与多胎妊娠、巨大儿、胎儿水肿及葡萄胎鉴别。

五、治疗

1. 胎儿畸形　应及时终止妊娠。

2. 胎儿正常 积极治疗母体疾病。症状轻者，可以继续妊娠。B超监测羊水指数及胎儿生长情况。自觉症状重者，使用前列腺素合成酶制剂（吲哚美辛栓）治疗，必要时宫腔穿刺放羊水，妊娠 >34 周，胎肺已成熟，可终止妊娠。

3. 其他 分娩期应警惕脐带脱垂和胎盘早剥的发生。

（余俊峰）

第七节 羊水过少

一、定义

妊娠晚期羊水量少于 300 mL 者，称为羊水过少（oligohydramnios）。

二、临床表现

孕妇腹部增长缓慢，于胎动时感腹痛，子宫敏感，轻微刺激易引发宫缩。临产后阵痛明显，且宫缩多不协调。人工破膜时无羊水流出或极少流出。

三、辅助检查

1. B超检查 妊娠晚期羊水最大暗区（AFV）≤2 cm 为羊水过少；羊水指数（AFI）≤5 cm 诊断为羊水过少，≤8 cm 为羊水偏少。

2. 羊水量直接测量 破膜时或剖宫产时收集羊水少于 300 mL。

3. 电子胎儿监护 了解胎盘功能及评估胎儿安危。

4. 胎儿染色体检查 排除胎儿染色体异常。

四、治疗

1. 胎儿畸形 应尽早终止妊娠。

2. 正常胎儿 增加补液量，改善胎盘功能。监测胎儿宫内情况。

（1）终止妊娠：对妊娠足 37 周，胎儿出生后可存活者，应及时终止妊娠。

（2）期待治疗：对妊娠不足 37 周，可行增加羊水量期待治疗，延长妊娠期。

（余俊峰）

第八节 脐带异常

一、脐带先露与脐带脱垂

（一）定义

脐带先露即胎膜完整时脐带位于胎先露部前方或一侧（图 13-3）。胎膜破裂后脐带脱出于先露之下，经子宫颈进入阴道内甚至露于外阴部，称为脐带脱垂（prolapse of cord）（图 13-4）。

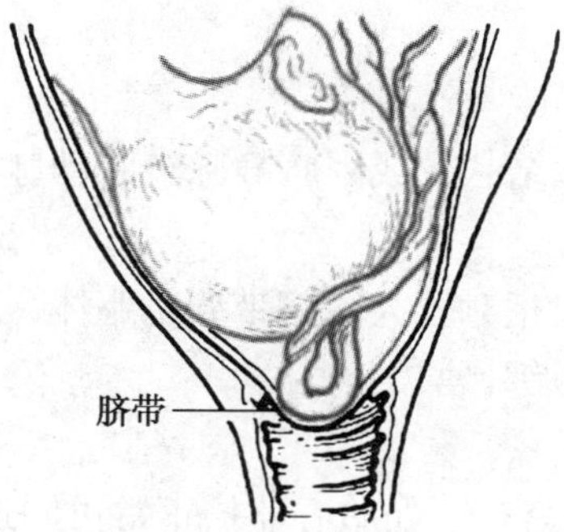

图 13-3 脐带先露

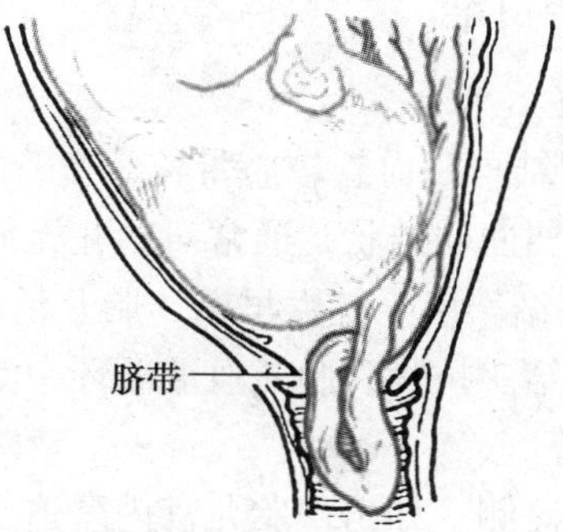

图 13-4 脐带脱垂

（二）诊断

胎膜未破，于胎动、宫缩后见胎心率突然变慢，改变体位、上推胎先露部及抬高臀部后可恢复者，应考虑有脐带先露的可能，临产后行胎心监护。胎膜已破膜后突然出现胎心率异常，阴道检查，于胎先露旁或其前方或阴道内触及脐带，可确诊。B 超及彩色多普勒超声等有助于明确诊断。

（三）治疗

1. 脐带先露　初产妇或足先露、肩先露者，及早剖宫产终止妊娠。经产妇、取头低臀高位，脐带有退回可能，密切观察胎心率，胎心持续良好，可阴道分娩。

2. 脐带脱垂　子宫口未开全，产妇立即取头低臀高位，将胎先露部上推，缓解或减轻脐带受压；立即剖宫产终止妊娠。

3. 子宫口开全　胎头已入盆，及时行产钳术；臀先露行臀牵引术尽早娩出胎儿。

（四）预防

超声检查有助于尽早发现脐带先露。临产后胎先露部高浮者、需行人工破膜者，应在宫缩间歇时行高位破膜，缓慢放出羊水，以免脐带脱垂。

二、脐带缠绕

（一）定义

脐带缠绕（cord entanglement）即脐带环绕于胎儿颈部、四肢或躯干者。

（二）治疗

加强胎心监测，如出现胎儿宫内窘迫及时剖宫产，如胎心监护正常可阴道试产。

三、脐带长度异常

（一）定义

脐带短于 30 cm 者，称为脐带过短（short cord）。

脐带长度超过 70 cm 者为脐带过长（long cord），易造成脐带绕颈、绕体、打结、脱垂或脐带受压。

（二）治疗

加强胎心监测，如出现胎儿宫内窘迫及时剖宫产，如胎心监护正常可阴道试产。

四、脐带打结

（一）定义

1. 脐带假结　脐血管较脐带长，血管卷曲似结状，或因脐静脉较脐动脉长，脐静脉沿脐动脉呈蔓状屈曲似结状，通常对胎儿无危害。

2. 脐带真结　由于妊娠早期，胎儿活动空间相对较大，脐带缠绕躯体，随后胎儿穿过脐带套环而打结。拉紧后胎儿血液循环中断可致胎死宫内。

（二）治疗

加强胎心监测，如出现胎儿宫内窘迫及时剖宫产，如胎心监护正常可阴道试产。

五、脐带扭转

（一）定义

脐带扭转（torsion of cord）即脐带顺其纵轴扭转，生理状态下扭转可达 6 ~ 11 周。如脐带局部过分扭转，血运中断，可导致胎死宫内。

（二）治疗

加强胎心监测，如出现胎儿宫内窘迫及时剖宫产，如胎心监护正常可阴道试产。

六、脐带附着异常

（一）定义

脐带附着于胎盘边缘者，称为球拍状胎盘（battledore placenta）。脐带附着于胎膜上，脐带血管走行于羊膜与绒毛膜间，称为脐带帆状附着（cord velamentous insertion），如附着在胎膜上的血管跨过子宫颈内口位于胎先露部前方，称为前置血管（vasa previa）。若前置血管受胎先露部压迫，可导致脐血循环受阻，胎儿窘迫或死亡。当胎膜破裂时，前置血管破裂出血达 200 ~ 300 mL 时可导致胎儿死亡。

（二）治疗

如出现前置血管应尽早行剖宫产终止妊娠。

七、脐血管数目异常

脐带只有一条动脉、一条静脉时，为单脐动脉（single umbilical artery）。单脐动脉胎儿约 30% 伴有先天畸形。如未伴其他畸形，新生儿预后良好。

（余俊峰）

第十四章　胎儿异常与多胎妊娠

第一节　胎儿先天畸形

一、无脑儿

（一）定义

无脑儿（anencephalus）是全部或部分颅骨、脑组织及覆盖皮肤缺如的先天畸形，可合并脊柱裂，是先天畸形胎儿中最常见的一种，男女比例为 1∶5（图 14–1）。

（二）诊断

妊娠 14 周后，B 超探查未见圆形颅骨光环，头端有不规则“瘤结”。腹部扪诊发现胎头较小。羊水甲胎蛋白（AFP）升高。

（三）处理

一经确诊应引产。警惕肩难产的发生。

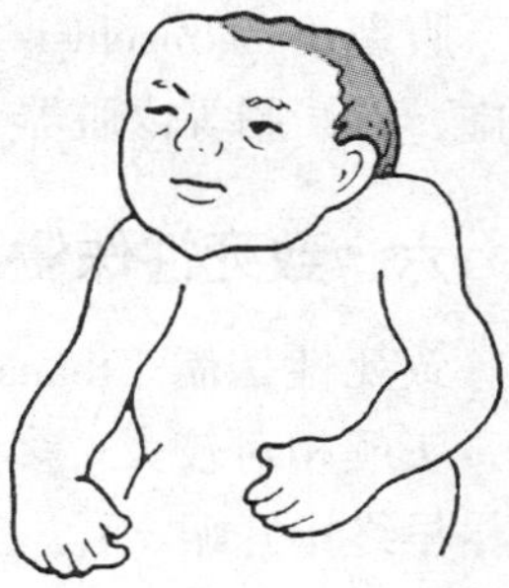

图 14–1　无脑儿

二、脊柱裂

（一）定义

脊柱裂（spinabifida）是以先天性脊柱突出或外露和 / 或脑（脊）膜未完全闭合的脊柱外露为特征的畸形（图 14–2）。脊柱裂有 3 种：①隐性脊柱裂。②脊髓脊膜膨出。③脊髓裂。

（二）诊断

妊娠 18 周是发现本病的最佳时机，B 超探及脊柱裂处皮肤缺损，或见囊肿样结构膨出，横切面的闭合三角形影像呈“V”形或“W”形。母血及羊水甲胎蛋白均升高。

（三）处理

一经确诊，建议引产。

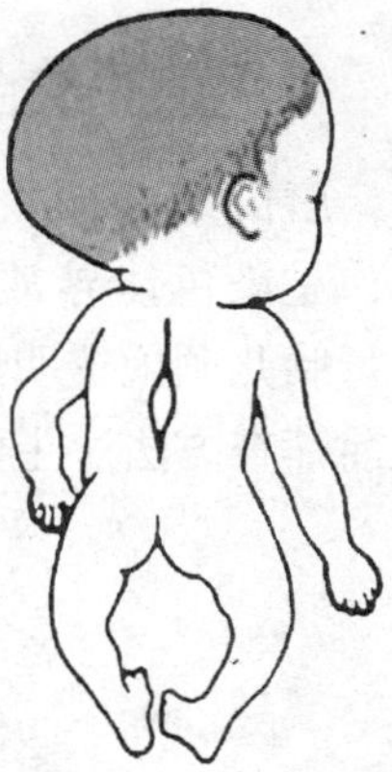

图 14–2　脊柱裂

三、脑积水

（一）定义

脑积水（hydrocephalus）是指与原发性脑萎缩无关的脑室系统扩大，脑脊液回流受阻，脑脊液过多（500 ~ 3 000 mL），使脑室系统扩张和压力升高，压迫正常脑组织。积水性无脑畸形（hydranencephaly）指双侧大脑半球缺失，颅内充满了脑脊液。

（二）诊断

1. 体格检查　在耻骨联合上方触到宽大、骨质薄软、有弹性的胎头，大于胎体并高浮，跨耻征阳性。

2. B 超检查　妊娠 20 周后，颅内大部分呈液性暗区，应考虑为脑积水。头颅呈一巨大的无回声区，内无大脑组织及脑中线回声，应考虑为积水性无脑畸形。

（三）处理

有条件产前诊断者应建议引产，以产妇免受伤害为原则。必要时颅内穿刺放液。

四、单心房单心室

单心房单心室是一种严重的先天性心脏发育畸形，预后不良，B 超仅见一个心房、一个房室瓣及一个心室。在有生机儿前确诊者，应建议终止妊娠。

五、腹裂

腹裂（gastroschisis）也称内脏外翻，表现为一侧前腹壁全层缺损。B 超可见胎儿腹腔空虚，胃、肠等内脏器官在羊水中漂浮，表面无膜覆盖。腹裂的总体预后较好。

六、致死性侏儒

致死性侏儒（thanatophoric）是一种致死性的骨骼畸形，特点是长骨极短且弯曲，窄胸，头颅相对较大，多伴羊水过多。B 超可见胎儿长骨呈“电话听筒”样表现。一经确诊应尽早终止妊娠。

七、联体儿

联体儿（conjoined twins）是早期胚胎在形成单卵双胎过程中不完全分离所致的畸形。一旦发现及早终止妊娠，足月妊娠应行剖宫产术。

八、唐氏综合征

唐氏综合征（Down syndrome）也称为 21 三体综合征（trisomy 21 syndrome）、先天愚型，是染色体异常中最常见的一种，系第 21 号染色体多一条。目前于妊娠早期 $11\sim13^{+6}$ 周行胎儿颈项透明层（NT）测定联合血清学筛查，妊娠中期行血清学筛查及外周血无创性产前筛查方法。主要依靠细胞遗传学诊断。在有生机儿前诊断建议终止妊娠。

第二节　胎儿生长受限

一、定义

胎儿生长受限（fetal growth restriction，FGR）是指胎儿在子宫内未达到其遗传的生长潜能，妊娠 37 周后出生体重小于 2 500 g 或低于同胎龄平均体重第 10 百分位数或低于其平均体重 2 个标准差。

二、病因

FGR 病因复杂，大约 40% 的患者未发现明确的病因。其发生的相关因素主要有：

1. 母亲因素　最常见，占 50%～60%。

（1）营养因素：妊娠期摄入蛋白质、维生素及微量元素不足，以及妊娠剧吐等原因，导致孕妇在妊娠中期体重不增加。

（2）妊娠并发症与合并症：妊娠合并贫血、心血管疾病、肾炎、糖尿病等，妊娠期高血压、多胎妊娠、胎盘早剥、过期妊娠、妊娠期肝内胆汁淤积症等，均可能引起 FGR。

（3）其他：吸烟、吸毒、酗酒等不良习惯，孕妇年龄、地域、体重、身高、子宫发育畸形、宫内感染、母体接触放射线或有毒物质等因素均与 FGR 发病有关。

2. 胎儿因素　调节胎儿生长的物质在脐血中降低，可能会影响胎儿内分泌和代谢引起 FGR。

3. 胎盘因素　胎盘各种病变（如绒毛膜血管瘤、胎盘梗死等）能导致子宫胎盘血流量减少，胎儿血供不足引起 FGR。

4. 脐带因素　脐带附着部位异常以及脐带过长、脐带过细、脐带扭转、脐带打结等可引起 FGR。

三、临床表现

1. 内因性均称型 FGR　属于原发性胎儿生长受限。

特点：体重、身长、头径相称，但均小于该孕龄正常值。外表无营养不良的表现，器官分化或成熟度与孕龄相符，但各器官的细胞数量减少，体积减小，质量减轻，神经元功能不全和髓鞘形成迟缓；胎盘小，但组织结构无异常。

2. 外因性不均称型 FGR　属于继发性胎儿生长受限。

特点：新生儿外表呈营养不良或过熟儿表现，发育不均称，头径、身长与孕龄相符而体重偏低。胎盘体积正常但功能下降。

3. 外因性均称型 FGR　为以上两型的混合型。

特点：新生儿身长、体重、头径均小于同孕龄正常值，外表有营养不良表现。

四、辅助检查

（一）B 型超声检查

1. 胎儿双顶径（BPD）测定　在妊娠 13～28 妊娠周数连续监测，双顶径每周增长 <2 mm，或连续 3 周增长 <4 mm，或连续 4 周增长 <6 mm，在妊娠 29 周以后每周增长 <1 mm，应考虑为均称型 FGR。

2. 头围 / 腹围（HC/AC）比值　该比值高于同孕龄平均值的第 10 百分数应考虑为不均称型 FGR。

（二）彩色多普勒超声检查

妊娠晚期脐动脉 S/D 比值 > 3，可考虑不均称型 FGR。

（三）胎儿生物物理评分

胎儿生物物理评分有助于判断胎儿宫内情况。

（四）抗心磷脂抗体（ACA）的测定

研究表明，抗心磷脂抗体（ACA）与 FGR 有关。

五、诊断

1. 病史 确定妊娠周数。除前述高危因素外，还包括既往有胎儿畸形、死胎或 FGR 等异常妊娠者。

2. 临床指标

（1）子宫高：测量值 2 周未增加或连续 3 周测量均低于正常孕龄第 10 百分位数，为筛选 FGR 指标。

（2）胎儿发育指数：胎儿发育指数 = 宫高（cm）−3×（妊娠月份 +1），正常值在 −3 和 +3 之间，＜−3 可考虑 FGR 的可能。

（3）孕妇体重：妊娠晚期孕妇每周增加体重 0.5 kg。若体重增长缓慢甚至增长停滞考虑 FGR 的可能。

六、鉴别诊断

本病需与死胎、子宫肌瘤相鉴别。

七、治疗

（一）妊娠期治疗

本病治疗越早效果越好，妊娠 32 周前开始治疗有一定效果，妊娠 36 周后治疗疗效差。

1. 一般治疗 左侧位卧床休息，纠正不良生活习惯，均衡膳食，吸氧。

2. 母体静脉营养 给予母体补充氨基酸、能量合剂。

3. 药物治疗 β 肾上腺素受体激动剂或硫酸镁能松弛子宫，解除血管痉挛，改善子宫胎盘血供；丹参可促进细胞代谢、降低血液黏稠度，改善微循环。

（二）胎儿健康状况监测

行无应激试验（NST）、胎儿生物物理评分、胎儿血流监测（如脐动脉彩色多普勒、大脑中动脉血流等）监测。

（三）产科治疗

1. 继续妊娠指征 经治疗后胎儿明显增长，且胎儿宫内状况良好，胎盘功能正常，妊娠未足月、孕妇无严重的并发症者，可以继续妊娠至足月，但不应超过预产期。

2. 终止妊娠指征 ①治疗后未见好转，胎儿停止生长 3 周以上；②胎盘提前老化或胎盘功能继续减退，伴羊水过少等表现；③ NST、胎儿生物物理评分及胎儿血流监测等提示胎儿宫内缺氧；④妊娠并发症治疗过程中病情加重，危及母婴安全。若妊娠周数未达 34 周者，应促胎肺成熟后再终止妊娠。

3. 分娩方式选择 应适当放宽剖宫产指征。

（1）阴道产：胎儿情况良好，胎盘功能正常，胎儿成熟，Bishop 宫颈成熟度评分≥7 分，无阴道分娩禁忌证者可经阴道分娩，但产程不宜过长；若胎儿存活机会小，无剖宫产指征时予以引产。

（2）剖宫产：胎儿病情危重，短期内不能阴道分娩者，应行剖宫产结束分娩。

第三节 巨大胎儿

一、定义

巨大胎儿指胎儿体重达到或超过 4 000 g。

二、病因

本病为多种因素综合作用的结果，很难用单一的因素解释。常见的高危因素为：①孕妇肥胖。②妊娠合并糖尿病。③过期妊娠。④经产妇。⑤父母身材高大。⑥高龄产妇。⑦有巨大胎儿分娩史。⑧种族、民族因素。

三、临床表现

妊娠期体重增加迅速，常在妊娠晚期出现呼吸困难、腹部沉重及两肋部胀痛等症状。

四、辅助检查

B 超检查有助诊断。

五、诊断

目前尚无方法准确预测胎儿大小，通过病史、临床表现及辅助检查可以初步判断。但需待出生后方能确诊。

1. 病史及临床表现　孕妇多存在上述高危因素，妊娠期体重增加迅速。

2. 腹部检查　腹部明显膨隆，宫高 >35 cm，多数胎头跨耻征为阳性。

3. B 超检查　测量胎儿双顶径、股骨长、腹围及头围等各项生物指标，可监测胎儿的生长发育情况。

六、鉴别诊断

本病需与过期妊娠、羊水过多相鉴别。

七、治疗

1. 妊娠期　对于有巨大胎儿分娩史或妊娠期疑为巨大胎儿者，应监测血糖，排除糖尿病。若确诊为糖尿病应积极治疗，控制血糖。

2. 分娩期

（1）胎儿体重≥4 000 g 且合并糖尿病者，建议剖宫产终止妊娠。

（2）胎儿体重≥4 000 g 而无糖尿病者，可阴道试产，但需放宽剖宫产指征。

3. 预防性引产　妊娠期发现可疑巨大胎儿者，不建议预防性引产。

4. 新生儿处理　预防新生儿低血糖，在出生后 30 min 监测血糖。出生后 1 ~ 2 h 开始喂糖水，及早开奶。新生儿易发生低钙血症，应补充钙剂。

[附] 肩 难 产

一、定义

胎头娩出后，胎儿前肩被嵌顿在耻骨联合上方，用常规助产方法不能娩出胎儿双肩，称为肩难产（shoulder dystocia）。

二、高危因素

1. 产前高危因素 巨大儿、既往肩难产病史、妊娠期糖尿病、过期妊娠、孕妇骨盆解剖结构异常。

2. 产时需要警惕的因素

（1）第一产程活跃期延长。

（2）第二产程延长伴“乌龟征”（胎头娩出后未发生外旋转而又回缩至阴道）。

（3）使用胎头吸引器或产钳助产。

三、对母儿影响

（一）对母体影响

1. 产后出血和会阴裂伤。

2. 阴道裂伤、宫颈裂伤、膀胱麻痹、子宫破裂、生殖道瘘和产褥感染等。

（二）对胎儿及新生儿的影响

1. 臂丛神经损伤。

2. 锁骨骨折、股骨骨折、胎儿窘迫、新生儿窒息、颅内出血、神经系统异常，甚至死亡。

四、诊断

当较大胎头娩出后，胎颈回缩，使胎儿颏部紧压会阴，胎肩娩出受阻，除外胎儿畸形，即可诊断为肩难产。

五、治疗

治疗方法概括为 HELPERR 口诀。

1. H——请求援助。

2. E——评估是否要做会阴切开。

3. L——双腿，即屈大腿法（McRoberts 法），让产妇双腿极度屈曲贴近腹部，双手抱膝。

4. P——耻骨上加压法，助手在产妇耻骨联合上方触到胎儿前肩部位并向后下加压。

5. E——进入内部操作，采用旋肩法（Woods 法），助产者以示、中指伸入阴道紧贴胎儿后肩的背面，将后肩向侧上旋转，操作时胎背在母体右侧用左手，胎背在母体左侧用右手。

6. R——牵后臂娩后肩法，助产者的手沿骶骨伸入阴道，握住胎儿后上肢，使其肘关节屈曲于胸前，以洗脸的方式娩出后臂，从而协助后肩娩出。

7. R——四肢着地法，产妇翻转至双手和双膝着地。

当以上方法均无效时，最后的方法包括胎头复位法（Zavanelli 法）、耻骨联合切开、断锁骨法。

第四节 胎 儿 窘 迫

一、定义

胎儿窘迫（fetal distress）指胎儿在子宫内因急性或慢性缺氧危及其健康和生命的综合症状。

二、病因

1. 胎儿急性缺氧 前置胎盘、胎盘早剥、脐带异常、缩宫素使用不当、孕妇应用麻醉药及镇静剂过量，抑制呼吸。

2. 胎儿慢性缺氧

（1）母体血液含氧量不足，如合并先天性心脏病或伴心功能不全等。

（2）子宫胎盘血管硬化、狭窄、梗死，使绒毛间隙血液灌注不足。

（3）胎儿患有严重的心血管疾病、呼吸系统疾病等。

三、临床表现

1. 急性胎儿窘迫 主要发生在分娩期。多因脐带异常、胎盘早剥、宫缩过强、产程延长及休克等引起。

（1）羊水胎粪污染：并不是胎儿窘迫的征象。如果胎心监护异常，存在宫内缺氧情况，会引起胎粪吸入综合征（MAS），造成不良胎儿结局。

（2）胎动异常：缺氧初期为胎动频繁，继而减弱及次数减少，进而消失。

2. 慢性胎儿窘迫 胎动减少或消失，临床常见胎动消失 24 h 后胎心亦消失。

四、辅助检查

1. 胎儿电子监护 NST 无反应型，基线变异 <5 次 /min 或消失，缩宫素激惹试验 / 宫缩应激试验（OCT/CST）晚期减速或频繁变异减速。

2. 胎心率 在无胎动和宫缩时，胎心率 >180 次 /min，或 <110 次 /min，持续 10 min 以上。

3. 胎儿生物物理评分 6～8 分可疑胎儿窘迫，≤4 分提示胎儿窘迫，6 分为胎儿可疑缺氧。

4. 胎儿头皮血血气分析 若 pH<7.20（正常值 7.25～7.35），PO_2<10 mmHg（1 mmHg = 0.133 kPa，正常值 15～30 mmHg），PCO_2>60 mmHg（正常值 35～55 mmHg），可诊断为胎儿酸中毒。

5. 足月孕妇尿雌三醇 / 肌酐比值　<10 提示胎盘功能减退。

6. B 超检查　AFV≤2 cm，或 AFI≤5 cm，提示羊水过少。

五、诊断

根据病史（胎动异常）、临床表现、辅助检查可以诊断。

六、鉴别诊断

需与孕产妇发热引起的胎心加快和先天性心脏病引起的心动过速或过缓相鉴别。

七、治疗

（一）急性胎儿窘迫

1. 一般处理　左侧卧位，面罩吸氧，阴道检查排除脐带脱垂并评估产程进展。持续胎心监护或胎儿头皮血 pH 测定。

2. 病因治疗　若因缩宫素使用不当引起宫缩过频、过强，应停用催产素，给予硫酸镁或其他 β 肾上腺素受体激动剂抑制宫缩。若为羊水过少，有脐带受压征象，可经羊膜腔注入温生理盐水，减轻脐带受压。纠正产妇脱水、酸中毒及电解质失调。

3. 尽快终止妊娠　如无法即刻阴道分娩，且有进行性胎儿缺氧和酸中毒的证据，一般干预后无法纠正者，均应尽快手术终止妊娠。

（二）慢性胎儿窘迫

1. 一般处理　定期产前检查，监测胎儿宫内情况。左侧卧位，定时吸氧，每日 2 ~ 3 次，每次 30 min。治疗妊娠并发症，争取改善胎盘供血，尽量延长妊娠周数。

2. 期待疗法　妊娠周数小，估计胎儿娩出后生存机会不大，应尽量保守治疗延长胎龄，可补充氨基酸、人工羊水等，同时促胎肺成熟，争取胎儿成熟后终止妊娠。

3. 终止妊娠　各项监测指标提示胎儿宫内情况难以改善，如接近足月妊娠，或妊娠 34 ~ 35 妊娠周数且胎儿出生后存活机会极大时，均应及时行剖宫产术终止妊娠。

第五节　死　　胎

一、定义

妊娠 20 周后的胎儿在子宫内死亡称为死胎（fetal death）。胎儿在分娩过程中死亡称死产（stillbirth），是死胎的一种。

二、病因

引起死胎的原因主要分为两类。

1. 基因突变和染色体畸变。

2. 胎儿缺氧　为造成死胎的最常见原因，约 50% 的死胎由于胎儿缺氧所致。

（1）胎盘及脐带因素：胎盘功能异常、胎盘老化、胎盘结构异常及脐带脱垂打结、脐带缠绕、单脐动脉、脐带血肿等均可能引起胎儿死亡。

（2）胎儿因素：胎儿严重畸形、生长受限、多胎、双胎输血综合征、母儿血型不合及感染等。

（3）孕妇因素：妊娠合并高血压、肾炎、胎盘早剥等。

三、临床表现

自觉胎动停止，24 h 后胎心搏动可消失，检查子宫不再增大，可小于妊娠月份，无胎动及胎心音。

四、辅助检查

B 超是诊断最准确、最常用、最方便的方法。

五、诊断

临床表现结合超声检查可明确诊断。

六、鉴别诊断

本病需与晚期流产、子宫肌瘤相鉴别。

七、治疗

死胎一经确诊，无论胎儿死亡时间长短均应及时处理。

胎儿死亡不久者，可采用羊膜腔注入依沙吖啶及米索前列醇引产，在子宫颈成熟的基础上也可使用缩宫素静脉滴注引产。

胎儿死亡 4 周尚未排出者，需常规行凝血功能检查。若纤维蛋白原 <1.5 g/L，血小板 $<100\times10^9$/L 时，可用肝素治疗，剂量为每次 0.5 mg/kg，每 6 h 给药 1 次，一般用药 24～48 h 后，可使纤维蛋白原和血小板恢复到有效止血水平，用药期间需监测凝血功能，也可补充纤维蛋白原和血小板。之后备新鲜血并引产，注意预防产后出血和感染。

第六节 多胎妊娠

一、定义

一次妊娠子宫腔内同时有两个或两个以上胎儿时称为多胎妊娠（multiple pregnancy）。本节讨论双胎妊娠。

二、临床表现

1. 症状 早孕反应重；妊娠中期后体重增加迅速，腹部增大明显；妊娠晚期常有呼吸困难、下肢静脉曲张、水肿、痔疮等压迫症状。

2. 产科检查 子宫大于停经周数，妊娠中、晚期腹部可触及多个小肢体或 2 个较小胎头；不同部位可听到两个胎心，期间相隔一个无音区，或同时听诊 1 min，两个胎心率相差 10 次以上。

三、辅助检查

B 超检查　妊娠 5 周后子宫腔内可见两个妊娠囊；妊娠 7～8 周后可见两个胚胎各自的心血管搏动，中、晚期可确定胎方位，发现双胎输血综合征（TTTS）、不一致双胎、一胎死亡、胎儿生长受限等。

四、诊断

（1）病史，有双胎家族史，或应用促排卵药物或辅助生殖技术。

（2）临床表现。

（3）B 超检查。

五、鉴别诊断

需与单胎妊娠合并羊水过多、巨大儿、妊娠合并子宫肌瘤相鉴别。

六、治疗

（一）妊娠期处理及监护

1. 补充足够营养　进食含高蛋白质、高维生素食物，注意补充铁及钙剂，预防贫血及妊娠期高血压。

2. 防治早产　30 妊娠周数后多卧床休息，减少活动量。

3. 及时防治妊娠期并发症　妊娠期发现并发症如妊娠期高血压、妊娠期肝内胆汁淤积症等应及早治疗。

4. 监护胎儿生长发育情况及胎位变化　发现胎儿畸形，应及早终止妊娠。对双绒毛膜性双胎，定期 B 超检查，监测胎儿生长情况；对单绒毛膜性双胎，应每 2 周 B 超监测胎儿生长发育，以早期排除特殊并发症等。

（二）终止妊娠的指征

（1）合并急性羊水过多，孕妇症状严重无法忍受。

（2）胎儿畸形。

（3）发生严重并发症，不宜继续妊娠，如子痫前期或子痫。

（4）妊娠至足月尚未临产，胎盘功能减退。

（三）分娩期处理

1. 产程中应注意

（1）严密观察胎心、胎位变化。

（2）注意宫缩及产程进展。

（3）第二产程必要时行会阴侧切，以减轻胎头受压。第一胎儿娩出后，助手应在腹部保持第二胎儿为纵产式，监听胎心，注意阴道流血，若等待 15 min 仍无宫缩，可人工破膜后静脉滴注缩宫素促进宫缩。若第二胎头高浮不下降，应行内、外倒转胎位术后行臀牵术分娩。若第二胎儿为肩先露，先行外倒转术，否则改联合转胎位术。必要时第二胎采用剖宫产手术。

2. 双胎妊娠有下列情况之一应考虑剖宫产

（1）异常胎先露，如第一胎儿为肩先露、臀先露。

（2）继发宫缩乏力，经保守治疗无效。

（3）任何一个发生胎儿窘迫，短时间内不能经阴道分娩。

（4）联体双胎妊娠周数 >26 周。

（5）严重妊娠并发症需尽快终止妊娠，如重度子痫前期、子痫、胎盘早剥、前置胎盘等。

3. 防治产后出血　无论阴道分娩或剖宫产，均应防治产后出血。

（1）临产前备血。

（2）胎儿娩出前建立静脉通道。

（3）第二胎儿娩出后立即使用宫缩剂。

（四）特殊并发症的处理

增加产检次数，以定期 B 超检查监护为主，治疗尚无定式。对严重的双胎输血综合征（TTTS），可在胎儿镜下用激光烧灼阻断胎盘表面的交通血管，可以缓解病情。对于 TTTS 的羊水过多，可多次羊膜腔穿刺放羊水，期望通过减少对胎盘的压力，提高灌注量。一胎儿濒临死亡而另一健康胎儿胎肺已成熟，分娩是抢救其生命的最好方式；一胎于妊娠中期死亡时，存活胎儿早产的危害远大于继续妊娠的风险，可用小剂量肝素对母体实施抗凝治疗，胎儿支持疗法等，期待胎儿成熟。

（马　霞）

第十五章　妊娠特有疾病

第一节　妊娠高血压综合征

一、定义

妊娠高血压综合征（pregnancy-induced hypertension syndrome）是一组妊娠与血压升高并存的疾病，包括妊娠前即存在的高血压疾病和妊娠后诱发的高血压。

二、病因

本病病因未明，有以下几点病因假说：胎盘或滋养细胞缺血，炎症免疫过度激活，血管内皮细胞受损，遗传因素，营养缺乏，胰岛素抵抗等。

三、分类及临床表现

1. 妊娠高血压（gestational hypertension）　妊娠期首次出现收缩压≥140 mmHg 和（或）舒张压≥90 mmHg，尿蛋白（–）；于产后 12 周内恢复正常，产后方可确诊。

2. 子痫前期（preeclampsia）　①轻度：妊娠 20 周后出现收缩压≥140 mmHg 和（或）舒张压≥90 mmHg，伴尿蛋白≥0.3 g/24 h，或随机尿蛋白≥（+）。②重度：血压和尿蛋白持续升高，发生母体脏器功能不全或胎儿并发症。

3. 子痫（eclampsia）　子痫前期基础上发生不能用其他原因解释的抽搐。

4. 慢性高血压并发子痫前期（superimposed preeclampsia on chronic hypertension）　慢性高血压孕妇妊娠 20 周前无蛋白尿，妊娠 20 周后出现尿蛋白；或妊娠 20 周前有蛋白尿，妊娠 20 周后蛋白尿明显增加或血压进一步升高或出现血小板减少。

5. 慢性高血压（chronic hypertension）　妊娠 20 周前收缩压≥140 mmHg 和（或）舒张压≥90 mmHg，妊娠期无明显加重；或妊娠 20 周后首次诊断高血压并持续到产后 12 周以后。

四、辅助检查

1. 妊娠高血压患者应定期做以下检查　血常规、尿常规、肝肾功能、血脂、心电图、B 超。

2. 子痫前期、子痫患者视病情发展须酌情增加以下相关检查　眼底检查，凝血功能，血电解质，超声检查肝、胆、胰、脾、肾等脏器，动脉血气分析，心脏彩超及心功能测定，B 超检查胎儿状况，必要时行头颅 CT 或 MRI 检查。

五、诊断

本病根据病史、高血压、蛋白尿和辅助检查即可诊断。

六、鉴别诊断

本病需与慢性肾炎合并妊娠、癫痫合并妊娠、糖尿病高渗性昏迷、低血糖昏迷等相鉴别。

七、治疗

本病治疗目的为：控制病情、延长妊娠周数、降低母胎死亡率。

治疗原则为：休息、镇静、解痉，有指征地降压、利尿，密切监测母胎情况，适时终止妊娠。

1. 一般治疗　休息；侧卧位；保证充足的蛋白质和热量；必要时应用镇静剂，如睡前口服地西泮 2.5 ~ 5 mg。

2. 降压　收缩压≥160 mmHg 和（或）舒张压≥110 mmHg 的孕妇必须降压，常用的口服降压药有拉贝洛尔、硝苯地平、肼屈嗪。若口服降压药效果不理想，可使用静脉给药，如拉贝洛尔、尼卡地平、酚妥拉明。

3. 解痉　硫酸镁是治疗子痫的一线药物，也是重度子痫前期预防子痫发作的预防用药。予静脉给药结合肌内注射。24 h 硫酸镁总量为 25 ~ 30 g。使用过程中要防止镁离子中毒。

4. 镇静剂　地西泮、冬眠药物和苯巴比妥钠。

5. 利尿　有指征者利尿，子痫前期患者不主张常规应用利尿药。

6. 促胎肺成熟　妊娠周数 <34 周，预计 1 周内可能分娩者，均应使用糖皮质激素促胎肺成熟。

7. 终止妊娠

（1）妊娠高血压、轻度子痫前期孕妇：可期待至足月。如无剖宫产指征，原则上考虑阴道试产。

（2）重度子痫前期：根据病情，必要时终止妊娠。

（3）子痫：控制 2 h 后可终止妊娠。

八、产后处理（产后 6 周内）

（1）重度子痫前期患者产后应继续使用硫酸镁 24 ~ 48 h 以预防产后子痫。

（2）子痫前期患者产后应每日监测血压及尿蛋白。

（3）注意监测及记录产后出血量，患者应在重要器官功能恢复正常后方可出院。

[附] HELLP 综合征

一、定义

HELLP 综合征（hemolysis，elevated liver enzymes，and low platelets syndrome，HELLP syndrome）以溶血、肝酶升高及血小板减少为特点，易导致孕产妇死亡。

二、病因及病理

HELLP 综合征的病因不明，可能与自身免疫机制有关。其主要病理改变与妊娠期高血压疾病相同。

三、临床表现

在子痫前期的基础上，主诉右上腹或上腹部疼痛、恶心、呕吐、全身不适等症状，少数可有轻度黄疸，查体可发现右上腹或上腹肌紧张。病情严重时可出现血尿等。

四、辅助检查

1. 血常规检查　血小板计数 $<100\times10^9$/L，血红蛋白水平降低。
2. 外周血涂片检查　可见破碎红细胞、球形红细胞等。
3. 血生化检查　ALT、AST 和 LDH 升高。

五、诊断

本病主要通过病史、临床表现和辅助检查来确诊。

六、鉴别诊断

本病需与血小板减少性紫癜、溶血性尿毒症、妊娠期急性脂肪肝相鉴别。

七、治疗

本病的治疗原则为：积极处理原发病的基础上，预防出血，及时终止妊娠。

1. 控制病情，预防出血　积极治疗妊娠期高血压疾病。给予肾上腺皮质激素、输注血小板、补充血浆。

2. 产科处理

（1）终止妊娠：妊娠周数≥32 周或胎肺成熟、胎儿宫内窘迫、先兆肝破裂及病情进一步恶化者应立即终止妊娠。妊娠周数≤32 周、胎肺不成熟、病情稳定及胎儿情况良好者可考虑非手术治疗，在非手术治疗 4 日内终止妊娠。

（2）分娩方式：本病不是剖宫产指征，分娩方式依产科因素而定。

第二节　妊娠肝内胆汁淤积症

一、定义

妊娠肝内胆汁淤积症（intrahepatic cholestasis of pregnancy，ICP）是妊娠期特有的一种并发症，以皮肤瘙痒、黄疸，以及胆汁酸和肝酶升高为主要临床表现，平均发病妊娠周数为 30 周。主要危害胎儿，使围生儿病死率增高。

二、病因

目前本病病因尚不清楚，可能与女性激素、遗传及环境等因素有关。

三、临床表现

ICP 患者的首发症状是无皮肤损伤的瘙痒，初起为手掌、脚掌或脐周瘙痒，逐渐加剧而延及四肢、躯干、颜面部。部分患者出现轻度黄疸。皮肤出现因瘙痒抓挠所致条状抓痕。少数患者可有恶心、呕吐、腹泻等非特异性症状。

四、辅助检查

1. 血清胆汁酸测定　血清总胆汁酸（total bile acid，TBA）测定是诊断 ICP 的最主要的实验室依据，无诱因的皮肤瘙痒及血清 TBA>10 μmol/L 可做出 ICP 诊断，血清 TBA≥40 μmol/L 提示病情较重。

2. 肝功能测定　大多数 ICP 患者的谷草转氨酶、谷丙转氨酶轻至中度升高，为正常水平的 2～10 倍。

3. 肝病理学检查　仅在诊断不明确，而病情严重时进行。

五、诊断

1. 临床表现　妊娠晚期出现黄疸、皮肤瘙痒等症状。

2. 实验室检查　血清胆汁酸升高，结合肝功能轻度异常和病理检查。

六、鉴别诊断

需与妊娠急性脂肪肝、子痫前期、病毒性肝炎相鉴别。

七、治疗

本病治疗的目标是缓解症状，改善肝功能，加强胎儿宫内状况的监护，适时终止妊娠。

1. 一般处理　对症支持治疗，定期复查肝功能、血清胆汁酸。

2. 药物治疗

（1）熊去氧胆酸（ursodeoxycholic acid，UDCA）：为 ICP 治疗的一线药物。可以明显改善瘙痒症状和生化指标。常用剂量为每日 1 g 或 15 mg/（kg・d）。

（2）S- 腺苷甲硫氨酸（S-adenosylmethionine，SAMe）：为治疗 ICP 的临床二线药物。每日 1 g，静脉滴注，或 500 mg 每日 2 次，口服。

（3）考来烯胺（cholestyramine）：可降低胆汁酸，减轻瘙痒症状。

（4）地塞米松：能促进胎肺成熟，每日 12 mg，连用 2 日。

3. 辅助治疗　保肝利胆；改善瘙痒症状；为预防产后出血，可给予维生素 K。

4. 产科处理

（1）产前监护：从妊娠 34 周开始每周行无刺激胎心监护（NST）试验。病情严重者，应提早入院待产。

（2）适时终止妊娠：ICP 不是剖宫产指征。对重度 ICP 治疗无效、有其他并发症及宫颈不成熟者，可行剖宫产终止妊娠。

第三节　妊娠糖尿病

一、定义

妊娠合并糖尿病包括糖尿病合并妊娠和妊娠糖尿病（gestational diabetes mellitus，GDM）。糖尿病合并妊娠是指患者妊娠前患有糖尿病，又称妊娠前糖尿病（pregestational diabetes mellitus，PGDM）。GDM 是指妊娠期发生的不同程度的糖代谢异常，占妊娠合并糖尿病的 80%～90%。

二、病因

胰岛素抵抗是导致 GDM 的主要原因，而遗传因素使得 GDM 的易感性增加。

三、临床表现

以下情况应警惕糖尿病的可能：妊娠期有"三多"症状：即多饮、多食、多尿；反复发作的外阴阴道念珠菌感染症状或体征；孕妇体重 >90 kg；本次妊娠并发羊水过多或巨大胎儿；两次空腹晨尿的尿糖呈阳性反应。

四、辅助检查

1. 口服葡萄糖耐量试验（oral glucose tolerance test，OGTT）　有条件的医疗机构，在妊娠 24～28 周及以后对所有尚未被诊断为糖尿病的孕妇行 75 g OGTT。75 g OGTT 的诊断标准为：空腹及服糖后 1、2 h 的血糖值分别为 5.1 mmol/L、10.0 mmol/L、8.5 mmol/L。任何一点血糖值达到或超过上述标准即诊断为 GDM。

2. 空腹血糖（fasting plasma glucose，FPG）　医疗资源缺乏的地区，妊娠 24～28 周首先检查 FPG。FPG≥5.1 mmol/L 即可诊断 GDM；若 4.4 mmol/L≤FPG＜5.1 mmol/L，需再作 OGTT；FPG＜4.4 mmol/L，可暂不行 OGTT。

3. 尿常规检查　尿糖阳性，病情严重时酮体也为阳性。

4. 血生化检查　肝肾功能、电解质检查，病情严重者应检查血气分析。

五、诊断

根据病史、临床症状和实验室检查即可诊断。

（一）GDM 的诊断

符合下列条件之一者即可诊断为 GDM：妊娠期 2 次或 2 次以上 FPG≥5.1 mmol/L，OGTT 任何一点血糖值达到或超过标准。

（二）PGDM 的诊断

符合下列条件之一者即可诊断为 PGDM：妊娠前已确诊为糖尿病患者；FPG≥7.0 mmol/L；有三多一少的症状，同时随机血糖≥11.1 mmol/L。

六、治疗

（一）控制血糖

1. 医学营养治疗　饮食疗法是治疗 GDM 的主要方法。

2. 运动疗法　进行适量运动。

3. 药物治疗　胰岛素是控制 GDM 的最佳选择。以皮下注射为主，一般从小剂量开始，根据病情调整用量。

4. 妊娠糖尿病酮症酸中毒的处理　主张应用小剂量胰岛素 0.1 U/（kg·h）静脉滴注。

（二）产科处理

1. 加强妊娠期母儿监护　增加产检次数，定期检测血糖和胎儿发育状况。

2. 终止妊娠

（1）分娩时机的选择：原则上 GDM 孕妇在严格控制血糖的同时，应加强胎儿监护，尽量等待近预产期后终止妊娠。若血糖控制不满意，出现其他并发症，则应严密监护，适时终止妊娠。

（2）分娩方式的选择：糖尿病本身并不是剖宫产的绝对指征；合并其他异常情况者，应放宽剖宫产指征。分娩过程中要严密监测血糖、尿糖及酮体的变化，加强胎儿监护。

（三）新生儿出生时处理

新生儿出生时应留脐血进行血糖、胰岛素、胆红素、血细胞比容、血红蛋白、钙、磷、镁的测定。无论出生时状况如何，都应视为高危新生儿。鼓励母乳喂养。

（四）产后处理

产褥期胰岛素用量至少应减少至分娩前的 1/3 ~ 1/2，并根据产后空腹血糖值调整用量。

第四节　妊娠剧吐

一、定义

妊娠剧吐（hyperemesis gravidarum）是指妊娠早期出现频繁恶心、呕吐，不能进食，体重较妊娠前减轻 5% 以上，可导致体液电解质失衡及新陈代谢障碍，严重者需住院输液治疗，需排除其他疾病引起的呕吐。

二、病因

本病病因不明，可能与 hCG 水平升高、雌激素改变、精神社会因素及幽门螺杆菌感染有关。

三、临床表现

孕妇妊娠 5 ~ 10 周出现频繁剧烈呕吐，不能进食，体重下降，面色苍白。严重呕吐者出现脱水、电解质失衡以及代谢性酸中毒，患者常存在促甲状腺激素抑制状态。持续剧烈呕吐可致维生素 B_1 缺乏而引起 Wernicke 脑病，其临床表现为眼球震颤、失明、共济失调，以后逐渐发展为嗜睡或者昏迷。

四、辅助检查

1. 尿液检查　测定尿量、尿相对密度和酮体。
2. 血液检查　行血常规、血生化、动脉血气分析及甲状腺功能等检查。
3. 其他　行眼底检查和神经系统检查。

五、诊断

通过病史、临床表现和辅助检查即可确诊。

六、鉴别诊断

本病需排除葡萄胎，与肝炎、胃肠炎、胰腺炎等鉴别。

七、治疗

（1）妊娠期服用多种维生素可减轻妊娠恶心、呕吐。

（2）心理治疗，缓解焦虑情绪。

（3）严重者住院，静脉补液，纠正电解质失衡，酌情应用止吐剂。

（4）必要时终止妊娠。多数孕妇在治疗后好转可继续妊娠。若出现持续黄疸或蛋白尿，体温持续在 38℃以上，心动过速（≥120 次 /min），伴发 Wernicke 综合征等，危及孕妇生命时，应当考虑终止妊娠。

（丁雪梅）

第十六章　妊娠合并内外科疾病

第一节　心　脏　病

一、诊断

1. 病史　妊娠前曾被诊断有器质性心脏病或有心力衰竭史，有心悸、气促等症状或有与心脏病有关病史。

2. 症状　出现活动后呼吸困难，经常性夜间端坐呼吸、咯血，经常性胸闷、胸痛、心悸等临床症状。

3. 体征　有发绀、杵状指、持续性颈静脉怒张。心前区可闻及 2 级以上舒张期杂音或粗糙的全收缩期 3 级以上杂音。心包摩擦音、舒张期奔马律和交替脉等。

4. 辅助检查　心电图示严重心律失常，如心房颤动、心房扑动、三度房室传导阻滞，或出现 ST 段及 T 波异常改变等。X 线检查显示心脏显著扩大，尤其个别心腔扩大。超声心动图检查示心腔扩大、心肌肥厚、瓣膜运动异常、心内结构异常。

二、心脏病孕妇心功能分级

1. Ⅰ级　一般体力活动不受限制。

2. Ⅱ级　一般体力活动轻度受限制，活动后出现心悸、轻度气短，休息时无症状。

3. Ⅲ级　一般体力活动明显受限制，休息时无不适，轻微日常工作即感心悸、呼吸困难等不适，或既往有心力衰竭病史者。

4. Ⅳ级　一般体力活动严重受限制，不可进行任何体力活动，休息时仍有心悸、呼吸困难等心力衰竭表现。

三、常见并发症

（1）心力衰竭。

（2）亚急性感染性心内膜炎。

（3）缺氧和发绀。

（4）静脉栓塞和肺栓塞。

四、治疗

1. 妊娠适应证　心脏病变较轻，心功能Ⅰ～Ⅱ级，既往无心力衰竭史，亦无其他并发症者可以妊娠。

2. 妊娠禁忌证　心脏病变较重，心功能Ⅲ～Ⅳ级，既往有心力衰竭史，有肺动脉高压、右向左分流型先天性心脏病，严重心律失常，风湿热活动期，心脏病并发细菌性心内膜炎、急性心肌炎等，妊娠期极易发生心力衰竭，不宜妊娠。年龄在 35 岁以上、心脏病病程较长者发生心力衰竭的可能性极大，不宜妊娠。

五、防治

1. 妊娠期

（1）终止妊娠。凡不宜妊娠的心脏病孕妇，妊娠 12 周前行治疗性人工流产。若妊娠超过 12 周，应积极防治心力衰竭，使之渡过妊娠与分娩期。对顽固性心力衰竭的病例，为减轻心脏负担，需与内科医师配合，严密监护下行剖宫取胎术。

（2）定期产前检查加强产前监护，及早发现心力衰竭征象并及时住院。妊娠期经过顺利者，妊娠 36～38 周提前住院待产。

（3）防治心力衰竭。

2. 分娩期　分娩方式的选择如下：

（1）阴道分娩：心功能Ⅰ～Ⅱ级、胎儿不大、胎位正常、子宫颈条件良好者，在严密监护下经阴道分娩。

（2）剖宫产：对胎儿偏大、产道条件不佳及心功能Ⅲ～Ⅳ级者，选择剖宫产。对不宜再次妊娠者，建议同时行输卵管结扎术。

3. 产褥期　分娩后 3 天内，尤其产后 24 h 内仍是发生心力衰竭的危险时期，须充分休息并密切监护，必要时应用利尿药。应用广谱抗生素预防感染至产后 1 周。心功能Ⅲ级及以上者不宜哺乳。

4. 心脏手术指征　不主张在妊娠期手术，尽可能在妊娠前及分娩后行心脏手术。

第二节　急性病毒性肝炎

病毒性肝炎是妊娠期女性肝病和黄疸的最常见原因。目前可确定的类型有甲型、乙型、丙型、丁型和戊型病毒性肝炎（分别简称甲肝、乙肝、丙肝、丁肝和戊肝），其中以乙型病毒性肝炎最为常见。

一、传播途径

（一）甲肝

1. 甲肝的传播途径　主要通过粪—口途径传播。甲肝病人的粪便污染食物、水源可引起甲肝流行。

2. 甲肝的预防

（1）讲究饮食卫生，保护食物及水源不受污染。

（2）使用卫生厕所，管理好人畜粪便。

（3）养成良好的个人卫生习惯，饭前、便后及外出归来要洗手。

（4）共用餐具消毒，最好实行分餐。

（5）生食与熟食切菜板、刀具和贮藏容器均应严格分开。

（6）接种甲肝疫苗是预防甲肝最有效的方法。

（二）乙肝

1. 乙肝的传播途径

（1）血液传播：输入被乙肝病毒污染的血液或血类制品可以传染乙肝；使用未经彻底消毒的器械进行进入人体的操作，如文身、文眉、补牙、修面、修脚，或者进行内镜检查操作，器官移植、骨髓移植、血液透析都可能传播乙肝。

（2）母婴传播：是指母亲携带有病毒传染给她的子女。母婴传播包括宫内感染、生产过程感染、产后感染三种情况。其中主要是生产过程中感染，是胎儿被含有病毒的血液污染所致。

（3）性传播：已感染乙肝病毒的一方可以通过无保护性交使另一方感染乙肝病毒。

2. 乙肝的预防

（1）接种乙肝疫苗。疫苗的接种要注射 3 次，分别是首次、1 个月和 6 个月；同时应注意对于乙肝易感人群，要及时补种乙肝疫苗，使体内保持有效的抗体滴度。这是预防乙肝的有效途径。

（2）增强饮食保健，提高机体免疫力，才能阻止乙肝病毒入侵。

（3）长期接触者要注意个人卫生，食具、牙具、修面用具及其他盥洗用品要分开；进餐时要使用公筷、公勺或采用分食制，家庭用具和食具要经常消毒。

（4）减少血制品的输入，不接触未经严格检验的血液或血制品，注射时坚持“一人一针一管一用一消毒”，不使用消毒不严格的医疗器具进行诊疗。

（5）要遵守性道德，洁身自爱，在性生活当中携带安全套，防止乙肝病毒传播。

（三）丙肝

1. 丙肝的传播途径　主要有血液传播、母婴传播和性传播。与乙肝相同。

2. 丙肝的预防　现在还没有研制出丙肝疫苗，因此没有疫苗可以预防丙肝，必须加强自我防护。丙肝的其他预防措施与预防乙肝相同。

（四）戊肝

1. 戊肝的传播途径　与甲肝相似，主要是经粪—口途径传播。戊肝病人的呕吐物及粪便中可排出较多戊肝病毒，如果污染食物和饮水就会造成戊肝的传播和流行。

2. 戊肝的预防　目前还没有戊肝疫苗，应注意个人防护：

（1）尽量减少与戊肝病人的直接接触机会，搞好个人卫生，使用卫生厕所，饭前、便后及外出归来要洗手。

（2）日常食具、茶具及生活用具等要经常消毒，提倡分开使用。

（3）注意健康饮食，不吃不干净的食物，不喝生水，不吃不熟的水产品，不在路边的小摊等环境卫生比较差的地方进餐。

（4）消灭可传播戊肝等消化道传染病的昆虫，如苍蝇、蟑螂。

二、乙型病毒性肝炎

（一）诊断

1. 病史　与病毒性肝炎患者有密切接触史，近半年内有血液及血制品注射史。

2. 临床表现　出现不能用妊娠反应或其他原因解释的消化道症状，如食欲减退、恶心、呕吐、腹部不适、右上腹疼痛、腹胀、腹泻、肝区疼痛等身体不适，继之出现乏力、全身酸痛、畏寒、发热等流感样症状；妊娠晚期受增大子宫的影响，肝难以被触及。如可触及应为异常。

3. 实验室检查　乙肝两对半检查（表 16–1）。

表 16–1　乙肝两对半结果及其临床意义

(1) HBsAg	(2) 抗 –HBs	(3) HBeAg	(4) 抗 HBe	(5) 抗 –HBc	临床意义
–	–	–	–	–	过去和现在均未感染 HBV
–	–	–	–	+	曾感染 HBV，急性感染恢复期
–	–	–	+	+	过去和现在均已感染 HBV
–	+	–	–	–	预防注射疫苗，或 HBV 感染已康复
–	+	–	+	+	既往感染，急性 HBV 感染恢复期
–	+	–	–	+	既往感染，急性 HBV 感染已恢复
+	–	–	–	+	急性 HBV 感染，慢性 HBsAg 携带者
+	–	–	+	+	急性 HBV 感染趋向恢复；慢性 HBsAg 携带者，传染性弱；长期持续易癌变
+	–	+	–	+	急性或慢性乙肝，传染性极强
+	–	–	–	–	急性 HBV 感染早期，HBsAg 携带者
+	–	+	–	–	急性 HBV 感染早期，传染性强
–	–	+	+	+	急性感染中期
+	–	+	+	+	急性感染趋向恢复，慢性携带者
+	–	–	+	–	急性感染趋向恢复
–	–	–	+	–	急性感染趋向恢复
–	+	–	+	–	HBV 感染已恢复

（二）鉴别诊断

乙肝需与妊娠期急性脂肪肝、妊娠期高血压疾病引起的 HELLP 综合征、妊娠期肝内胆汁淤积症、药物性肝损害、妊娠剧吐引起的肝损害等疾病相鉴别。

（三）治疗

1. 妊娠前咨询　无抗体者进行常规乙肝疫苗接种。感染 HBV 育龄女性的受孕时机是肝功能正常、血清 HBV DNA 低水平、肝 B 超检查无明显异常。

妊娠前若有抗病毒治疗指征，药物首选干扰素。停药半年后可以考虑妊娠。

2. 妊娠期治疗　主要采用护肝、对症、支持疗法。防治并发症，防治感染，严密监测病情变化。

3. 阻断 HBV 母婴传播　联合免疫。对 HbsAg 阳性的孕妇，新生儿出生后及早接种乙肝疫苗及乙肝免疫球蛋白 100 U。

第三节 贫 血

WHO 诊断标准为：妊娠期血红蛋白 <110 g/L 及血细胞比容 <0.33，为妊娠期贫血。以缺铁性贫血最为常见。

一、缺铁性贫血

妊娠期对铁的需求量增加，孕妇对铁摄取不足或吸收不良可引起缺铁性贫血（iron deficiency anemia）。

（一）诊断

1. 病史 妊娠前有月经过多史或消化道疾病史；妊娠早期呕吐，长期偏食，胃肠功能失调导致的营养不良病史。

2. 临床表现 轻者无症状；重者可有乏力、头晕、眼花、心悸、气短、皮肤毛发干燥、食欲缺乏、皮肤黏膜苍白、扁平甲、无光泽，脾大以及口腔炎、舌炎等。当血红蛋白降至 40 ~ 50 g/L 时，易发生心力衰竭。

3. 实验室检查

（1）血象：外周血涂片为小红细胞低血红蛋白性贫血。

（2）血清铁浓度：孕妇血清铁 < 6.5 μmol/L，可以诊断为缺铁性贫血。

（3）骨髓象：红系造血呈轻度或中度增生活跃，中、晚幼红细胞增生为主，骨髓铁染色见细胞内、外铁均减少，特别是细胞外铁减少。

（二）治疗

妊娠前积极治疗失血性疾病（如月经过多等），进食含铁丰富的食物，定期检测血常规。

1. 补充铁剂 口服为主，与维生素 C 同时口服促进铁的吸收。

2. 输血 血红蛋白≤60 g/L、接近预产期或短期内需行剖宫产术者，应给予少量多次输血。

3. 产时及产后的处理 重度贫血产妇于临产后应配血备用。胎肩娩出后使用促宫缩药物，减少出血，必要时输血纠正贫血。

二、巨幼细胞贫血

叶酸或维生素 B_{12} 缺乏引起 DNA 合成障碍，可造成巨幼细胞贫血。

（一）诊断

1. 病史 有严重偏食，或早孕期呕吐严重不能进食。

2. 临床表现 乏力、苍白、心悸、气短、头晕等贫血症状，食欲减退、腹胀、便秘或腹泻等消化道症状，周围神经炎症状。出现低热、水肿、脾大、表情淡漠者也较常见。

3. 实验室检查

（1）外周血象：为大细胞性贫血，血小板通常减少。

（2）骨髓象：红细胞系统呈巨幼细胞增生。

（3）血清叶酸 < 6.8 nmol/L，红细胞叶酸 < 227 nmol/L，维生素 B_{12} < 90 pg。

（二）治疗

（1）加强妊娠期营养指导，纠正偏食。

（2）补充叶酸，每日口服叶酸 5 ~ 10 mg，或每日肌内注射叶酸 10 ~ 30 mg，至症状消失、血象正常。

（3）维生素 B_{12}，100 ~ 200 μg 肌内注射，每日 1 次，2 周后改为每周 2 次，至血象恢复正常。

三、再生障碍性贫血

再生障碍性贫血（aplastic anemia）简称再障，是由于骨髓造血干细胞数量减少和功能缺陷导致造血功能衰竭，引起外周全血细胞减少。

（一）诊断

再障可分为急性型和慢性型，孕妇多为慢性型。主要表现为进行性贫血，多部位皮肤、黏膜出血及反复感染。贫血呈正细胞型、全血细胞显著减少。骨髓象见多部位增生减低或严重减低，三系细胞均明显减少。

（二）治疗

本病由产科医师及血液科医生共同管理。

1. 妊娠期治疗

（1）治疗性人工流产：再障患者在病情未缓解之前应避孕。已妊娠者，妊娠早期在备血条件下行人工流产；妊娠中期者终止妊娠风险较大，可在严密监护下继续妊娠至足月分娩。

（2）支持疗法：注意休息，加强营养，间断吸氧，少量、间断、多次输新鲜血，或成分输血。

（3）激素治疗：出现明显出血倾向给予肾上腺皮质激素治疗，如泼尼松 10 mg，口服，每日 3 次，羟甲烯龙 5 mg，每日 2 ~ 3 次口服。

（4）预防感染：予对胎儿无影响的广谱抗生素。

2. 分娩期治疗　尽量经阴道分娩，缩短第二产程，防止第二产程用力过度，造成脑等重要脏器出血或胎儿颅内出血。有产科手术指征者，行剖宫产术时一并将子宫切除为宜，以免引起产后出血及产褥感染。

3. 产褥期治疗　继续支持疗法，应用宫缩剂加强宫缩，预防产后出血，广谱抗生素预防感染。

第四节　特发性血小板减少性紫癜

特发性血小板减少性紫癜（idiopathic thrombocytopenic purpura，ITP）是由于血小板破坏增多而引起外周血小板减少的一种常见出血性疾病。ITP 分为急性型和慢性型，前者好发于儿童，后者多见于成年女性。本病是产科常见的血液系统并发症。

一、诊断

皮肤黏膜出血和贫血。实验室检查血小板 < 100×10^9/L，排外其他引起血小板减少的

疾病，如再障、HELLP 综合征等。

二、治疗

1. 妊娠期治疗

（1）ITP 患者血小板计数在 50×10^9/L 以上不必终止妊娠。当严重血小板减少经治疗未获缓解者，或在 12 周前血小板减少伴出血需要用肾上腺皮质激素治疗者，可考虑终止妊娠。

（2）输入丙种球蛋白。

（3）脾切除。激素治疗无效，有严重出血倾向，血小板 $<10\times10^9$/L，可考虑脾切除，最好在妊娠 3 ~ 6 个月间进行。

（4）输注血小板。

2. 分娩期治疗　分娩方式原则上以阴道分娩为主。最大危险是分娩时出血。如血小板计数在 50×10^9/L 以下可适当放宽剖宫产指征。应防治产后出血。

3. 产后治疗　妊娠期应用皮质激素治疗者，分娩后应继续使用。产后应预防感染。产时抽新生儿脐血检测血小板，动态观察新生儿血小板是否减少。是否母乳喂养视母亲病情及胎儿血小板情况而定。

第五节　急性阑尾炎

急性阑尾炎是妊娠期常见的外科急腹症。由于妊娠期阑尾位置变化，阑尾炎的临床表现不典型，增加了诊断难度，加之炎症不易被包裹局限，易发生穿孔和弥漫性腹膜炎，大大增加了孕产妇和围生儿的病死率。

一、临床表现

1. 症状　妊娠早期症状与非妊娠期基本相同。表现为转移性右下腹痛，伴恶心、呕吐等。妊娠中、晚期常无明显的转移性右下腹痛。腹痛位置随妊娠进展逐渐升高，甚至可达右肋下肝区，有时表现为腰痛。

2. 体征　发热，腹部疼痛和（或）肌紧张。

二、辅助检查

血象升高，B 超检查见阑尾异常。

三、诊断及鉴别诊断

（一）诊断

妊娠合并阑尾炎的临床表现不典型，容易和卵巢肿瘤蒂扭转、输尿管结石、胆道结石或炎症、右侧急性肾盂肾炎相混淆。

1. 症状　孕期出现转移性右下腹痛，可伴腰痛。

2. 体征　右下腹有压痛及反跳痛，随子宫增大，压痛区域升高；可出现发热，严重时全腹均有压痛及反跳痛、腹肌紧张，腹水征可阳性。

3. 辅助检查 血常规白细胞计数及分类中性粒细胞升高，可行B超检查。

如果孕妇有以下情况，可以作为早期诊断时的参考：

（1）孕妇在妊娠前曾有急、慢性阑尾炎发作史。

（2）妊娠后突发腹痛：由上腹部脐周转移至右下腹疼痛。

（3）腹痛和触痛的部位较非孕状态麦氏点高。

（4）血液分析外周血白细胞计数增高，体温升高，脉率增快。

（5）可进行B超检查。

（6）妊娠期合并急性阑尾炎时，其临床表现较轻，但病情和病理改变较重。

（二）鉴别诊断

急性阑尾炎在妊娠早期需与卵巢囊肿蒂扭转、黄体破裂、输卵管妊娠等相鉴别，妊娠中、晚期需与妊娠流产、早产、胎盘早剥、右侧卵巢囊肿蒂扭转、右肾盂积水、右侧急性肾盂肾炎、输尿管结石、急性胆囊炎等相鉴别。

1. 孕早期 临床表现典型，诊断常无困难，但需与右侧卵巢囊肿蒂扭转及右侧输卵管妊娠破裂相鉴别。

2. 孕中期 患急性阑尾炎较早期多见，由于子宫增大使阑尾明显移位，应与右侧卵巢肿蒂扭转、右侧急性肾盂肾炎、右侧输尿管结石，急性胆囊炎相鉴别。

3. 孕晚期 妊娠子宫充满腹腔，阑尾向外上方移位，腹痛在上腹部，需与重型胎盘早剥和子宫肌瘤红色变鉴别。

4. 分娩期 需与子宫破裂相鉴别，通过详细询问病史、认真查体和妇科检查，结合B超检查等多能做出正确诊断。

5. 产褥期 需与产褥感染相鉴别。

另外，还需要与急性淋菌性盆腔炎、盆腔积脓等疾病相鉴别。

四、治疗

（1）不主张非手术治疗。早期诊断，积极抗感染治疗的同时，及时手术治疗，原则上仅处理阑尾炎而不同时行剖宫产手术。

（2）术后需继续妊娠者，选择对胎儿影响小的广谱抗生素。建议选用甲硝唑与青霉素类、头孢菌素类联合使用。术后3～4日内给予抑制宫缩药、镇静药等保胎治疗。

第六节 急性胰腺炎

急性胰腺炎是妊娠期常见的急腹症之一，发病可能与胆石症、高脂血症等有关。

一、临床表现

1. 症状 突发持续性上腹部疼痛。可放射至腰、背、肩部。多伴有恶心、呕吐、腹胀、发热。可出现不同程度的黄疸。

2. 体征 轻者仅腹部轻微压痛。重症者上腹部压痛、反跳痛和腹肌紧张明显，肠蠕动减弱或消失，腹部叩诊移动性浊音阳性。

二、辅助检查

胰酶测定：淀粉酶或脂肪酶升高。B 超检查：可见胰腺体积弥漫性增大，出血坏死时胰腺周围渗出液积聚呈无回声区。CT 扫描：胰腺肿大，外形不规则，周围有液体积聚。

三、诊断及鉴别诊断

多有胆囊结石病史。结合临床表现和辅助检查结果诊断。

本病需与临产、胎盘早剥、消化性溃疡、胆囊炎、阑尾炎、胃肠炎、肠梗阻等疾病相鉴别。

四、治疗

（1）妊娠期急性胰腺炎多为轻症水肿性胰腺炎，以非手术治疗为主。

（2）急性出血坏死性胰腺炎争取在发病 48 ~ 72 h 内手术治疗。

（3）产科处理，应积极保胎，密切监测胎儿宫内情况。病情较重，估计胎儿已可存活时，可适当放宽剖宫产术指征。

（余俊峰）

第十七章　妊娠合并感染性疾病

第一节　淋　　病

一、定义

淋病（gonorrhea）是由淋病奈瑟菌（简称淋菌）引起的以泌尿生殖系统化脓性感染为主要表现的性传播疾病。淋菌为革兰阴性双球菌。

二、传播途径

淋病主要通过性接触传播。

三、对母儿的影响

妊娠早期可致感染性流产和人工流产后感染，妊娠晚期易发生绒毛膜羊膜炎、胎膜早破等。胎儿可发生宫内感染和早产。分娩后引起子宫内膜炎、输卵管炎等产褥感染，严重者可致播散性淋病。未治疗的产妇可发生新生儿淋菌性结膜炎、肺炎。

四、临床表现

阴道脓性分泌物增多，外阴瘙痒或灼热，妇科检查可见宫颈水肿、充血等宫颈炎的表现。

五、辅助检查

1. 涂片检查　取尿道或宫颈分泌物涂片行革兰染色，见中性粒细胞内有革兰阴性双球菌。

2. 淋菌培养　是诊断淋病的金标准。

3. 直接免疫荧光染色法　以标记荧光素的淋病奈瑟菌单克隆抗体检测，可协助诊断。

4. 核酸检测　应用PCR技术检测淋病奈瑟菌的DNA片段，该法敏感性及特异性较高。

六、诊断

可根据病史、临床表现和实验室检查做出诊断。

七、鉴别诊断

淋病需与细菌性阴道炎、宫颈炎相鉴别。

八、治疗

淋病的治疗原则是及时、足量、规范化用药。目前首选药物以第三代头孢菌素为主。头孢曲松 250 mg 单次肌内注射，或头孢克肟 400 mg 单次口服；对不能耐受头孢菌素类药物者，可选用阿奇霉素 2 g 单次肌内注射。新生儿均应以 1% 硝酸银液滴眼，以预防淋菌性眼炎。

第二节 梅 毒

一、定义

梅毒是由苍白密螺旋体（*Treponema pallidum*，TP）引起的一种慢性、系统性性传播疾病。

二、传播途径

性接触是梅毒最主要的传播途径。

三、对胎儿和新生儿的影响

梅毒螺旋体经胎盘传给胎儿，引起流产、死胎、早产或先天性梅毒。先天梅毒儿早期表现为皮肤大疱、皮疹、鼻炎及鼻塞、肝脾大、淋巴结肿大；晚期先天梅毒多在 2 岁以后出现，表现为楔状齿、鞍鼻、间质性角膜炎、骨膜炎、神经性耳聋等。

四、临床表现

梅毒的早期主要表现为硬下疳、硬化性淋巴结炎、全身皮肤黏膜损害；晚期表现为永久性皮肤黏膜损害，还可侵犯心血管、神经系统等多组织器官而危及生命。

五、辅助检查

1. 病原体检查　取早期病损处分泌物涂片，用暗视野显微镜检查或直接荧光抗体检查梅毒螺旋体确诊。

2. 血清学检查　①非梅毒螺旋体试验：包括性病研究实验室试验（VDRL）和快速血浆反应素试验（RPR）等。②梅毒螺旋体试验：包括荧光螺旋体抗体吸附试验（FTA-ABS）和梅毒螺旋体被动颗粒凝集试验（TP-PA）等。

3. 脑脊液检查　用于诊断神经性梅毒，包括脑脊液 VDRL、白细胞计数及蛋白测定等。

六、诊断

除病史和临床表现外，结合实验室检查可明确诊断。

七、鉴别诊断

梅毒需与软下疳、生殖器疱疹相鉴别。

八、治疗

1. 早期梅毒　包括一、二期及病程在1年以内的潜伏期梅毒，予苄星青霉素240万U，单次肌内注射。

2. 晚期梅毒　包括三期及晚期潜伏梅毒，予苄星青霉素240万U，肌内注射，每周1次，连用3次。

3. 神经梅毒　青霉素300万~400万U，静脉注射，每4 h 1次，连用10~14日。

4. 先天梅毒　若脐血或新生儿血中RPR或VDRL滴度高于母血的4倍，可诊断为先天性梅毒。已经确诊的先天梅毒儿均应治疗，脑脊液正常者：苄星青霉素5万U/（kg·d），一次肌内注射（分臀）；脑脊液异常者：普鲁卡因青霉素5万U/（kg·d），肌内注射，连用10日。

第三节　尖锐湿疣

一、定义

尖锐湿疣（condyloma acuminata）是由人乳头瘤病毒（human papilloma virus，HPV）感染引起的鳞状上皮疣状增生性病变。

二、传播途径

HPV主要经性接触传播。

三、对母儿的影响

妊娠期由于母体免疫系统受抑制，阴道分泌物多，外阴潮湿，致使妊娠期尖锐湿疣患病率增多，且生长快。可通过胎盘传给子宫内的胎儿，绝大多数经产道时感染，可引起婴幼儿乳头状瘤。

四、临床表现

患者自觉外阴瘙痒、灼痛或性交后疼痛不适。病灶呈鸡冠状、桑椹状或菜花状。病变多发生在小阴唇内侧、阴唇后联合、阴道前庭、肛门周围等部位。

五、辅助检查

1. 细胞学检查　涂片中可见挖空细胞。

2. 醋酸试验　在组织表面涂一定浓度的醋酸液，3~5 min后观察，若组织颜色变白为阳性。

3. 阴道镜检查　有助于发现亚临床病变。

4. 组织病理检查　可见到典型病理学改变。

5. 核酸试验　可采用 PCR 及核酸 DNA 探针杂交，特异性高，不仅能确诊 APV 感染，还可确定 APV 的类型。

六、诊断

根据临床表现和实验室检查可以确诊。

七、鉴别诊断

本病需与扁平湿疣、假性湿疣相鉴别。

八、治疗

（1）妊娠 36 周前，病灶小且少者可局部用药（80%～90% 三氯醋酸涂擦），病灶大者行冷冻、电灼、激光治疗。

（2）近足月者，若病灶局限于外阴，可行冷冻或手术切除病灶，仍可经阴道分娩。若病灶阻塞产道或经阴道分娩可能大出血者，应行剖宫产术结束分娩。

第四节　生殖器疱疹

一、定义

生殖器疱疹（genital herpes）是单纯疱疹病毒（herpes simplex vius，HSV）感染引起的性传播疾病。

二、传播途径

本病主要通过性接触直接传播。

三、对胎儿和新生儿的影响

在妊娠晚期可导致早产。新生儿感染表现为眼部或口腔、中枢神经系统损害及多个重要脏器损害的播散性疾病，甚至出现严重发育障碍和中枢神经系统后遗症。

四、临床表现

患者表现为生殖器及肛门皮肤小水疱，破溃后形成溃疡，自觉剧烈疼痛，常伴发热、头痛、全身不适。

五、辅助检查

1. 病毒培养　取病变组织培养、鉴定、分型，是诊断 HSV 感染的金标准。

2. 病毒抗原检测　取皮损处标本，以单克隆抗体直接免疫荧光试验或酶联免疫吸附试验检测 HSV 抗原，是临床常用的快速诊断方法。

3. 核酸扩增试验　核酸杂交技术和 PCR 技术，可提高诊断的敏感性。

4. 血清学检测 用 ELLSA 检测孕妇血清及新生儿脐血特异性 HSV IgG、IgM，可区分原发性和复发性。

六、诊断

依据临床表现和实验室检查可明确诊断。

七、鉴别诊断

本病需与硬下疳、带状疱疹相鉴别。

八、治疗

原发者给予阿昔洛韦 200 mg 口服，每日 5 次，连用 7～10 日；复发者给予阿昔洛韦 400 mg 口服，每日 5 次，连用 5 日。

产科处理：妊娠早期感染者建议终止妊娠，妊娠晚期感染者应行剖宫产术。

第五节 生殖道沙眼衣原体感染

一、定义

沙眼衣原体（chlamydia trachomatis，CT）感染是常见的性传播疾病之一。

二、传播途径

成人主要经性接触传播。

三、对胎儿和新生儿的影响

胎儿经污染产道感染后，主要引起新生儿肺炎和眼炎。

四、临床表现

孕妇感染沙眼衣原体后多无症状或症状轻微，以宫颈管炎、尿道炎和前庭大腺感染多见。

五、辅助检查

1. CT 培养 培养出 CT 为诊断的金标准。
2. 抗原检测 包括直接免疫荧光法和酶联免疫吸附试验。
3. 核酸扩增试验 敏感性和特异性高。
4. 血清学检测 用补体结合试验、ELLSA 或免疫荧光法检测血清特异性抗体。
5. 细胞学检查 取宫颈管分泌物涂片，行吉姆萨（Giemsa）染色，上皮细胞内找到包涵体即为阳性。

六、诊断

根据临床表现和实验室检查可确诊。

七、鉴别诊断

本病需与淋球菌性尿道炎、淋球菌性宫颈炎相鉴别。

八、治疗

1. 孕妇　首选阿奇霉素 1.0 g 顿服，或阿莫西林 500 mg 口服，每日 3 次，连用 7 日。

2. 新生儿　红霉素全身治疗，50 mg/（kg·d），分 4 次口服，连用 10～14 日，局部可用 1% 硝酸银液滴眼。

第六节　支原体感染

一、定义

感染人类的支原体以女性生殖道分离出人型支原体（mycoplasma hominis，MH）及解脲支原体（ureaplasma urealyticum，UU）最常见。

二、传播途径

本病主要通过性接触传播。

三、对胎儿和新生儿影响

在妊娠 16～20 周导致晚期流产、胎膜早破、早产或死胎、低体重儿和先天畸形等。新生儿可发生支原体肺炎、新生儿支原体血症。

四、临床表现

人型支原体感染多引起阴道炎、宫颈炎和输卵管炎，而解脲支原体多引起非淋菌性尿道炎（non-gonococcal urethritis，NGU）。

五、辅助检查

（1）支原体培养。

（2）血清学检查。

（3）PCR 技术较培养法更敏感、特异、快速，对临床诊断有价值。

六、诊断

根据临床表现，结合实验室检查可确诊。

七、鉴别诊断

本病需与阴道炎、宫颈炎相鉴别。

八、治疗

人型支原体和解脲支原体对多种抗生素均敏感。孕妇首选阿奇霉素 1 g 顿服；替代疗法为红霉素 0.5 g 口服，每日 2 次，连用 14 日。新生儿感染选用红霉素 25 ~ 40 mg/（kg · d），分 4 次静脉滴注，或口服红霉素，连用 7 ~ 14 日。

第七节　获得性免疫缺陷综合征

一、定义

获得性免疫缺陷综合征（acquired immunodeficiency syndrome，AIDS）又称艾滋病，是由人类免疫缺陷病毒（human immunodeficiency virus，HIV）引起的一种性传播疾病。HIV 属反转录 RNA 病毒。

二、传播途径

本病主要经性接触传播，其次为血液传播、母婴传播。

三、对母儿的影响

妊娠期加速 HIV 感染者从无症状期发展为艾滋病，并加重艾滋病及其相关综合征的病情。

四、临床表现

发热、体重下降，全身浅表淋巴结肿大，常合并各种机会性感染和继发恶性肿瘤。

五、辅助检查

（1）HIV 抗体检测：是诊断的金标准。首先进行初筛试验，包括酶联免疫吸附试验（ELLSA）和颗粒凝聚试验，如阳性需做确诊试验，包括免疫印迹试验（western blot test）和免疫荧光试验（TF）。

（2）病毒载量测定。

（3）CD4 淋巴细胞的检测：是判断疾病进展、临床用药疗效和预后的重要指标。

六、诊断

可根据病史、临床表现和实验室检查明确诊断。

七、鉴别诊断

本病需与原发性免疫缺陷病、继发性免疫缺陷病相鉴别。

八、治疗

1. 抗病毒药物

（1）方案一：齐多夫定（AZT）300 mg，2 次 /d；拉米夫定（3–TC）300 mg，1 次 /d；洛匹那韦（利托那韦片）（LPV/r）50 mg，2 次 /d。

（2）方案二：替诺夫韦（TDF）300 mg，1 次 /d；拉米夫定（3–TC）300 mg，1 次 /d；依非韦伦（EFV）600 mg，1 次 /d。

2. 其他免疫调节药　α 干扰素、IL–2 等也可应用。

3. 支持及对症治疗　加强营养，给予高蛋白质饮食，治疗机会性感染及恶性肿瘤。

4. 产科处理　尽可能缩短破膜至分娩的时间，尽量避免会阴侧切、人工破膜、胎头吸引器或产钳助产术等操作，建议在妊娠 38 周时选择性剖宫产。产后禁止母乳喂养。

（马　霞）

第十八章　妇科病史及体格检查

第一节　妇 科 病 史

一、病史采集方法

疾病的正确诊断往往取决于患者提供的病史是否完整、准确。因此，医务人员不仅要熟悉有关疾病的基本知识，还应掌握采集病史的基本方法。采集病史时，应态度和蔼、语言亲切。耐心细致地询问病情，必要时加以启发，但应避免暗示和主观臆测。对危急重症患者在初步了解病情后，应即行抢救，以免贻误治疗。外院转诊者，应索阅病情介绍作为重要参考资料。对不能亲自口述的危重患者，可询问最了解其病情的家属或亲友。偶有患者因难言之隐，故意否认与性生活有关的关键情节，此时既不可盲目信任其陈述，也不宜反复追问，可先行体格检查及辅助检查，再单独作补充询问，当不难了解真相。

二、病史内容

1. 一般项目　包括患者姓名、性别、年龄、籍贯、职业、民族、住址、入院日期、病史记录日期、病史陈述者。若非患者陈述，应注明陈述者与患者的关系。

2. 主诉　指促使患者就诊的主要症状（或体征）与持续时间。要求通过主诉，初步估计疾病的大致范围。妇科临床常见症状有外阴瘙痒、阴道出血、白带增多、闭经、下腹痛、下腹部包块及不孕等。若患者有停经、阴道出血及腹痛三种主要症状，则还应按其发生时间的顺序将主诉书写为：停经X日后，阴道出血X日，腹痛X小时。若患者无任何自觉不适，仅系妇科普查时发现早期宫颈癌，主诉应据实写为：发现“宫颈癌”X日。

3. 现病史　为病史的主要组成部分，应详加记述。包括从最早发病起至此次住院时疾病的发生、发展和治疗的全过程。应围绕主诉按时间顺序描述，包括起病时间及诱因、主要症状特点、伴随症状、诊治经过、一般情况（如食欲、大小便、体重变化以及有无寒战、发热等）、有鉴别意义的有关症状。

4. 既往史　包括以往健康状况、疾病史、传染病史、预防接种史、手术外伤史、输血史、药物过敏史及系统回顾等方面的内容。

5. 个人史　包括生活和居住情况、出生地和曾居留地区。有无烟、酒等嗜好，有无毒品使用史等。

6. 月经史　包括初潮年龄、月经周期、经期持续时间、经量和经期伴随症状及末次月经日期。如 14 岁初潮，每 28～30 日来月经，每次持续 5 日，可简写为 $14\frac{5}{28\sim30}$；每次经量多少（可问每日更换卫生巾次数），有无血块，经前有无不适（如乳房胀痛、水肿、精神抑郁或易激动等），有无痛经及疼痛部位、性质、程度以及痛经起始和消失时间。常规询问记录末次月经日期（LMP）及其经量和持续时间，若其流血情况不同于以往正常月经时，还应问明前次月经日期（PMP）。绝经后患者应询问绝经年龄，绝经后有无阴道出血、白带增多或其他不适。

7. 婚育史　婚次、每次结婚年龄、配偶情况及生育情况，后者包括足月产、早产、流产次数以及现存子女数。如足月产 1 次，无早产，流产 1 次，现存子女 1 人，可简写为 1-0-1-1，或仅用孕 2 产 1（G_2P_1）表示。记录分娩方式，分娩过程有无异常、末次妊娠分娩的实践及计划生育措施等。

8. 家族史　家族成员中有无遗传性疾病（如血友病、白化病等）、可能与遗传有关的疾病（如糖尿病、高血压、癌症等）以及传染病（如结核）等。

第二节 体格检查

体格检查应在采集病史后进行，包括全身检查、腹部检查和盆腔检查。除病情危急外，应按下列先后顺序进行。盆腔检查为妇科所特有，又称妇科检查。

一、全身检查

常规测量体温、脉搏、呼吸、血压，必要时测量体重和身高。其他全身检查项目包括患者神志、精神状态、面容、体态、全身发育及毛发分布情况、皮肤、淋巴结（特别是左锁骨上和腹股沟淋巴结）、头部器官、颈、乳房（注意其发育及有无包块或分泌物）、心、肺、脊柱及四肢。

二、腹部检查

腹部检查为妇科体格检查的重要组成部分，应在盆腔检查前进行。视诊观察腹部是否隆起或呈蛙腹状。腹壁有无瘢痕、静脉曲张、妊娠纹、腹壁疝、腹直肌分离等。扪诊腹壁厚度，肝、脾、肾有无增大及压痛，腹部是否有压痛、反跳痛或肌紧张，能否扪到包块。有包块时应描述包块部位、大小（以 cm 为单位或用相当于妊娠子宫月份表示）、形状、质地、活动度，表面是否光滑或有高低不平隆起以及有无压痛等。叩诊时注意鼓音和浊音分布范围，有无移动性浊音。若合并妊娠，应检查宫高、胎位、胎心及胎动等。

三、盆腔检查

盆腔检查又称妇科检查，包括外阴、阴道、宫颈、宫体及双附件检查。

（一）基本要求

（1）检查时态度应和蔼、认真、严肃，要争取病人的充分合作。如医生是男性，检查时应有第三者在场，且最好是女性。

（2）除尿失禁患者外，检查前应排空膀胱，必要时导尿。大便充盈者应在排便或灌肠后检查。

（3）每检查一人，应更换置于臀部下面的垫单或纸单，以防交叉感染。

（4）除尿瘘患者有时需取膝胸卧位外，一般盆腔检查时均取膀胱截石位。患者臀部置于检查台缘，头部略抬高，两手平放于身旁，以使腹肌松弛。检查者面向患者，立在患者两腿之间。危重患者不宜搬动时可在病床上检查。

（5）应避免经期做盆腔检查，但若为异常出血则必须检查。检查前应先消毒外阴，并使用无菌手套及器械，以防发生感染。

（6）对未婚患者禁做双合诊及阴道窥器检查，应限于用示指放入直肠内行直肠－腹部诊。若确有检查必要时，应先征得患者及家属同意后，方可以示指缓慢放入阴道扪诊。

（7）对疑有盆腔内病变的腹壁肥厚、高度紧张不合作或未婚患者，若盆腔检查不满意时，可在麻醉下进行彻底的盆腔检查，或改用超声检查。

（二）检查方法及步骤

1. 外阴部检查　观察外阴发育及阴毛多少和分布情况，有无畸形、水肿、皮炎、溃疡、赘生物或肿块，注意皮肤和黏膜色泽及质地变化，有无增厚、变薄或萎缩。然后用右手拇指和示指分开小阴唇，暴露阴道前庭及尿道口和阴道口。未婚者的处女膜完整未破，其阴道口勉强可容示指；已婚者的阴道口能容两指通过；经产妇的处女膜仅余残痕或可见会阴侧切瘢痕。检查时，还应让患者用力向下屏气，观察有无阴道前壁或后壁膨出、子宫脱垂或尿失禁等。

2. 阴道窥器检查　应根据患者阴道壁松弛情况，选用适当大小的阴道窥器，未婚者非经本人同意，禁用窥器检查。检查方法如下：

（1）放置和取出：将阴道窥器两叶合拢，用液状石蜡或肥皂液润滑两叶前端，以减轻插入阴道口时的不适感。若拟做宫颈刮片或阴道上段涂片细胞学检查，则不宜用润滑剂，以免影响检查结果，必要时可改用生理盐水润滑。放置窥器前先用左手示指和拇指分开两侧小阴唇，暴露阴道口，右手持预先备好的阴道窥器，避开敏感的尿道周围区，直接沿阴道侧后壁缓慢插入阴道内，然后向上、向后推进，边推边进，将两叶转平，并逐渐张开两叶，直至完全暴露子宫颈为止（图 18–1、图 18–2）。取出窥器前，应旋松侧部螺丝，待两叶合拢后再取出。无论放入还是取出过程中，注意必须旋紧窥器中部螺丝，以免小阴唇和阴道壁黏膜被夹入两叶侧壁间而引起患者剧痛或不适。

（2）视诊

1）阴道：观察阴道前、后壁和侧壁黏膜颜色、皱襞多少，是否有阴道隔或双阴道等

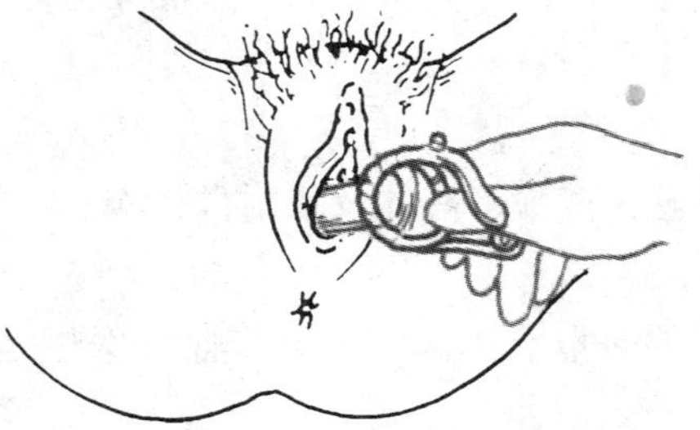

图 18–1　沿阴道侧后壁放入阴道窥器

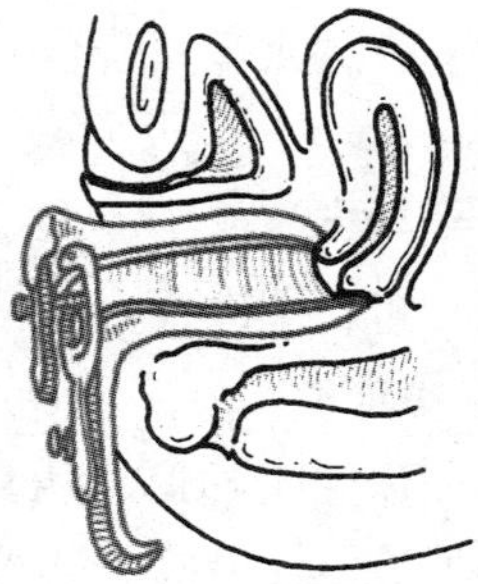

图 18–2　暴露子宫颈

先天畸形，有无溃疡、赘生物或囊肿等。注意阴道内分泌物量、性质、色泽，有无臭味。异常者应取分泌物作相应检查。

2）子宫颈：暴露子宫颈后，观察子宫颈大小、颜色、外口形状，有无出血、糜烂、撕裂、外翻、腺囊肿、息肉、肿块，子宫颈管内有无出血或分泌物，必要时行宫颈刮片及宫颈管分泌物涂片和培养。

3. 双合诊　检查者用一手的两指或一指放入阴道，另一手在腹部配合检查，称为双合诊。双合诊是盆腔检查中最重要的项目，其目的在于扪清内生殖器、子宫韧带、子宫旁结缔组织，以及盆腔内其他器官和组织是否异常及病变范围。

检查方法：根据个人习惯，用右手（或左手）戴好消毒手套，示、中两指涂润滑剂后，轻轻通过阴道口沿后壁放入阴道，检查阴道通畅度和深度，有无先天畸形、瘢痕、结节或肿块；再扪触子宫颈大小、形状、硬度及子宫颈外口情况，有无接触性出血，若上抬子宫颈时患者感疼痛，称宫颈举痛，为盆腔内器官有病变的表现。随后将阴道内两指放在子宫颈后方，另手掌心朝下手指平放在患者腹部平脐处，当阴道内手指向上、向前方抬举子宫颈时，腹部手指往下、往后按压腹壁，并逐渐向耻骨联合部移动，通过内、外手指同时分别抬举和按压，相互协调，即可扪清子宫的位置、大小、形状、软硬度、活动度以及有无压痛（图 18–3）。正常子宫位置一般是前倾略前屈。“倾”指子宫体纵轴与身体纵轴的关系。若子宫体朝向耻骨称前倾，朝向骶骨称后倾。“屈”指子宫体与子宫颈间的关系。若两者间的纵轴形成的角度朝向前方为前屈，形成的角度朝向后方为后屈。扪清子宫情况后，将阴道内两指由子宫颈后方移至一侧穹隆部，尽可能往上向盆腔深部扪触；与此同时，另一手从同侧下腹壁髂嵴水平开始，由上往下按压腹壁，与阴道内手指相互对合，以触摸该侧子宫附件处有无肿块、增厚或压痛。若扪及肿块，应查清其位置、大小、形状、软硬度、活动度、与子宫的关系及有无压痛等。正常卵巢偶可扪及，触之稍有酸胀感。正常输卵管不能扪及。

4. 三合诊　即腹部、阴道、直肠联合检查。检查时，除一手示指放入阴道，中指放入直肠以替代双合诊时阴道内的两指外，其余具体检查步骤与双合诊时相同（图 18–4）。三合诊的目的在于弥补双合诊的不足。通过三合诊可扪清后倾或后屈子宫的大小，发现子宫后壁、直肠子宫陷凹、子宫骶韧带及双侧盆腔后部的病变，估计盆腔内病变范围，特别是癌肿与盆壁间的关系，以及扪诊阴道直肠隔、骶骨前方或直肠内有无病变等。

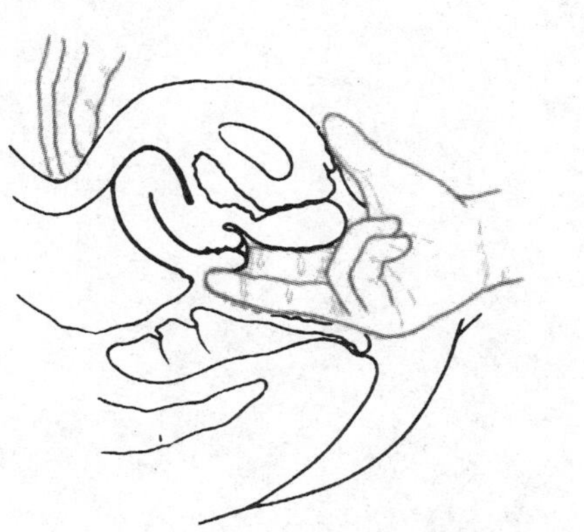

图 18–3　双合诊

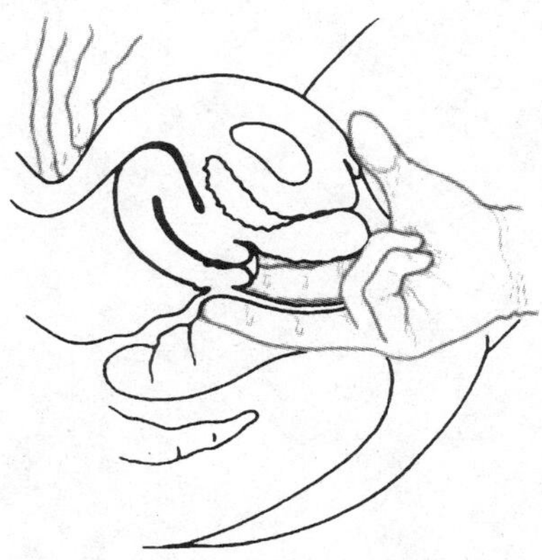

图 18–4　三合诊

5. 直肠 - 腹部诊　一手示指伸入直肠，另一手在腹部配合检查，称直肠 - 腹部诊。一般适用于未婚、阴道闭锁或因其他原因不宜行双合诊的患者。

（三）记录

通过盆腔检查，应将检查结果按解剖部位先后顺序记录：外阴、阴道、子宫颈、子宫体、附件。

（陈雪芹）

第十九章　女性生殖系统炎症

第一节　概　　述

女性生殖系统炎症是妇科常见疾病之一。正常情况下，女性生殖道具有生理防御机制。当生理防御机制被破坏、机体免疫功能降低、内分泌改变、内源性菌群失调或外源性致病菌侵入时，均可导致炎症发生。

女性生殖道的生理防御机制具有以下特点。

一、解剖学特点

（1）两侧大阴唇自然合拢，掩盖阴道口。

（2）阴道前、后壁紧贴，防止外界污染。

（3）子宫颈阴道部表面为复层鳞状上皮，抗感染能力强；子宫颈内口紧闭，子宫颈管有黏液栓，内含抗体。

（4）育龄女性子宫内膜周期性剥脱，子宫内膜分泌液含乳铁蛋白、溶菌酶等，有助于消除子宫腔感染。

（5）输卵管黏膜上皮细胞的纤毛向子宫腔方向摆动及输卵管蠕动，有助于阻止病原体逆行侵入。

二、阴道生态平衡

正常阴道内有病原体寄居形成阴道正常菌群，其中以乳酸杆菌占优势，它对维持阴道正常菌群起关键作用。阴道与这些菌群形成一种生态平衡而不致病，一旦生态平衡被破坏，即可导致炎症发生。雌激素使阴道上皮增生变厚并增加细胞内糖原含量，阴道上皮细胞分解糖原为单糖，阴道乳酸杆菌将单糖转化为乳糖，维持阴道正常的酸性环境（pH≤4.5，多为 3.8～4.4），使适应于弱碱性环境的病原体受到抑制，称为阴道的自净作用。

三、生殖道免疫系统

生殖道黏膜聚集有不同数量的淋巴组织及淋巴细胞，具有重要的免疫功能，发挥抗感染作用。

（冯　媛）

第二节　非特异性外阴炎

一、定义

外阴炎是指外阴皮肤与黏膜的炎症。非特异性外阴炎是由物理、化学因素而非病原体所致的外阴皮肤或黏膜的炎症。

二、病因

月经血、阴道分泌物、糖尿病患者的糖尿、粪瘘患者粪便的刺激及尿瘘患者尿液的长期浸渍，穿紧身化纤内裤，经期使用卫生巾导致局部通透性差，局部潮湿，均可引起非特异性外阴炎，非特异性外阴炎多为混合感染。

三、临床表现

1. 症状　患者多诉外阴瘙痒、疼痛、肿胀，且在性交、排尿、排便时症状加剧。

2. 体征　检查见外阴充血、肿胀，常有抓痕，严重者形成溃疡或湿疹。慢性炎症可致皮肤增厚、粗糙、皲裂等改变。

四、诊断

本病结合病史、症状和体征即可诊断，应排除滴虫、外阴阴道假丝酵母菌病、淋病奈瑟菌等导致的阴道炎。

五、治疗

1. 一般治疗　保持局部清洁、干燥，急性期应注意休息、避免性生活。

2. 局部治疗　可用0.1%聚维酮碘液或1∶5 000高锰酸钾液坐浴，坐浴后涂抗生素软膏或紫草油。也可选用中药水煎熏洗外阴部。急性期还可选用微波或红外线局部物理治疗。

3. 病因治疗　积极治疗糖尿病，若有尿瘘、粪瘘应及时行修补术，阴道炎、宫颈炎引起者应对阴道炎和宫颈炎进行治疗。

六、预防

注意个人卫生，勤换内裤，避免穿紧身裤，保持外阴清洁、干燥，及时治疗原发病。

（陈雪芹）

第三节　前庭大腺炎

一、定义

病原体侵入前庭大腺引起炎症，称为前庭大腺炎。

二、病因

在性交、分娩导致外阴部污染时，病原体易侵入腺体引起炎症。多为葡萄球菌、大肠埃希菌、链球菌、肠球菌混合感染。淋病奈瑟菌及沙眼衣原体感染近年来有所增加。此病育龄期女性多见，幼女及绝经后女性少见。急性炎症发作时，细菌侵犯腺管，腺管口因炎症发生肿胀、阻塞，渗出物不能排出，形成脓肿，称前庭大腺脓肿。

三、临床表现

1. 特点 炎症多发生于一侧。

2. 症状 患处肿胀、疼痛，可有行走不便、大小便困难。部分患者出现发热、腹股沟淋巴结肿大等全身症状。

3. 体征 检查见局部皮肤红肿、发热，压痛明显。当脓肿形成时，疼痛加剧，可触及波动感。当脓肿内压力增高时，表面皮肤变薄，脓肿可自行破溃。

四、诊断

根据临床症状及体征即可诊断。

五、治疗

1. 一般治疗 急性期需卧床休息，保持局部清洁。

2. 抗感染治疗 根据致病菌选用敏感抗生素。

3. 局部治疗 局部予1∶5 000高锰酸钾溶液坐浴。

4. 手术治疗 脓肿形成后可行脓肿切开引流并行造口术。

（陈雪芹）

第四节 前庭大腺囊肿

一、定义

前庭大腺囊肿系因前庭大腺腺管开口部阻塞，分泌物聚集于腺腔而形成。

二、病因

（1）前庭大腺腺管损伤，如分娩时会阴阴道裂伤或会阴后－侧切开术损伤腺管引起。

（2）前庭大腺脓肿消退后，由于腺管阻塞，导致黏液分泌物积聚。

（3）先天性腺管畸形，分泌物不能排出形成囊肿。

三、临床表现

（1）前庭大腺囊肿多由小逐渐增大，单侧多发，也可为双侧。

（2）若囊肿小且不伴感染，患者可无自觉症状；若囊肿增大，患者可有外阴坠胀感或性交不适。

（3）囊肿多呈椭圆形，位于外阴部后下方，可向大阴唇外侧突起。

四、治疗

本病予手术治疗，行前庭大腺囊肿造口术取代以前的囊肿剔除术。

（陈雪芹）

第五节　细菌性阴道病

一、定义

细菌性阴道病（bacterial vaginosis，BV）为阴道内正常菌群失调所致的、以加德纳菌为主的多种细菌混合感染，是最常见的一种阴道疾病，多发生于育龄期女性。

二、病因

细菌性阴道病是由于阴道内产过氧化氢的乳杆菌减少，致使其他微生物大量繁殖（特别是厌氧菌）。细菌性阴道病可引起很多不良结局，发生于妊娠期者可导致绒毛膜羊膜炎、胎膜早破、早产、剖宫产后子宫内膜炎，并有导致不良妊娠及增加妊娠期并发症的危险。

三、临床表现

1. 症状　10%～40%的患者可无临床症状。最常见的症状为阴道分泌物增多，有鱼腥臭味，可伴有轻度外阴瘙痒或烧灼感。

2. 体征　检查见分泌物稀薄，为灰白色，阴道黏膜无充血的炎症表现。

四、辅助检查

1. 阴道酸碱度检查　阴道 pH＞4.5。

2. 线索细胞（clue cell）检查　取少许分泌物放在玻片上，加 1 滴 0.9% 氯化钠溶液混合，置于高倍光镜下见到＞20%的线索细胞，即为阳性。

3. 胺臭味试验（whiff test）取阴道分泌物少许放在玻片上，加入 10%氢氧化钾溶液 1～2 滴，产生烂鱼肉样腥臭气味，即为阳性。

五、诊断

下列 4 项中有 3 项阳性即可诊断为细菌性阴道病：①均质、稀薄、灰白色的阴道分泌物。②阴道 pH＞4.5。③胺臭味试验阳性。④线索细胞阳性。

六、鉴别诊断

本病需与外阴阴道假丝酵母菌病、滴虫性阴道炎鉴别。

七、治疗

本病选用抗厌氧菌药治疗，可全身和局部同时用药。

1. 全身用药　首选甲硝唑，其次可选用替硝唑、克林霉素。

2. 局部用药　含甲硝唑栓剂或2%克林霉素软膏。

3. 性伴侣的治疗　性伴侣不需常规治疗，但对于反复发作的患者，应对性伴侣进行治疗。

4. 妊娠期处理　由于细菌性阴道病与不良妊娠结局有关，故对合并本病的孕妇多选择甲硝唑及克林霉素口服治疗。

（冯　媛）

第六节　外阴阴道假丝酵母菌病

一、定义

外阴阴道假丝酵母菌病（vulvovaginal candidiasis，VVC）曾称为外阴阴道念珠菌病，是由假丝酵母菌侵犯外阴和阴道浅表上皮细胞所导致的炎症。

二、病因及诱因

假丝酵母菌是一种条件致病菌，当全身及阴道抵抗力降低时，该菌大量繁殖而出现症状。常见发病诱因有大量应用广谱抗生素、妊娠、糖尿病、大量应用免疫抑制剂以及接受大量雌激素治疗。

三、传染途径

本病主要为内源性传染，寄生于人的口腔、肠道、阴道的假丝酵母菌，一旦条件适宜均可引起感染。少部分患者可通过性交直接传染或接触感染的衣物间接传染。

四、分类

1. 单纯性 VVC　临床症状轻，发作频率低。

2. 复杂性或难治性 VVC

（1）重度 VVC　症状重，皮肤黏膜破损。

（2）复发性 VVC　女性患 VVC 经治疗后症状和体征消失，病原体转阴，之后又出现症状，且复查真菌为阳性；或 1 年内发作 4 次或 4 次以上，称为复发性 VVC。

3. 妊娠期 VVC　在妊娠晚期发病率最高，易复发。由于发病诱因持续存在，治疗效果欠佳；新生儿发生鹅口疮和真菌性皮炎的概率明显增加。

五、临床表现

（1）外阴瘙痒、灼痛、性交痛及尿痛，部分患者阴道分泌物增多。

（2）阴道分泌物的特征为白色稠厚呈凝乳状或豆腐渣样。

（3）妇科检查可见外阴红斑，常伴有抓痕和皲裂、表皮脱落。小阴唇内侧及阴道黏膜附有白色块状物，擦拭后见红肿黏膜面，有时可见到糜烂及浅表溃疡。

六、辅助检查

1. 阴道分泌物检查　阴道分泌物中找到假丝酵母菌的芽生孢子或假菌丝即可诊断。

2. 阴道分泌物培养　多次湿片法检查为阴性而有症状或难治性病例，可采用培养法，同时行药物敏感试验。

3. pH 测定　具有鉴别意义，若 pH<4.5，可能为单纯假丝酵母菌感染；若 pH > 4.5，且涂片中有多量白细胞，可能存在混合感染。

七、诊断

根据临床表现及相关辅助检查可确诊。

八、治疗

本病治疗原则为：①积极消除 VVC 诱因。②规范化应用抗真菌药物。③性伴侣无需常规治疗，但难治性 VVC 患者的性伴侣应同时检查、治疗。④避免常规阴道冲洗。⑤急性期避免性生活。⑥同时治疗合并的其他性传播疾病。⑦个体化治疗。⑧长期口服抗真菌药者，应监测不良反应的发生。

1. 消除诱因　若有糖尿病应积极治疗，及时停止可降低免疫力、增加感染风险的治疗。勤换内裤，用过的内裤、盆及毛巾均应用开水烫洗。

2. 单纯性 VVC 的治疗　可局部用药，也可全身用药，主要以局部短效抗真菌药物为主。

（1）局部用药：可选用咪康唑栓剂、克霉唑栓剂、制霉菌素栓剂局部用药。

（2）全身用药：对局部用药不能耐受者、未婚女性及不愿意采用局部用药者，可选用口服药物。氟康唑 150 mg，顿服。

3. 重度 VVC 的治疗　以全身用药为主，症状严重者可配合局部治疗。

4. 复发性 VCC 的治疗　治疗原则包括强化治疗及巩固治疗。根据分泌物培养及药物敏感试验选择药物，达到病原菌治愈后，给予巩固治疗至半年。强化治疗若为局部治疗，延长治疗时间为 7 ~ 14 日。也可根据复发规律，在每月复发前给予局部用药巩固治疗。在治疗前应做真菌培养确诊。

5. 妊娠期 VVC 的治疗　选择对胎儿无害的抗真菌药局部用药为主，禁用口服唑类药物。

6. 治愈标准　VVC 治疗结束后 7 ~ 14 日和下次月经干净后进行随访，2 次随访病原体检查均为阴性为治愈。对 RVVC 在治疗结束后 7 ~ 14 日、1 个月、3 个月和 6 个月各随访 1 次。

（冯　媛）

第七节　滴虫阴道炎

一、定义

滴虫阴道炎（trichomonal vaginitis）是仅次于细菌性阴道病、外阴阴道假丝酵母菌病的第 3 位阴道炎症，是由阴道毛滴虫感染引起。

二、病因

阴道毛滴虫为厌氧性寄生原虫。隐藏在腺体及阴道皱襞中的滴虫于月经前、后常得以繁殖，引起炎症的发作。滴虫不仅寄生于阴道，还常侵入尿道或尿道旁腺，甚至膀胱、肾盂以及男方的包皮皱褶、尿道和前列腺中。由于男性感染滴虫后通常无症状，易成为感染源。也可经公共浴池、浴盆、浴巾、游泳池、坐式便器、污染的器械及敷料等传播。

三、临床表现

1. 症状　有 25%～50% 的患者感染早期无症状。大部分患者表现为阴道分泌物增多及外阴瘙痒，或有灼热、疼痛、性交痛等。瘙痒部位主要为阴道口及外阴。若尿道口有感染，可有尿频、尿痛，甚至血尿。

2. 体征　典型分泌物为黄绿色、脓性、稀薄、泡沫样。检查时见阴道黏膜充血，重者可有出血点，甚至子宫颈有出血斑点，形成“草莓样”子宫颈。

四、诊断

典型病例不难诊断，若在阴道分泌物中找到滴虫即可确诊。

五、治疗

由于滴虫性阴道炎可同时有尿道、尿道旁腺、前庭大腺受累，需全身用药。

1. 全身用药　初次治疗可选择甲硝唑。口服药物的治愈率为 90%～95%。

2. 性伴侣的治疗　因滴虫阴道炎主要由性行为传播，性伴侣应同时治疗，治疗期间禁止性交。

3. 妊娠合并滴虫阴道炎的治疗　妊娠期滴虫性阴道炎可致胎膜早破、早产。甲硝唑可通过乳汁排泄，损伤新生儿的肝，故哺乳期应避免用药，妊娠期用药最好取得患者及家属的知情同意。

4. 顽固病例的治疗　治疗后无症状者不需随访。治疗失败且排除再次感染者，增加甲硝唑的疗程及剂量仍有效。为避免出现复发症状，患者的内裤及毛巾用前应煮沸消毒，治疗患者的同时要对其性伴侣进行治疗。因滴虫阴道炎可合并其他性传播疾病，应注意除外。

（冯　媛）

第八节　萎缩性阴道炎

一、定义

萎缩性阴道炎常见于自然绝经或人工绝经后女性，也可见于产后闭经或药物假绝经治疗的女性。

二、病因

本病是由于雌激素分泌减少，阴道壁萎缩，黏膜变薄，上皮细胞内糖原减少，阴道内 pH 增高，使局部抗感染能力降低，致病菌侵入繁殖而引起炎症。

三、临床表现

1. 症状　主要表现为外阴灼热不适，瘙痒及阴道分泌物增多，可有尿频、尿痛等症状。

2. 体征　阴道分泌物稀薄，呈淡黄色，感染严重者可见脓血性分泌物。检查见阴道呈萎缩性改变，阴道黏膜充血，有散在小出血点或点状出血斑，有时见浅表溃疡。分泌物引流不畅可形成阴道积脓或子宫腔积脓。

四、诊断

依据患者的病史、症状及年龄一般能做出诊断，但应排除其他疾病才能诊断。阴道分泌物检查时，镜下见大量基底层细胞及白细胞而无滴虫及假丝酵母菌。

五、鉴别诊断

对有血性分泌物者，应与子宫恶性肿瘤鉴别，需常规做宫颈细胞学检查，必要时行分段诊刮术。对阴道壁肉芽组织及溃疡者，需与阴道癌相鉴别，可行局部组织活检。

六、治疗

本病治疗原则为补充雌激素以增加阴道抵抗力，抗生素抑制细菌的生长。

1. 增加阴道抵抗力　针对病因，主要治疗方法为补充雌激素，可局部用药也可全身用药。

2. 抑制细菌生长　阴道局部应用甲硝唑栓。对阴道局部干涩明显者，可应用润滑剂。

（冯　媛）

第九节　宫　颈　炎

宫颈炎主要指子宫颈阴道部和宫颈管黏膜受各种病原体感染而导致的一系列病理改变，50% 以上已婚女性患过宫颈炎。宫颈阴道部炎症的病原体一般与阴道病原体一致，临床上将宫颈炎分为急性和慢性两种。慢性宫颈炎多由急性宫颈炎未及时治疗或治疗不彻底转变而来，也有无急性炎症病史直接表现为慢性宫颈炎者。

一、急性宫颈炎

（一）定义及病因

急性宫颈炎多表现为宫颈管黏膜炎，主要见于感染性流产、产褥期感染、宫颈损伤或阴道异物并发感染。目前急性宫颈炎最常见的病原体为淋病奈瑟菌、沙眼衣原体。淋病奈瑟菌及沙眼衣原体均感染子宫颈管柱状上皮，沿黏膜面扩散引起浅层感染，致黏液脓性宫颈黏膜炎。病原体还可侵袭尿道移行上皮、尿道旁腺及前庭大腺，并引起相应症状。

（二）临床表现

1. 症状　本病主要症状为阴道分泌物增多，分泌物的刺激可引起外阴瘙痒，伴有腰酸及下腹部坠痛。此外，常有下泌尿道症状，如尿急、尿频、尿痛。

2. 体征　妇科检查见子宫颈充血、水肿、糜烂、黏膜外翻，有黏液脓性分泌物从子宫颈管流出。子宫颈触痛，且常有接触性出血。

（三）诊断

1. 体征　出现以下 2 个特征性体征之一：①在子宫颈管或棉拭子标本上，肉眼见到脓性分泌物。②用棉拭子擦拭宫颈管时，容易诱发宫颈管内出血。

2. 显微镜检查　①子宫颈管脓性分泌物涂片行革兰染色，中性粒细胞 > 30/ 高倍视野；②阴道分泌物湿片检查白细胞 > 10/ 高倍视野，排除滴虫性阴道炎可初步诊断急性宫颈炎。诊断后需进一步行衣原体和淋病奈瑟菌检查。

3. 病原体检测　检测衣原体、淋病奈瑟菌及是否有细菌性阴道病和滴虫性阴道炎。

（四）治疗

本病以全身治疗为主，针对病原体选用抗生素。

1. 急性淋病奈瑟菌性宫颈炎　选用治疗淋病的药物，治疗原则是及时、足量、规范、彻底，同时治疗性伴侣。目前主张大剂量、单次给药。

2. 衣原体感染所致宫颈炎　主要药物为四环素类、红霉素类及喹诺酮类。

由于淋病奈瑟菌感染常伴有沙眼衣原体感染，因此，一般治疗原则是如为淋病奈瑟菌性宫颈炎则治疗时除选用抗淋病奈瑟菌的药物外，同时应用抗沙眼衣原体感染的药物。

二、慢性宫颈炎

（一）定义及病因

慢性宫颈炎多由急性宫颈炎转变而来，也可为病原体持续感染所致。为子宫颈间质内有大量淋巴细胞、浆细胞等慢性炎细胞浸润，可伴有宫颈腺上皮及间质增生和鳞状上皮化生。

（二）临床表现

1. 症状　主要症状是阴道分泌物增多，呈淡黄色或脓性，形成息肉可出现血性分泌物或性交后出血，当炎症沿宫骶韧带扩散到盆腔时，可有腰骶部疼痛、下腹坠痛等。

2. 体征　妇科检查时可见子宫颈有不同程度糜烂样改变、肥大，有时质较硬，有时可见息肉、裂伤、外翻及宫颈腺囊肿。

（三）诊断

根据临床表现做出慢性宫颈炎的诊断并不困难，但应注意宫颈炎需与宫颈上皮内瘤样病变或早期宫颈癌鉴别，予阴道脱落血细胞检查，必要时行阴道镜及活体组织检查以明确诊断。

（四）治疗

慢性宫颈炎以局部治疗为主，不同病变采用不同的治疗方法。

1. 物理治疗　临床上常用的方法有激光、微波、红外线、冷冻、LEEP 治疗等。在治疗前，应常规做宫颈刮片行细胞学检查。治疗时间应选在月经干净后 3～7 日内进行，有急性生殖器炎症者列为禁忌。治疗后 8 周内禁盆浴、性生活和阴道冲洗。治疗后须定期复查，观察创面愈合情况直到痊愈。

2. 药物治疗　局部药物治疗适用于炎症浸润较浅的病例。

3. 手术治疗　有宫颈息肉者行息肉摘除术。对子宫颈肥大、表面光滑者可不行治疗，定期宫颈癌筛查即可。

（五）预防

积极治疗急性宫颈炎，避免分娩时或器械损伤子宫颈，产后发现宫颈裂伤应及时缝合。定期作妇科检查，发现宫颈炎症应予以积极治疗。

（杨春惠）

第十节　盆　腔　炎

一、定义

女性内生殖器及其周围的结缔组织、盆腔腹膜发生炎症时称盆腔炎（pelvic inflammatory disease，PID），包括子宫内膜炎、输卵管卵巢炎、盆腔结缔组织炎、盆腔腹膜炎和输卵管卵巢脓肿等。炎症可发生于一个部位，也可同时累及几个部位，最常见的是输卵管炎及输卵管卵巢炎。盆腔炎有急性和慢性两类。急性盆腔炎发展可引起弥漫性腹膜炎、败血症、感染性休克，甚至危及生命。若在急性期未能得到彻底治愈，则转为慢性盆腔炎，往往经久不愈，并可反复发作，严重时导致不孕，严重影响女性健康、生活及工作。由于医疗水平的提高、女性卫生保健知识的普及，严重危及生命的急性盆腔炎和久治不愈的慢性盆腔炎，目前临床已不多见。

二、病因

女性生殖道在解剖、生理上的特点是有比较完善的自然防御功能，增强了对感染的防御能力。但当机体免疫功能下降、内分泌发生变化或外源性致病菌侵入，均可导致炎症的发生。

病原体及其致病特点为：引起盆腔炎的病原体有两个来源，即外源性和内源性，内源性菌群包括需氧菌及厌氧菌，外源性病原体如淋病奈瑟菌、沙眼衣原体、结核分枝杆菌、铜绿假单胞菌等。

三、感染途径及诱发因素

1. 经淋巴系统蔓延　细菌经外阴、阴道、子宫颈及子宫体损伤处的淋巴管侵入盆腔结缔组织及内生殖器其他部分，是产褥感染、流产后感染及放置宫内节育器后感染的主要传播途径。

2. 沿生殖器黏膜上行蔓延　病原体侵入外阴、阴道后，可沿黏膜面经子宫颈、子宫内膜、输卵管黏膜至卵巢及腹腔。

3. 经血液循环传播　病原体先侵入人体的其他系统，再经血液循环感染生殖器，主要见于结核菌感染。

4. 经期卫生不良　使用不洁的月经垫、经期性交等，均可使病原体侵入而引起炎症。

上述感染的病原体以下生殖道内源性菌群的病原体为主，如葡萄球菌、链球菌、大肠埃希菌、厌氧菌等。

5. 诱发因素

（1）不洁性生活史、早年性交、多个性伴侣、性交过频者可致性传播疾病的病原体入侵，引起盆腔炎症。常见病原体为淋病奈瑟菌、沙眼衣原体或合并有需氧菌、厌氧菌感染。

（2）邻近器官炎症直接蔓延，如阑尾炎、腹膜炎等，以大肠埃希菌为主。

（3）慢性盆腔炎急性发作。

（4）宫内节育器可引起盆腔炎症。①在放置宫内节育器 10 日内，可引起急性盆腔炎，此时的感染以葡萄球菌、链球菌、大肠埃希菌、厌氧菌为主。②在长期放置宫内节育器后继发感染形成慢性炎症，有时可急性发作。

四、急性盆腔炎

（一）病理

（1）急性子宫内膜炎及急性子宫肌炎，多见于流产、分娩后，子宫内膜充血、水肿，炎性渗出物。

（2）急性输卵管炎、输卵管积脓、输卵管卵巢脓肿。

（3）急性盆腔结缔组织炎。

（4）急性盆腔腹膜炎。盆腔严重感染时，往往蔓延到腹膜，发炎的腹膜充血、水肿、纤维素性渗出，形成盆腔脏器粘连。

（5）败血症及脓毒血症。当病原体毒力强、数量多，患者抵抗力降低时，常发生败血症。若不及时控制，很快就会出现感染中毒性休克，甚至死亡。

（二）临床表现

1. 症状　可因炎症轻重及范围大小而有不同的临床表现。发病时下腹痛伴发热，若病情严重可有寒战、高热、头痛、食欲减退。

2. 体征　患者呈急性病容，体温升高，心率加快，腹胀，下腹部有压痛、反跳痛及肌紧张，肠鸣音减弱或消失。妇科检查：阴道充血，并有大量脓性分泌物，若见脓性分泌物从子宫颈口外流，说明宫颈黏膜或子宫腔有急性炎症。穹隆有明显触痛；子宫颈充血、水肿、举痛明显；子宫体稍大，有压痛，活动受限；子宫两侧压痛明显，可触及单侧或双侧增粗的输卵管，有明显压痛；输卵管、卵巢积脓，可触及包块且压痛明显；若有脓肿形成且位置较低，则可扪及后穹隆或侧穹隆有肿块且有波动感，三合诊常能协助进一步了解盆腔情况。

（三）辅助检查

1. 实验室检查　血常规、尿常规、红细胞沉降率（ESR）、C 反应蛋白（CRP）、宫颈分泌物及后穹隆穿刺液培养加药物敏感试验等可协助诊断。

2. 腹腔镜检查　可确诊急性盆腔炎，但是其临床应用有一定的局限性，镜下可见输卵管表面充血、水肿，伞端或浆膜面可见脓性渗出物。

（四）诊断

依据病史、症状及体征可做出初步诊断。此外，还需做必要的辅助检查。急性盆腔炎的临床诊断标准，需同时具备下列 3 项：①下腹压痛伴或不伴反跳痛。②子宫颈或子宫体举痛或摇摆痛。③附件区压痛。

下列标准可增加诊断的特异性：宫颈分泌物培养或革兰染色涂片淋病奈瑟菌阳性或沙眼衣原体阳性，体温超过 38℃，血白细胞总数 $>10\times10^9$/L，后穹隆穿刺抽出脓性液体，双合诊或 B 超检查发现盆腔脓肿或炎性包块。由于临床诊断急性输卵管炎有一定的误诊率，腹腔镜检查能提高确诊率。要明确感染的病原体，通过剖腹探查或腹腔镜直接采取感染部位的分泌物做细菌培养及药物敏感试验结果最准确，但临床应用有一定的局限性。

（五）鉴别诊断

急性盆腔炎应与急性阑尾炎、输卵管妊娠流产或破裂、卵巢囊肿蒂扭转或破裂等急症相鉴别。

（六）治疗

1. 支持疗法　注意卧床休息，给予高热量、高蛋白质、高维生素流食或半流食，补充液体，注意纠正电解质及酸碱失衡，必要时少量输血。高热时采用物理降温。尽量避免不必要的妇科检查以免引起炎症扩散，若有腹胀应行胃肠减压。

2. 药物治疗　主要为抗生素治疗。盆腔炎急性期经积极治疗，绝大多数能彻底治愈。抗生素的选用根据药物敏感试验较为合理，抗生素的应用要求达到足量，且须注意不良反应。在治疗过程中，根据药物敏感试验结果与临床治疗反应，随时予以调整。

3. 手术治疗　下列情况可采取手术治疗。手术方式可根据情况选择经腹手术或腹腔镜手术。

（1）药物治疗无效：盆腔脓肿形成经药物治疗 48 ~ 72 h 病情无缓解，持续高热，患者中毒症状加重或包块增大者。

（2）输卵管积脓或输卵管卵巢脓肿：经药物治疗病情有好转，继续治疗数日，肿块仍未消失但已局限。

（3）脓肿破裂：突然腹痛加剧，并出现寒战、高热、恶心、呕吐、腹胀，检查腹部拒按或有感染中毒性休克表现，均应怀疑为脓肿破裂，需立即剖腹探查。

4. 中药治疗　具有清热解毒、活血化瘀功效的药物，如：银翘解毒汤、安宫牛黄丸及紫血丹等。

（七）预防

做好经期、妊娠期及产褥期的卫生宣传。严格掌握产科、妇科手术指征，术时注意无菌操作。应治疗急性盆腔炎，防止转为慢性盆腔炎。注意性生活卫生，减少性传播疾病，经期禁止性交。

五、慢性盆腔炎

（一）病理

（1）慢性输卵管炎与输卵管积水。

（2）输卵管卵巢炎及输卵管卵巢囊肿。

（3）慢性盆腔结缔组织炎。

（二）临床表现

1. 症状　全身症状多不明显，可有低热或疲乏感。由于病程时间较长，部分患者可出现神经衰弱症状。当患者抵抗力差时，易有急性或亚急性发作。慢性炎症可引起瘢痕粘连及盆腔充血，常出现下腹部坠胀、疼痛及腰骶部酸痛。疼痛可在劳累、性交后及月经前后加剧。卵巢功能损害时可致月经失调，输卵管粘连阻塞时可致不孕。

2. 体征　子宫常呈后倾后屈，活动度差。子宫单侧或双侧触到呈条索状的增粗输卵管，并有轻度压痛。若为输卵管积水或输卵管卵巢囊肿，可触及囊性肿物，活动度差。若为盆腔结缔组织炎，子宫单侧或双侧有片状增厚、压痛，宫骶韧带增粗、变硬，有触痛。

（三）诊断

依据病史、症状和体征可做出初步诊断。有急性盆腔炎病史，以及症状和体征明显者，诊断较容易。但有时患者自觉症状较多，而无明显的盆腔炎病史及阳性体征，此时对慢性盆腔炎的诊断须慎重，以免轻率做出诊断，造成患者的思想负担。

（四）鉴别诊断

本病需与子宫内膜异位症、卵巢囊肿、卵巢癌及盆腔静脉淤血症相鉴别。

（五）治疗

慢性盆腔炎病程长，反复发作，单一疗法效果较差，以综合治疗为宜。

1. 一般治疗　加强营养，锻炼身体，提高抵抗力。

2. 中药治疗　清热利湿，活血化瘀。

3. 物理疗法　能促进盆腔局部血液循环，提高新陈代谢，以利炎症吸收和消退。常用的有短波、超短波、微波等。

4. 其他药物治疗　可采用糜蛋白酶或透明质酸酶治疗。

5. 手术治疗　输卵管积水或输卵管卵巢囊肿应行手术治疗；存在小感染灶，反复引起炎症急性发作者也应手术治疗。手术以彻底治愈为原则，行单侧附件切除术或全子宫加双侧附件切除术。对年轻女性应尽量保留卵巢功能。

（六）预防

注意个人卫生，锻炼身体，增强体质，及时彻底治疗急性盆腔炎。

（杨春惠）

第十一节　生殖器结核

一、定义

女性生殖器结核又称结核性盆腔炎，是由结核分枝杆菌感染引起的女性生殖器炎症，多见于20～40岁女性，也可见于绝经后女性。近年来，生殖器结核的发病率有升高趋势。

二、传播途径

血行传播为最主要的传播途径。结核分枝杆菌感染肺部后，1年内可累及生殖器，首先侵犯输卵管，然后依次扩散到子宫内膜、卵巢、子宫颈，侵犯阴道、外阴者较少。直接蔓延见于腹膜结核、肠结核。淋巴传播和性传播较少见。

三、临床表现

约20%的盆腔结核患者有结核家族史及自身其他器官结核史，本病往往缺乏明显的症状和体征。

1. 症状　部分患者可无症状，有的患者则症状较重。

（1）不孕：可能是患者就诊的唯一主诉。

（2）月经失调：早期可有经量过多，多数患者就诊时病程已久，子宫内膜已遭受不同程度破坏，而表现为月经稀少或闭经。

（3）下腹坠痛：由于盆腔炎症和粘连，可有不同程度的下腹坠痛，经期加重。

（4）全身症状：若为活动期，可有发热、盗汗、乏力、食欲减退、体重减轻等结核症状，轻者全身症状不明显，有时仅有经期发热，但症状重者可有高热等结核中毒症状。

2. 体征　患者无明显体征和其他自觉症状。较严重患者若有腹膜结核，检查时腹部有柔韧感或腹水征，形成包裹性积液时，可触及囊性肿块，边界不清，不活动，表面因有肠管粘连，叩诊空响。子宫往往因周围有粘连而使活动受限。

四、辅助检查

子宫内膜病理检查是诊断子宫内膜结核最可靠的依据。应选择在经前1周或月经来潮6 h内做刮宫术。刮宫时应注意刮取子宫角部内膜，找到典型结核结节，诊断成立，但阴性结果不能排除结核诊断。子宫腔小而硬，无组织刮出，结合病史、症状，仍应考虑子宫内膜结核。结核菌素试验为强阳性说明目前仍有活动性病灶，但不能说明病灶部位；若为阴性，表示未有过结核感染。影像学检查、腹腔镜检查、病原体检查、结核菌素试验、红细胞沉降率等检查均无特异性，仅作为参考。

五、诊断

结合病史、症状、体征可初步诊断，辅助检查可协助诊断，若能找到病原学或组织学证据即可确诊。

六、鉴别诊断

本病需与非特异性慢性盆腔炎、子宫内膜异位症、卵巢肿瘤、宫颈癌等鉴别。

七、治疗

1. 支持疗法　急性患者需卧床休息至少3个月，慢性患者可以从事部分轻工作，加强营养，适当参加体育锻炼，增强体质。

2. 抗结核药物治疗　抗结核药物治疗对女性生殖器结核90%有效。药物治疗应遵循的原则是早期、联合、规律、适量、全程。

3. 手术治疗　以全子宫及双附件切除术为宜，年轻女性应尽量保留卵巢功能。

八、预防

加强宣传，增强体质，预防接种卡介苗，积极治疗原发病。

（陈雪芹）

第二十章 外阴上皮非瘤样病变

第一节 外阴鳞状上皮增生

外阴上皮内非瘤样病变是指女性外阴皮肤和黏膜组织发生变性及色素改变的一组慢性疾病，以外阴色素脱失和瘙痒为临床特征，病因迄今不明。因病变部位皮肤及黏膜色素减退变白，又称为外阴白色病变。外阴上皮内非瘤样病变分为外阴鳞状上皮增生、外阴硬化性苔癣及其他外阴皮肤病。本节描述外阴鳞状上皮增生，其他两种病变在二、三节描述。

一、定义

外阴鳞状上皮增生（squamous hyperplasia of vulva）是以外阴瘙痒为主要症状、病因不明的鳞状上皮细胞良性增生为主的外阴疾病，多见于30～60岁女性。

二、病因

本病病因不明，可能与局部代谢失调、营养失调或过敏等有关。外阴皮肤长期潮湿、摩擦和分泌物刺激等是其诱发因素。

三、临床表现

1. 症状　主要症状为外阴奇痒。

2. 体征　检查可见病变累及大阴唇、阴蒂包皮、阴唇后联合等处，病变可呈局灶性、多发性或对称性。病变早期皮肤呈暗红或粉红色，角化过渡部位呈白色；晚期则皮肤增厚，色素增加，纹理增粗，似皮革样增厚。多数患者反复搔抓导致表皮抓破、皲裂、溃疡等。

四、诊断

本病除临床症状及体征外，病理检查可确诊。

五、鉴别诊断

本病主要与白癜风、白化病、癌和特异性外阴炎（如真菌性、糖尿病性）相鉴别。

六、治疗

1. 一般治疗　保持外阴部皮肤清洁干燥；忌食过敏和辛辣食物，少饮酒；忌用手或器械搔抓；忌穿不透气内裤；精神较紧张、瘙痒症状明显以致失眠者，可给予镇静、安眠和抗过敏药；服用维生素A、维生素B、维生素C等有一定疗效。

2. 局部药物治疗　控制瘙痒症状，采用糖皮质激素用药前可先用温水坐浴，每日2～3次，每次10～15 min，以促进药物吸收。

3. 物理治疗　常用方法有聚焦超声治疗，CO_2激光或氦氖激光、冷冻、电灼等治疗。

4. 手术治疗　手术可考虑单纯病灶切除或单纯外阴切除。

第二节　外阴硬化性苔癣

一、定义

外阴硬化性苔癣（lichen sclerosus of vulva）是一种以外阴及肛周皮肤萎缩变薄、色素减退变白为主要特征的疾病。

二、病因

本病病因不清，可能与自身免疫病、性激素缺乏、基因遗传疾病、感染、局部组织自由基作用有关。

三、临床表现

此病可发生于任何年龄女性，绝经后女性和青春期少女最多见，其次为幼女。主要表现为外阴瘙痒及性交困难。

四、诊断

本病根据症状、体征可做出初步诊断，确诊靠病理检查。

五、鉴别诊断

硬化性苔癣应与老年生理性萎缩、白癜风、白化病相鉴别。

六、治疗

1. 一般治疗　与外阴鳞状上皮细胞增生治疗相同。

2. 局部药物　治疗主要使用丙酸睾酮、黄体酮油膏局部涂擦。

3. 物理治疗　与外阴鳞状上皮细胞增生治疗相同。

4. 手术治疗　手术可考虑单纯病灶切除或单纯外阴切除。因恶变机会极少，很少采用手术治疗。

第三节　其他外阴皮肤病

除外阴硬化性苔癣合并鳞状上皮细胞增生外，其他外阴皮肤病均较少见。

一、外阴硬化性苔癣合并鳞状上皮细胞增生

外阴硬化性苔藓患者由于长期瘙痒和反复搔抓，可在原有病变基础上出现鳞状上皮细胞增生，即以往所称的外阴混合型营养不良，约占20%。因易合并不典型增生，应特别重视病理检查。当上述两种病变同时存在时，治疗应选用氟轻松软膏涂擦局部，根据病情可长期使用。

二、外阴白癜风

外阴白癜风是黑素细胞被破坏所引起的疾病。病因不明，无自觉症状，多数认为与自身免疫有关。多在青春期发病，表现为外阴大小不等、形态不一，单发或多发的白色斑片区，周围皮肤往往有过度色素沉着，界限分明。病变区皮肤光滑润泽，弹性正常，极少转变为癌。除伴发皮炎应按炎症处理外，一般不需治疗。

三、外阴白化病

外阴白化病系表皮基底层中仅含有大而灰白的不成熟黑素细胞不能制造黑素所致。为遗传性疾病，可表现为全身性，也可能在外阴局部出现白色病变。患者无自觉症状，不致癌变，无需治疗。

四、继发性外阴色素减退疾病

各种慢性外阴病变，如糖尿病外阴炎、外阴擦伤、外阴湿疣等长期刺激外阴，均可使外阴表皮过度角化，再经渗出物浸渍，角化表皮常脱屑而呈白色。患者多有局部瘙痒、灼热甚至疼痛等自觉症状。通常在原发疾病治愈后，白色区逐渐消失。

（冯　媛）

第二十一章　外阴肿瘤

第一节　外阴良性肿瘤

外阴良性肿瘤较少见，主要有平滑肌瘤、纤维瘤、脂肪瘤、乳头瘤、汗腺瘤及血管瘤等。

一、临床表现

1. 症状　常为患者自己发现外阴肿物，可伴有外阴瘙痒，无其他特异性症状。但随着肿物不断增长和生长部位不同，可出现下坠感、疼痛、排尿障碍、性交困难、行动不便等表现。肿瘤表面破溃可出现继发感染和出血。

2. 体征　体格检查可见外阴肿物。乳头瘤多生长于大阴唇上方，表面有多个小乳头；纤维瘤多位于大阴唇，呈皮下硬结或形成有蒂实性包块；汗腺瘤多位于大阴唇上部，边界清楚，隆起于皮肤表面；平滑肌瘤位于大阴唇、阴蒂或小阴唇，突出于皮肤表面，质硬，表面光滑。

二、诊断

本病根据病史、年龄特点及查体可初步诊断，组织学活检明确诊断；或直接切除肿瘤，术中行冷冻病理切片检查，以排除恶性肿瘤。

三、治疗

治疗以局部手术切除为主，手术治疗效果好。乳头瘤恶变率为2%～3%，乳头瘤应行术中冷冻病理检查，如有恶变，应适当扩大手术范围。

（陈雪芹）

第二节　外阴上皮内瘤变

外阴上皮内瘤变（vulva intraepithelial neoplasia，VIN）包括外阴鳞状上皮内瘤变和外阴非鳞状上皮内瘤变，是一组外阴上皮细胞异常增生的外阴疾病的统称。

一、病因

本病病因未完全明确。人乳头瘤病毒（16、18、31 和 33 型较常见）感染，可能是主要的致病因素。

二、临床表现

主要表现为外阴瘙痒、皮肤破损、烧灼感及溃疡，少部分可出现皮肤黏膜颜色改变，伴有丘疹、斑点、红斑等。

三、辅助检查

行局部活组织检查可明确诊断。

四、诊断

根据症状及体征可初步诊断，局部组织活检可明确诊断。

五、治疗

1. VIN Ⅰ（轻度非典型增生）可用药物治疗：5% 氟尿嘧啶（5-FU）软膏，外阴病灶涂抹；激光治疗。

2. VIN Ⅱ ~ Ⅲ（中重度非典型增生）采用手术治疗，行较广泛外阴病灶切除或单纯外阴切除。

（陈雪芹）

第三节　外阴恶性肿瘤

外阴恶性肿瘤占女性生殖道恶性肿瘤的 3% ~ 5%，好发于 60 岁以上女性。以鳞状细胞癌最常见，占外阴恶性肿瘤的 80% 以上。

一、外阴鳞状细胞癌

外阴鳞状细胞癌是最常见的外阴恶性肿瘤，好发于大、小阴唇。

1. 病因　尚不完全清楚。可能与病毒感染（HPV 16、18、31 型及单纯性疱疹病毒Ⅱ型、巨细胞病毒）和性传播疾病（梅毒、尖锐湿疣）有关，外阴癌患者常并发外阴色素减退疾病。

2. 转移途径　主要途径为直接浸润、淋巴转移，血运转移多发生在晚期。

3. 临床表现

（1）症状：主要为难治性外阴瘙痒和不同形态的肿物，较晚期癌可表现为疼痛、渗液和出血。

（2）体征：早期浸润癌无特异性，晚期病灶呈不规则肿块。癌灶可生长在外阴任何部位，大阴唇最多见，其次为小阴唇、阴蒂、会阴、尿道口、肛门周围等。

4. 辅助检查

（1）细胞学检查：病灶有糜烂、溃疡或色素沉着者可作细胞学涂片或印片。

（2）病理组织学检查：于病灶处行活体组织检查，但应注意取材的深度，避免误取坏死组织。

（3）其他：B超、CT、MRI、膀胱镜检、直肠指检有助诊断。

5. 诊断　根据病史、症状和体征诊断并不困难。

6. 鉴别诊断　本病应与外阴湿疣、外阴上皮非瘤变、外阴汗腺瘤等疾病鉴别。

7. 治疗　手术治疗为主，辅以放射及化学治疗。

（1）手术治疗。

（2）放射治疗：外阴鳞癌对放射线敏感，但外阴正常组织对放射线耐受性差，易发生严重放射反应，而难以达到放射根治剂量。

（3）化学药物治疗：常用药物有阿柔比星类、铂类、氟尿嘧啶等。

8. 预后及随访　预后与病灶大小、部位、细胞分化程度、有无淋巴结转移、治疗措施等有关。治疗后的外阴癌应按时进行随访。随访时间为：第1年：1～2个月1次；第2年：每3个月1次；第3～4年：每0.5年1次；5年及以后：每年1次。

二、外阴恶性黑色素瘤

外阴恶性黑色素瘤较少见，居外阴恶性肿瘤的第2位，常来自结合痣或复合痣。可发生于任何年龄，多见于小阴唇、阴蒂。表现有外阴瘙痒、出血、色素沉着范围增大。确诊靠组织病理检查，外阴黑痣有潜在恶变的可能，一旦发现应尽早完整切除。

三、外阴基底细胞癌

外阴基底细胞癌很少见，占外阴恶性肿瘤的2%～3%。好发于55岁以上绝经后期女性。表现为局部瘙痒和烧灼感，也可无症状。一旦确诊应手术治疗，外阴基底细胞癌治愈率很高，预后较好。

（何红芬）

第二十二章 宫颈肿瘤

宫颈癌（cervical cancer）是全球女性中仅次于乳癌的第 2 位常见恶性肿瘤，是最常见的妇科恶性肿瘤。宫颈细胞学检查可使宫颈癌得到早期诊断并早期治疗。

一、病因

（一）感染因素

1. 人乳头瘤病毒（HPV） 高危型 HPV 病毒持续感染是宫颈癌的主要发病因素，宫颈癌多与 HPV 16、18 等亚型感染有关。

2. 单纯疱疹病毒（HSV） 目前尚无证据证实 HSV 可直接致癌，一般认为，HSV-2 是宫颈癌发病的协同因素。

3. 其他病原体 巨细胞病毒（CMV）、梅毒螺旋体、滴虫、衣原体、真菌等感染也可能与宫颈癌发病有关。

（二）相关危险因素

宫颈癌病因至今尚未完全明了。根据国内、外资料，认为其发病与过早性生活、性生活紊乱、早婚、早育、密产、多产、吸烟、饮食、种族和地理环境等因素有关。

二、组织发生和发展

1. 宫颈癌的好发部位 宫颈原始鳞 - 柱交接部和生理性鳞 - 柱交接部之间所形成的区域称移行带区，为宫颈癌的好发部位。

2. 宫颈上皮内瘤样病变（cervical intraepithelld neoplasm，CIN） 是宫颈癌的癌前病变。根据异型细胞占据宫颈上皮质内的范围分为：CIN Ⅰ级，异型细胞局限在上皮质的下 1/3；CIN Ⅱ级，异型细胞局限在上皮质的下 1/3 ~ 2/3；CIN Ⅲ级，异型细胞几乎累及或全部累及上皮质，即子宫颈重度不典型增生及宫颈原位癌。

3. 宫颈浸润癌的形成 当宫颈上皮异型细胞突破上皮下基底膜，累及间质，则形成宫颈浸润癌。

三、转移途径

宫颈癌主要为直接蔓延及淋巴转移，血行转移极少见。

四、临床分期

宫颈癌临床分期见表 22-1。

表 22-1　宫颈癌临床分期（FIGO，2000 年）

期别	肿瘤范围
0 期	原位癌
Ⅰ期	宫颈癌局限在子宫颈（扩展至子宫体将被忽略）
$Ⅰ_A$	肉眼未见癌灶，仅在显微镜下可见浸润癌
$Ⅰ_{A1}$	间质浸润深度 <3 mm，宽度 $\leqslant 7$ mm
$Ⅰ_{A2}$	间质浸润深度 3～5 mm，宽度 $\leqslant 7$ mm
$Ⅰ_B$	肉眼可见癌灶局限于子宫颈，或者镜下病灶 $>Ⅰ_{A2}$
$Ⅰ_{B1}$	肉眼可见癌灶最大径线 $\leqslant 4$ cm
$Ⅰ_{B2}$	肉眼可见癌灶最大径线 >4 cm
Ⅱ期	肿瘤超越子宫，但未达骨盆壁或未达阴道下 1/3
$Ⅱ_A$	无子宫旁浸润
$Ⅱ_B$	有子宫旁浸润
Ⅲ期	肿瘤扩展到骨盆壁和（或）累及阴道下 1/3 和（或）引起肾盂积水或肾无功能
$Ⅲ_A$	肿瘤累及阴道下 1/3，没有扩展到骨盆壁
$Ⅲ_B$	肿瘤扩展到骨盆壁和（或）引起肾盂积水或肾无功能
Ⅳ期	肿瘤侵犯膀胱黏膜或直肠黏膜和（或）超出小骨盆
$Ⅳ_A$	癌浸润膀胱黏膜或直肠黏膜
$Ⅳ_B$	癌浸润超出小骨盆，有远处转移

五、临床表现

1. 症状　早期宫颈癌常无症状，与慢性宫颈炎无明显区别，主要表现如下。

（1）阴道出血：早期多为接触性出血，晚期为不规则阴道出血。

（2）阴道排液：患者常诉阴道排液增多，白色或血性，稀薄如水样或米泔状，有腥臭味。晚期因癌组织破溃，组织坏死，继发感染有大量脓性或米汤样恶臭白带。

（3）晚期症状：根据病灶侵犯范围出现不同的继发性症状，如尿频、尿急、便秘、便血、贫血及恶病质等。

2. 体征

（1）宫颈原位癌及微小浸润癌可无明显病灶，如一般宫颈炎的表现。

（2）外生型见宫颈赘生物向外生长，呈息肉状或乳头状突起，继而向阴道突起形成菜花状赘生物，表面不规则，合并感染时表面覆有灰白色渗出物，触之易出血。

（3）内生型则见宫颈肥大、质硬，宫颈管膨大如桶状，宫颈表面光滑或有浅表溃疡。

（4）晚期由于癌组织坏死脱落，形成溃疡或空洞伴恶臭。癌灶浸润阴道壁可见阴道壁赘生物，向两侧子宫旁组织侵犯，妇科检查扪及两侧增厚，结节状，质硬或形成冰冻盆腔状。

六、辅助检查

1. 宫颈脱落细胞学检查　普遍用于筛检宫颈癌。必须在宫颈移行带区刷落细胞检查，包括巴氏涂片、新柏氏液基薄层细胞学检测（TCT）。

2. 碘试验　是将碘溶液涂在子宫颈和阴道壁上，观察其着色情况。正常子宫颈阴道部和阴道鳞状上皮含糖原丰富，被碘溶液染为棕色或深赤褐色。若不染色，说明该处上皮缺乏糖原，可能有病变。

3. 阴道镜检查　是 CIN 和早期宫颈癌的重要辅助诊断方法之一。阴道镜只能提供可疑病变部位不能确定病变性质，不能代替细胞学检查，两者联合更有临床价值。

4. 宫颈和宫颈管活体组织检查　是确诊宫颈癌及其癌前病变最可靠和不可缺的方法，宫颈活检需在阴道镜下碘染色行多点活检并标记，必要时反复活检，宫颈管活检检查宫颈管内有无病变或肿瘤是否累及宫颈管。

5. 宫颈锥切术　当宫颈刮片多次检查为阳性，阴道镜检查异常，而宫颈活检为阴性或活检为原位癌时，需行宫颈锥切活检。

6. 其他检查　宫颈癌确诊后，一些辅助检查有助于临床分期，如宫腔镜检查，肺及骨的 X 线、CT 及 MRI 检查等。

七、诊断

本病根据病史、症状、体征、辅助检查并结合活体组织检查可确诊。

八、鉴别诊断

宫颈癌必须与宫颈良性疾病，如慢性宫颈炎、宫颈息肉、子宫内膜异位症、宫颈腺上皮外翻及宫颈肌瘤、宫颈乳头状瘤等鉴别。

九、治疗

本病应根据临床分期、患者年龄、全身情况、设备条件和医疗技术水平等综合考虑，制订适当的个体化治疗方案，采用以手术和放射治疗为主，化学治疗为辅。

（一）宫颈上皮内瘤变的治疗

1. 非手术治疗　包括电熨、电凝、冷冻、冷凝、激光及中药等。

2. 手术治疗　包括宫颈锥切和全子宫切除术。

CIN Ⅰ：暂时按炎症处理，每 3～6 个月随访宫颈细胞学检查（TCT），必要时再次活检，病变持续不变者继续观察。CIN Ⅱ：应选用电熨、激光、冷凝或宫颈锥切术进行治疗，术后每 3～6 个月随访 1 次。CIN Ⅲ：国内以手术治疗为主，一般采用宫颈锥形切除术或子宫切除术。如年轻又有生育要求，病灶局限又有随访条件者，可行宫颈锥形切除切术，术后需长期随访；原位癌治疗目前尚存争议，一般选择子宫切除术。

（二）宫颈浸润癌的治疗

1. 手术治疗　适应证：$Ⅰ_A$～$Ⅱ_A$ 期患者，无严重内、外科并发症，无手术禁忌证，年龄不限，但需根据全身情况能否耐受手术而定。$Ⅰ_{A1}$ 期：采用经腹全子宫切除术，卵巢正常者应予保留。$Ⅰ_{A2}$ 期：选用改良根治性子宫切除术，卵巢正常者应予保留。如淋巴管、血管中有癌栓者，应清除盆腔淋巴结。$Ⅰ_B$～$Ⅱ_A$ 期：采用子宫癌根治术及盆腔淋巴结清扫术，卵巢正常者应予保留。

2. 放射治疗　包括腔内及体外照射两方面，早期病例以腔内放射治疗为主，体外照射为辅。晚期则以体外照射为主，腔内放射治疗为辅。

3. 手术及放射综合治疗 适用于较大病灶，术前先放射治疗，待癌灶缩小后再行手术。或术后证实淋巴结或子宫旁组织有转移或切除残端有癌细胞残留，放射治疗作为手术后的补充治疗。

4. 化学治疗 宫颈癌的化学治疗主要用于晚期或复发转移的患者。近年也采用化学治疗作为手术或放射治疗的辅助治疗，用以治疗局部巨大肿瘤。

5. 新辅助化学治疗 放射治疗前或手术前化学治疗又称新辅助化学治疗，其效果明显优于手术后或放射治疗后的补救性化学治疗。

6. 生物治疗 以免疫治疗为主的生物治疗正在逐步成为宫颈癌治疗的辅助手段之一，包括肿瘤疫苗、细胞因子等。目前主要处于实验室研究阶段。

十、宫颈癌合并妊娠

宫颈癌合并妊娠较少见。早期妊娠或妊娠期出现阴道出血均需常规作阴道窥器检查，若子宫颈有可疑病变应做宫颈细胞学检查、荧光检查、阴道镜检查、宫颈活检，以免漏诊和误诊。妊娠时宫颈锥切术可导致母亲与胎儿的不良后果，手术时间应选择在妊娠中期。妊娠早期宫颈锥切术的流产率高达33%以上。

宫颈癌 I_{A} 期合并妊娠的处理，目前国内尚无成熟意见。处理原则要从癌症和妊娠双方面考虑。

十一、预后

本病预后与临床期别、病理类型及治疗方法有关。早期时手术与放射治疗效果相近，腺癌放射治疗效果不如鳞癌。淋巴结无转移者，预后好。晚期病例的主要死因有：①尿毒症：肿瘤压迫双侧输尿管引起。②出血：病灶侵犯大血管而引起。③感染：局部或全身感染。④恶病质：全身重要器官转移或全身衰竭而死亡。

十二、随访

宫颈癌患者治疗后出院时，应向其说明随访的重要性，并核对通信地址。随访时间：一般在出院后第1年内，出院后1个月行第1次随访，以后每隔2～3个月复查1次。出院后第2年，每3～6个月复查1次。出院后第3～5年，每半年复查1次。第6年开始每年复查1次。随访内容除临床检查外，应定期进行X线胸片和血常规检查。

十三、预防

（1）普及防癌知识，提倡晚婚、少育，开展性卫生教育。

（2）发挥女性防癌保健网作用，定期开展宫颈癌的普查普治，每1～2年1次，做到早发现、早诊断和早治疗。凡30岁以上女性至妇科门诊就诊者，应常规做TCT检查，有异常者应进一步处理。

（3）积极治疗中、重度宫颈炎；及时诊断和治疗宫颈CIN，以阻断宫颈癌的发生。

（何红芬）

第二十三章 子宫肿瘤

第一节 子宫肌瘤

一、定义

子宫肌瘤（leiomyoma of uterus）又称子宫平滑肌瘤，是发生于子宫平滑肌及结缔组织的良性肿瘤，是最常见的妇科良性肿瘤。多见于30～50岁女性，以40～50岁最多见，但多数患者因无症状而未就诊。

二、病因

本病确切病因尚不明了，性激素可能是肌瘤发生的必要因素。雌激素能使子宫肌细胞增生肥大，肌层变厚，子宫增大。子宫肌瘤组织中雌激素受体和雌二醇含量较正常子宫肌组织高。合并妊娠时，胎盘催乳素有促进雌二醇对肌瘤的作用，故子宫肌瘤生长加快。同时卵巢功能、激素代谢均受高级神经中枢的调控，故神经中枢活动对肌瘤发病也可能起到重要作用。

三、分类

按肌瘤所在部位分为宫体肌瘤（约占92%）和宫颈肌瘤（约占8%）。肌瘤原发于子宫肌层，根据肌瘤发展过程中与子宫肌壁的关系分为以下3类（图23-1）。

1. 肌壁间肌瘤　肌瘤位于子宫肌壁内，占60%～70%。

2. 浆膜下肌瘤　肌瘤向子宫浆膜面生长，突起在子宫表面，约占20%。

3. 黏膜下肌瘤　肌瘤向子宫黏膜方向生长，突出于子宫腔，仅由黏膜层覆盖，称为黏膜下肌瘤。占10%～15%。黏膜下肌瘤易形成蒂，带蒂的黏膜下肌瘤可经子宫颈口脱出至阴道。

若不同类型的子宫肌瘤同时发生或肌瘤数超过2个，称多发性子宫肌瘤。

四、病理

1. 巨检　肌瘤为实质性球形包块，表面光滑，与周围肌组织有明显界限。虽无包膜，但肌瘤周围的子宫肌层受压形成假包膜，其与肌瘤间有一层疏松网隙区域，手术时容易剥出。肌瘤呈灰白色，质地硬，切面呈漩涡状。

2. 镜检　肌瘤由平滑肌纤维相互交叉组成，漩涡状或栅栏状，其间掺有不等量的纤维结缔组织。

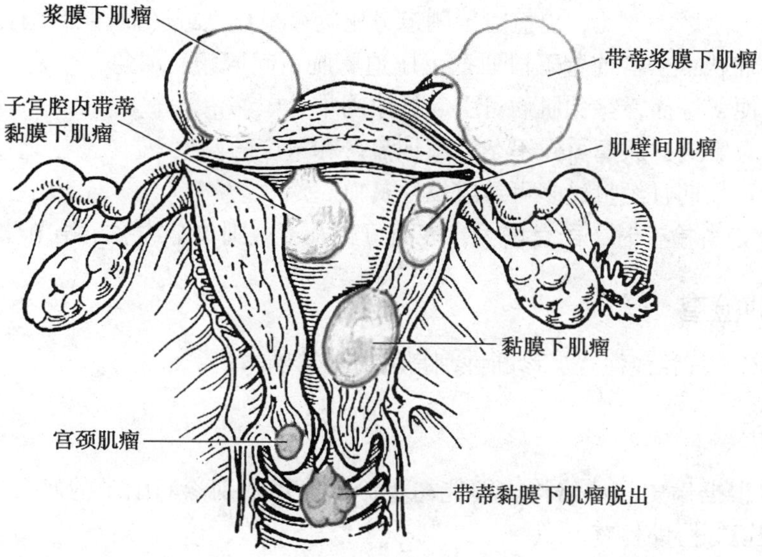

图 23-1　子宫肌瘤的部位及分类

五、肌瘤变性

肌瘤失去其原有典型结构时称肌瘤变性，常见的变性如下。

1. 玻璃样变　最多见。肌瘤切面漩涡状结构消失，被均匀的透明样物质取代。镜下见病变区域肌细胞消失，为透明的无结构区。

2. 囊性变　继发于玻璃样变，组织坏死、液化形成多个囊腔，可单房或多房，囊内含清亮无色液体或胶冻状物。镜下见囊腔壁无上皮覆盖。

3. 红色样变　多见于妊娠期或产褥期，为一种特殊类型的坏死，其发生原因尚不清楚。患者常表现为急性剧烈腹痛、发热，检查肌瘤迅速增大等。肌瘤创面呈暗红色，质软，腥臭味。镜下见肌瘤组织水肿和广泛出血，有小血栓形成。

4. 脂肪变　绝经后女性多见。肌瘤剖面呈黄色，漩涡结构消失。镜下巨细胞内有脂肪溶解形成的空泡，变性区呈均匀无细胞结构。

5. 钙化　继发于脂肪变性。镜下见深蓝色大小不一的层状钙盐沉积。

6. 肉瘤样变　肌瘤恶变即为肉瘤变，发生率低于1%。多见于年龄较大女性。因无明显症状，易被忽视。肌瘤在短期内迅速增大或伴不规则阴道出血及绝经后子宫肌瘤增大，更应警惕发生恶变。

六、临床表现

1. 症状　多无明显症状，症状出现与肌瘤部位、有无变性有关，与肌瘤大小、数目关系不大。

（1）经量增多及经期延长：多见于大的肌壁间肌瘤及黏膜下肌瘤。

（2）下腹包块：肌瘤较小时在腹部触不到肿块，当肌瘤增大使子宫超过 3 个月妊娠大时可触及。

（3）白带增多：肌壁间肌瘤使子宫腔面积增大或子宫黏膜下肌瘤感染，可见大量脓性白带，若肌瘤有溃烂、坏死、出血时，阴道分泌物可呈血性或脓血性，并有恶臭味。

（4）压迫症状：子宫前壁下段肌瘤可压迫膀胱引起尿频、尿急，子宫后壁肌瘤可引起下腹部不适、便秘等症，宫颈肌瘤可引起排尿困难、尿潴留。

（5）对生育影响：肌瘤可致不孕，增加流产和早产的发生率。

（6）贫血：长期月经量过多可致继发性贫血。

2. 体征　妇科检查时，子宫增大，表面可触及不规则单个或多个结节状突起。

七、辅助检查

B 超、MRI、宫腔镜检查、诊断性刮宫可协助诊断本病。

八、诊断

本病通常根据病史和体格检查即能初步诊断。对个别诊断困难的患者，可采用 B 超、腹腔镜、宫腔镜等协助检查。

九、鉴别诊断

1. 妊娠子宫　注意肌瘤囊性变与妊娠子宫先兆流产鉴别，妊娠者有停经史，子宫随停经月份增大、变软，血 hCG 及 B 超可确诊。

2. 卵巢肿瘤　一般无月经改变，多为偏于一侧的囊性肿块，能与子宫分开。实质性卵巢肿瘤可误认为是带蒂浆膜下肌瘤，肌瘤囊性变可被误诊为卵巢囊肿。应结合病史，仔细行三合诊检查，注意肿块与子宫的关系。

3. 子宫腺肌病及腺肌瘤　两者均可使子宫增大，经量增多，但子宫腺肌病时，子宫常均匀性增大，子宫肌瘤则表现子宫有不规则结节状突起。子宫腺肌病及腺肌瘤患者多数有继发性痛经，且进行性加重，子宫很少超过 2 ~ 3 个月妊娠大小，且有经期子宫增大、经后缩小的特征。两者鉴别有时较困难。

4. 盆腔炎性包块　常有盆腔感染病史。包块边界不清，与子宫粘连或不粘连，有压痛，抗感染治疗后症状、体征好转。B 超检查可协助鉴别。

5. 子宫畸形　双子宫或残角子宫易误诊为子宫肌瘤。子宫畸形自幼即有，无月经改变等。B 超检查、腹腔镜检查、子宫输卵管造影可协助诊断。

十、治疗

根据患者年龄、生育要求、症状、肌瘤大小等情况全面考虑。

1. 随访观察　无症状肌瘤，特别是近绝经期女性一般不需治疗，每 3 ~ 6 个月随访 1 次。

2. 药物治疗　多适用于症状轻、近绝经年龄或不宜手术患者。

（1）促性腺激素释放激素类似物（GnRH-a）：常用药物有醋酸亮丙瑞林，每次 3.75 mg。每月皮下注射 1 次，长期用药受限制。

（2）其他药物：米非司酮，每日 12.5 mg 口服，但不宜长期使用。

3. 手术治疗

（1）手术适应证：①经量过多致继发贫血，药物治疗无效者。②严重腹痛、慢性腹痛或急性腹痛的患者。③有膀胱、直肠压迫症状者。④能确定肌瘤是导致不孕或反复流产的唯一原因患者。⑤肌瘤生长较快，怀疑有恶变者。

（2）手术方式：①肌瘤切除术。②子宫切除术。

十一、子宫肌瘤合并妊娠

子宫肌瘤合并妊娠的发病率占肌瘤患者的0.5%～1%，占妊娠0.3%～0.5%。因肌瘤小又无症状，在妊娠分娩过程中易被忽略。

1. 妊娠合并子宫肌瘤对妊娠、分娩的影响

（1）黏膜下肌瘤阻碍受精卵着床或致早期流产。

（2）较大肌壁间肌瘤合并妊娠时由于机械性阻碍或子宫腔畸形，也易流产。

（3）浆膜下肌瘤可发生慢性或急性蒂扭转，导致肌瘤坏死、感染、化脓等。

（4）较大肌瘤妊娠期可使胎位异常，并发生胎儿宫内发育迟缓、胎盘低置或前置等。分娩过程中可发生产道阻塞、胎先露部下降困难造成难产，也可引起宫缩乏力而致产程延长、产后出血等。妊娠期子宫充血，组织水肿，平滑肌细胞肥大，肌瘤明显增大，分娩后逐渐缩小。妊娠期肌瘤迅速增大可发生红色样变，出现剧烈腹痛伴恶心、呕吐，发热，白细胞计数升高。

2. 治疗　确诊后采用非手术治疗。妊娠合并肌瘤者多能自然分娩，不需急于干预，但要预防产后出血。若肌瘤阻碍胎儿下降可做剖宫产。剖宫产时是否同时切除肌瘤或切除子宫，需根据肌瘤大小、部位和患者情况决定。产褥期肌瘤易发生红色样变，采用非手术治疗，对症处理后几乎均能自行缓解。

第二节　子宫肉瘤

一、定义

子宫肉瘤（sarcoma of uterus）较罕见，是恶性程度较高的女性生殖器肿瘤，来源于子宫肌层、肌层内结缔组织和内膜间质，占子宫恶性肿瘤的2%～6%。

二、分类

根据不同的组织发生来源，子宫肉瘤主要分为以下三类。

1. 子宫平滑肌肉瘤　最多见，来自子宫肌层或子宫血管壁平滑肌纤维，也可由子宫肌瘤肉瘤变而成。巨检见肉瘤呈弥漫性生长，与子宫肌层无明显界限。

2. 子宫内膜间质肉瘤　来自子宫内膜间质细胞，分两类：

（1）低度恶性间质肉瘤：曾称淋巴管内间质肉瘤，少见。

（2）高度恶性间质肉瘤：少见，恶性程度较高。

3. 恶性中胚叶混合瘤　很少见。来自残留的胚胎细胞或间质细胞化生。肿瘤含肉瘤和癌两种成分，又称癌肉瘤。

三、转移途径

本病转移途径包括血行播散、直接蔓延及淋巴转移，以血行播散为主。

四、临床分期

子宫肉瘤一般按 FIGO 分期标准进行分期（表 23-1）。

表 23-1 子宫肉瘤临床分期（FIGO）

期别	肿瘤范围
Ⅰ期	肿瘤局限于子宫体
Ⅱ期	肿瘤浸润至子宫颈
Ⅲ期	肿瘤超出子宫范围，侵犯盆腔其他脏器及组织，但局限于盆腔
Ⅳ期	肿瘤超出盆腔范围，侵犯上腹腔或已有远处转移

五、临床表现

1. 症状　早期症状不明显。随病情发展可出现如下症状。

（1）阴道不规则出血：最常见，主要表现为月经过多或绝经后出血。

（2）腹痛：肉瘤生长快，子宫增大或瘤内出血、坏死、子宫肌壁破裂可引起急性腹痛。

（3）腹部包块：患者常诉下腹部块物迅速增大，可在下腹扪及。

（4）压迫症状及其他：压迫膀胱或直肠，出现尿频、尿急、尿潴留、大便困难等症状。晚期可出现全身消瘦、贫血、低热等相应症状。

2. 体征　子宫增大，形状不规则，有时子宫颈口及阴道内可见脱出的肌瘤样肿物，合并感染时可有恶臭分泌物。

六、辅助检查

可选用阴道 B 超、诊断性刮宫及组织病理学检查。

七、诊断

子宫肉瘤患者的症状、体征无特异性，术前诊断较为困难。

八、治疗

本病治疗以手术为主，Ⅰ期行全子宫及双侧附件切除术。宫颈肉瘤、子宫肉瘤Ⅱ期、癌肉瘤应行根治性子宫切除及盆腔淋巴结清扫术，必要时行腹主动脉旁淋巴结活检。根据病情，术后化学治疗或放射治疗可提高疗效。

九、预后

本病复发率高，预后差，5 年生存率为 20%～30%，预后与肉瘤类型、恶性程度、肿瘤分期、有无转移及治疗方法有关。

第三节　子宫内膜癌

一、定义

子宫内膜癌（endometrial carcinoma）又称子宫体癌，是指子宫内膜发生的癌，绝大多数为腺癌。为女性生殖道常见三大恶性肿瘤之一。

二、病因

本病确切病因仍不清楚，可能与下列因素有关。

1. 雌激素　对子宫内膜长期持续刺激作用，与无排卵性功能失调性子宫出血、多囊卵巢综合征、功能性卵巢肿瘤、绝经后长期服用雌激素而无黄体酮拮抗有关。

2. 体质因素　子宫内膜癌易发生在肥胖、高血压、糖尿病、未婚和少产的女性。这些因素是子宫内膜癌的高危因素。

3. 遗传因素　约 20%的内膜癌患者有家族史。

三、转移途径

子宫内膜癌生长缓慢，局限在内膜时间较长，也有极少数发展较快。转移途径主要为直接蔓延、淋巴转移，晚期有血行转移。

四、临床分期

子宫内膜癌至今仍用国际妇产科联盟的手术 – 病理分期（表 23–2），对手术治疗者采用临床分期（表 23–3）。

表 23–2　子宫内膜癌病理分期（FIGO，2000）

期别	肿瘤范围
Ⅰ期	肿瘤局限于子宫体
$Ⅰ_A$	肿瘤局限于子宫内膜
$Ⅰ_B$	肿瘤浸润深度≤ 1/2 肌层
$Ⅰ_C$	肿瘤浸润深度 > 1/2 肌层
Ⅱ期	肿瘤侵犯子宫颈，但未超出子宫
$Ⅱ_A$	仅子宫颈内膜腺体受累
$Ⅱ_B$	子宫颈间质受累
Ⅲ期	局部和（或）区域转移
$Ⅲ_A$	肿瘤侵犯浆膜层和（或）附件，腹水或腹腔冲洗液中有癌细胞
$Ⅲ_B$	阴道浸润（直接蔓延或转移）
$Ⅲ_C$	盆腔或腹主动脉旁淋巴结转移

续表

期别	肿瘤范围
Ⅳ期	
$Ⅳ_A$	肿瘤侵犯膀胱和（或）直肠黏膜
$Ⅳ_B$	远处转移（包括腹腔内淋巴结转移，不包括阴道、盆腔腹膜、附件及腹主动脉旁淋巴结的转移）

表 23-3　子宫内膜癌临床分期（FIGO，1971）

期别	肿瘤范围
Ⅰ期	癌瘤局限于子宫体
$Ⅰ_A$	子宫腔深度≤ 8 cm
$Ⅰ_B$	子宫腔深度＞8 cm
	腺癌组织学分级：G1　高分化腺癌 G2　中分化腺癌（有部分实质区域的腺癌） G3　低分化腺癌（大部分或全部为未分化癌）
Ⅱ期	癌瘤累及子宫体及子宫颈，但局限于子宫，无子宫外病变
Ⅲ期	癌瘤播散于子宫外，局限于盆腔内（阴道、子宫旁组织可能受累，但未累及膀胱、直肠）
Ⅳ期	癌瘤播散于盆腔内，累及膀胱及直肠（黏膜明显受累），或有盆腔外远处转移
$Ⅳ_A$	膀胱、直肠受累
$Ⅳ_B$	远处转移

五、临床表现

1. 症状　早期无明显症状，仅在普查或因其他原因检查时偶然发现，一旦出现症状表现为：

（1）阴道出血：主要表现为绝经后阴道出血，量一般不多，大量出血者少见，或为持续性或间歇性流血；尚未绝经者则诉经量增多、经期延长或经间期出血。

（2）阴道排液：少数患者诉排液增多，早期多为浆液性或浆液血性排液，晚期合并感染则有脓血性排液，并有恶臭味。

（3）疼痛：通常不引起疼痛。晚期癌浸润周围组织或压迫神经引起下腹及腰骶部疼痛，并向下肢及足部放射。

（4）全身症状：晚期患者常伴全身症状，如贫血、消瘦、恶病质、发热及全身衰竭等。

2. 体征　早期时妇科检查无明显异常，子宫正常大小、活动，双侧附件软、无块物。当病情逐渐发展，子宫增大、稍软。晚期时偶见癌组织自子宫口脱出，质脆，触之易出血。

六、辅助检查

1. 细胞学检查　即从阴道后穹隆或宫颈管，吸取分泌物作涂片寻找癌细胞，阳性率不高。

2. B超检查　极早期时见子宫正常大，仅见子宫腔线紊乱、中断。典型内膜癌声像图为子宫增大或绝经后子宫相对增大。

3. 宫腔镜检查　可直视子宫腔，若有癌灶生长，能直接观察病灶大小、生长部位、形态，并可取活体组织送病理检查。

4. MRI、CT、淋巴造影等检查　有条件者可选用MRI、CT和淋巴造影检查及血清CA125检测。

5. 分段刮宫　是确诊内膜癌最常用、最可靠的方法。先用小刮匙环刮宫颈管，再进子宫腔搔刮内膜，取得的刮出物分瓶标记送病理检查。

七、诊断

除根据病史、症状和体征外，最后确诊需根据分段刮宫病理检查结果。

八、鉴别诊断

1. 绝经过渡期功能失调性子宫出血（简称绝经过渡期功血）　主要表现为月经紊乱，如经量增多、经期延长、经间期出血或不规则出血等。妇科检查无异常发现，与内膜癌的症状和体征相似，临床上难以鉴别。应作分段刮宫活体组织检查以确诊。

2. 老年性阴道炎　主要表现为血性白带，需与内膜癌鉴别。

3. 子宫黏膜下肌瘤或内膜息肉　多表现为月经过多及经期延长。及时行分段刮宫、宫腔镜检查及B超检查等，确诊并不困难。

4. 原发性输卵管癌　主要表现为阴道排液、阴道出血和下腹疼痛。分段刮宫阴性，子宫旁扪及块物。而内膜癌刮宫阳性，子宫旁无块物扪及。B超检查有助于鉴别。

5. 老年性子宫内膜炎合并宫腔积脓　常表现阴道排液增多，浆液性、脓性或脓血性。子宫正常大或增大变软，扩张宫颈管及诊刮即可明确诊断。

6. 宫颈管癌、子宫肉瘤　均表现为不规则阴道出血及排液增多。宫颈管癌病灶位于宫颈管内，宫颈管扩大形成桶状宫颈。子宫肉瘤一般多在子宫腔内以致子宫增大。分段刮宫及宫颈活检即能鉴别。

九、治疗

治疗应根据子宫大小，肌层是否被癌浸润，子宫颈管是否累及，癌细胞分化程度及患者全身情况等而定。主要的治疗为手术、放射治疗及药物治疗，可单用或综合应用。

1. 手术治疗　为首选的治疗方法，尤其对早期病例。Ⅰ期患者应行全子宫及双侧附件切除术，具有以下情况之一者，应行盆腔及腹主动脉旁淋巴结取样和（或）清扫术：①病理类型为透明细胞癌、浆液性癌、鳞形细胞癌、未分化癌等。②侵犯肌层深度≥1/2。③肿瘤直径＞2 cm。Ⅱ期应行广泛子宫切除术及双侧盆腔淋巴结清扫与腹主动脉旁淋巴结清扫术。当进入腹腔后应立即抽取腹水，若无腹水则注入生理盐水200 mL冲洗腹腔，取腹水或腹腔冲洗液离心沉淀后找癌细胞。

2. 手术加放射治疗　Ⅰ期患者腹水中找到癌细胞或深肌层已有癌浸润，淋巴结可疑或已有转移，手术后均需加用放射治疗，钴或铯直线加速器外照射。Ⅱ、Ⅲ期患者根据病灶大小，可在术前加用腔内照射或体外照射。腔内放射治疗结束后1～2周内进行手术，体外照射结束4周后进行手术。

3. 放射治疗 腺癌虽对放射线不敏感，但在老年或有严重并发症不能耐受手术与Ⅲ、Ⅳ期病例不宜手术者，均可考虑放射治疗，仍有一定效果。

4. 孕激素治疗 对晚期或复发者，不能手术切除者，或年轻、早期要求生育功能者，均可考虑孕激素治疗。各种人工合成的孕激素制剂如甲羟孕酮、己酸羟孕酮等均可应用。用药剂量要大，甲羟孕酮200～400 mg/d；己酸羟孕酮500 mg，每周2次，至少用10～12周才能评价有无效果。

5. 抗雌激素治疗 他莫昔芬为一种非甾体类抗雌激素药，并有微弱的雌激素作用，也可用以治疗内膜癌。其适应证与孕激素治疗相同。一般剂量为10～20 mg，每日口服2次，长期或分疗程应用。

6. 化学治疗 凡是晚期不能手术或治疗后复发的患者，均可考虑使用化学治疗，常用的化学治疗药物有阿柔比星、氟尿嘧啶（5-FU）、环磷酰胺（CTX）、丝裂霉素（MMC）等。可以单独应用或几种药物联合应用，也可与孕激素合并应用。

十、随访

完成治疗后应定期随访，及时确定有无复发。随访时间：术后2年内，每3～6个月1次；术后3～5年，每6个月至1年1次。随访检查内容包括：①盆腔检查（三合诊）。②阴道细胞学涂片检查。③X线胸片（6个月至1年）。④可进行血清CA125检查。根据不同情况，亦可选用CT、MRI等检查。

十一、预防

预防及早期发现内膜癌的措施有：①普及防癌知识，定期行防癌检查。②正确掌握使用雌激素的指征及方法。③围绝经期女性月经紊乱或不规则阴道出血者应先除外内膜癌。④绝经后女性出现阴道出血应警惕内膜癌的可能。⑤注意高危因素，重视高危患者。

（何红芬）

第二十四章　卵巢肿瘤与输卵管肿瘤

第一节　卵巢肿瘤概论

卵巢肿瘤（ovarian tumors）是常见的女性生殖器官肿瘤，可发生于任何年龄。卵巢恶性肿瘤是妇科三大恶性肿瘤之一，由于卵巢位于盆腔深部，早期不易发现，晚期缺乏有效的治疗方法，因此卵巢恶性肿瘤的病死率居妇科恶性肿瘤首位，是严重威胁女性生命和健康的主要肿瘤。组成卵巢的组织非常复杂，是全身各脏器中原发肿瘤类型最多的器官，不同类型卵巢肿瘤的组织学结构和生物学行为存在很大差异。

一、组织学分类与分级

卵巢肿瘤类型众多，不同类型的肿瘤有不同的生物学行为。最常用的是世界卫生组织（WHO）的卵巢肿瘤组织学分类（2003 年制定，表 24-1）。

表 24-1　卵巢肿瘤组织学分类（WHO，2003）

上皮性肿瘤	1. 浆液性肿瘤			
	2. 黏液性肿瘤，宫颈样型及肠型	良性、交界性、恶性		
	3. 子宫内膜样肿瘤，包括变异型及鳞状分化	良性、交界性、恶性		
	4. 透明细胞肿瘤	良性、交界性、恶性		
	5. 移行细胞肿瘤	良性、交界性、恶性		
	6. 鳞状细胞肿瘤	良性、交界性、恶性		
	7. 混合性上皮性肿瘤（注明各成分）	良性、交界性、恶性		
	8. 未分化和未分类肿瘤			
性索间质肿瘤	1. 颗粒细胞 - 间质细胞肿瘤	颗粒细胞瘤		
		卵泡膜细胞瘤 - 纤维瘤	卵泡膜细胞瘤	
			纤维瘤	
	2. 支持细胞 - 间质细胞肿瘤（睾丸母细胞瘤）			
	3. 混合性或未分类的性索间质肿瘤			
	4. 类固醇细胞肿瘤			

续表

- 生殖细胞肿瘤
  - 1. 无性细胞瘤
  - 2. 卵黄囊瘤
  - 3. 胚胎性癌
  - 4. 多胎瘤
  - 5. 非妊娠性绒毛膜癌
  - 6. 畸胎瘤
    - 未成熟型
    - 成熟型
      - 实性
      - 囊性
      - 伴有继发性肿瘤形成
      - 胎儿型
    - 单胚性和高度特异性
  - 7. 混合型

此外，还有转移性肿瘤，占卵巢恶性肿瘤的5%～10%，原发部位多为胃肠道、乳腺及其他生殖器官。

组织学分级主要依据组织结构并参照细胞分化程度，分为G1、G2和G3级。分级越高，预后越差，组织学分级比组织学分类更重要。

二、卵巢恶性肿瘤转移途径

卵巢恶性肿瘤主要转移途径是直接蔓延及腹腔种植、淋巴转移。血行转移少见，晚期可转移到肺、胸膜及肝。

三、卵巢恶性肿瘤分期

采用国际妇产科联盟（FIGO）的手术病理分期（表24–2）。

表24–2　卵巢恶性肿瘤的手术病理分期（FIGO，2006年）

期别	肿瘤范围
Ⅰ期	肿瘤局限于卵巢
I_{A}	肿瘤局限于一侧卵巢，包膜完整，卵巢表面无肿瘤；腹水中未找到恶性细胞
I_{B}	肿瘤局限于双侧卵巢，包膜完整，卵巢表面无肿瘤；腹水中未找到恶性细胞
I_{C}	肿瘤局限于单侧或双侧卵巢并伴有如下任何一项：包膜破裂，卵巢表面有肿瘤，腹水或腹腔冲洗液有恶性细胞
Ⅱ期	肿瘤累及一侧或双侧卵巢，伴有盆腔扩散
II_{A}	扩散和（或）转移至子宫和（或）输卵管
II_{B}	扩散至其他盆腔器官
II_{C}	II_{A}或II_{B}，伴有卵巢表面有肿瘤，或包膜破裂，或腹水或腹腔冲洗液有恶性细胞

续表

期别	肿瘤范围
Ⅲ期	肿瘤侵犯一侧或双侧卵巢，并有组织学证实的盆腔外腹膜种植和（或）局部淋巴结转移；肝表面转移；肿瘤局限于小骨盆，但组织学证实肿瘤细胞已扩散至小肠或大网膜
$Ⅲ_A$	肉眼见肿瘤局限于小骨盆，淋巴结阴性，但组织学证实腹腔腹膜表面存在镜下转移，或组织学证实肿瘤细胞已扩散至小肠或大网膜
$Ⅲ_B$	一侧或双侧卵巢肿瘤，并有组织学证实的腹腔腹膜表面肿瘤种植，但直径≤2 cm，淋巴结阴性
$Ⅲ_C$	盆腔外腹膜转移灶直径＞2 cm 和（或）区域淋巴结转移
Ⅳ期	肿瘤侵犯一侧或双侧卵巢，伴有远处转移。有胸腔积液且胸腔肿瘤细胞阳性为Ⅳ期，肝实质转移为Ⅳ期

四、临床表现

（一）卵巢良性肿瘤

1. 症状　肿瘤较小时多无症状，常在妇科检查时才发现。肿瘤较大患者则感腹胀或腹部可扪及肿块。肿瘤增大占据盆、腹腔时，可出现尿频、便秘、气急、心悸等压迫症状。

2. 体征　检查见腹部膨隆，腹部叩诊浊音区位于中腹部，无移动性浊音。妇科检查在子宫一侧或双侧触及圆形或类圆形肿块，多为囊性，活动、表面光滑。

（二）卵巢恶性肿瘤

1. 症状　早期常无症状，不易发现。晚期可出现腹胀、腹部肿块、腹水，肿瘤浸润周围组织或压迫，可引起腹痛、腰痛或下肢疼痛；若压迫盆腔静脉，则可出现下肢水肿。

2. 体征　三合诊检查直肠子宫陷凹处可触及质硬结节或肿块，实性或囊实性，表面凹凸不平，活动差，与子宫分界不清，常伴有腹水。有时在腹股沟、腋下或锁骨上可触及淋巴结肿大。

五、辅助检查

1. 影像学检查

（1）B 超检查：是诊断卵巢肿瘤最常见的辅助检查手段。临床诊断符合率＞90%。

（2）腹部 X 线摄片：若为卵巢畸胎瘤，可显示牙齿、骨质及钙化层。

（3）MRI 检查：能较好显示肿块及其与周围组织的关系，有利于病灶定位及病灶与相邻结构关系的确定。

（4）CT 检查：可判断周围侵犯及远处转移的情况，对手术方案的制订有较大帮助。

2. 肿瘤标志物

（1）血清 CA125：80%的卵巢上皮性癌患者血清 CA125 水平升高。

（2）血清 AFP：对卵巢内胚窦瘤的诊断和随访有特异性价值。

（3）血清 hCG：对非妊娠性卵巢绒毛膜癌有特异性。

（4）性激素：颗粒细胞瘤、卵泡膜细胞瘤会产生较高水平的雌激素。

（5）血清人附睾蛋白（HE4）：是一种新的肿瘤标志物，有助于卵巢癌的早期诊断、鉴别诊断、治疗监测和预后评估。

3. 腹腔镜检查　能够在镜下直接观察肿块外观，盆腔、腹腔及横膈等部位，并可在可疑部位进行多点组织活检，抽取腹水行细胞学检查。

4. 细胞学检查　抽取腹水或腹腔冲洗液找癌细胞，对Ⅰ、Ⅱ期患者进一步明确分期和选择治疗方案有意义。

六、诊断

结合病史和体征，辅以辅助检查可确定：①盆腔肿块是否来自卵巢。②卵巢肿块的性质是否为肿瘤。③卵巢肿瘤是良性还是恶性。④肿瘤的可能组织学类型。⑤恶性肿瘤的转移范围。

七、鉴别诊断

1. 卵巢良性肿瘤与恶性肿瘤的鉴别　见表 24–3。

表 24–3　卵巢良性肿瘤与恶性肿瘤的鉴别

鉴别内容	良性肿瘤	恶性肿瘤
病史	病程长，逐渐增大	病程短，迅速增大
体征	多为单侧，活动，囊性，表面光滑	多为双侧，固定，实性或囊实性，表面不平，结节状
一般情况	良好	恶病质
B 超	为液性暗区，可有间隔光带，边缘清晰	液性暗区内有杂乱光团、光点，肿块边界不清
CA125（＞50 岁）	<35 U/mL	＞35 U/mL
腹水征	多无	常有腹水，多为血性，可查到恶性细胞

2. 卵巢良性肿瘤的鉴别诊断

（1）卵巢瘤样病变：以滤泡囊肿和黄体囊肿最常见。多为单侧，壁薄，直径 <5 cm。多在 2 ~ 3 个月内消失，若肿块持续存在或逐渐增大，应考虑为卵巢肿瘤。

（2）输卵管卵巢囊肿：有盆腔炎史，一侧或两侧附件区有条形囊性包块，边界较清，活动差。

（3）子宫肌瘤：卵巢肿瘤或囊肿易与浆膜下肌瘤或肌瘤囊性变混淆。肌瘤常为多发性，与子宫关系密切，查体时肌瘤随子宫体及宫颈移动。B 超检查可协助鉴别。

（4）腹水：腹水患者常有肝、心脏、肾病史，平卧时腹部两侧突出如蛙腹，叩诊腹部，两侧为浊音，中间为鼓音，移动性浊音阳性。B 超可协助鉴别。

3. 卵巢恶性肿瘤的鉴别诊断

（1）子宫内膜异位症：可形成盆腔粘连性肿块，CA125 可升高，不易与卵巢恶性肿瘤鉴别。子宫内膜异位症常有进行性痛经、经量过多，无腹水等症状。B 超检查、腹腔镜检查是有效的辅助诊断方法。

（2）生殖器结核：常有肺结核史，有低热、盗汗、消瘦等全身症状，合并腹水和盆腹腔内粘连性块物。多发生于年轻、不孕女性，伴月经稀少或闭经。妇科检查肿块位置较高，形状不规则，界限不清，不活动。胸部 X 线、B 超可协助诊断，必要时可行剖腹探查或腹腔镜检查取活检确诊。

（3）生殖道以外的肿瘤：需与腹膜后肿瘤、直肠癌、乙状结肠癌等鉴别。

八、并发症

1. 卵巢肿瘤蒂扭转　是常见的妇科急腹症，一经确诊，尽快行手术治疗。

2. 卵巢肿瘤破裂　分为自发性破裂和外伤性破裂，若诊断肿瘤破裂后应立即手术。

3. 感染　较少见。多继发于卵巢肿瘤蒂扭转或破裂。临床表现为腹膜炎征象：腹痛、腹部压痛及反跳痛、腹肌紧张、发热及白细胞升高等。应抗感染治疗后，手术切除肿瘤。

4. 恶变　肿瘤早期无症状，不易发现。若发现肿瘤生长迅速，尤其是双侧卵巢囊肿，应考虑有恶变可能，并应尽早手术。

九、治疗

手术是卵巢肿瘤的首选治疗方法。手术目的为：①明确诊断。②切除肿瘤。③恶性肿瘤进行手术病理分期。④解除并发症。若为卵巢恶性肿瘤，术后应根据组织学类型、细胞分化程度、手术病理分期和残余灶大小决定是否行辅助性治疗，化学治疗是主要的辅助治疗。

十、恶性肿瘤预后

恶性肿瘤的预后与分期、病理类型和分级、年龄等有关。最重要的预后因素是肿瘤分期和初次手术后残存灶的大小，分期越早、残存灶越小，预后越好。

十一、恶性肿瘤随访与监测

卵巢恶性肿瘤易复发，需长期随访和监测。一般在治疗后第 1 年，需随访 4 次，每 3 个月 1 次；第 2 年后每 4 ~ 6 个月随访 1 次；第 5 年后则每年随访 1 次。每次随访内容包括患者的症状、体征、全身情况和盆腔检查等。

十二、预防

积极采取措施对高危人群进行严密监测随访。

1. 口服避孕药　根据流行病学调查显示，口服避孕药是卵巢上皮性癌的保护因素，高危人群可通过口服避孕药以预防卵巢癌的发生。

2. 正确处理附件包块　实质性或囊实混合性，或直径 > 8 cm 的囊性附件包块，应进行肿瘤标志物和影像学等检查，有恶性征象时应及早手术，切忌盲目观察随访。

3. 卵巢癌筛查　可用血清 CA125 检测联合盆腔 B 超检查、盆腔检查筛查普通人群，但尚缺乏理想的敏感性和特异性。

十三、妊娠合并卵巢肿瘤

妊娠合并卵巢肿瘤较常见，多为良性肿瘤。若为良性卵巢肿瘤，处理原则是：①早期妊娠发现肿瘤者可等待至妊娠12周后手术，以免引起流产。②妊娠晚期发现者，可等待至妊娠足月行剖宫产，同时切除肿瘤。若诊断或考虑为卵巢恶性肿瘤，则应尽早手术，处理原则同非妊娠期。

第二节　卵巢上皮性肿瘤

一、定义

卵巢上皮性肿瘤（ovarian epithelial tumor）是最常见的卵巢肿瘤，多见于中老年女性，占原发性卵巢肿瘤的67%，占卵巢恶性肿瘤的85%～90%。分为良性、交界性和恶性。

二、病因

本病目前病因尚不清楚，其高危因素包括持续排卵、遗传、环境及其他因素。

三、病理

卵巢上皮肿瘤常见的组织学类型如下。

（一）浆液性肿瘤

1. 浆液性囊腺瘤　占卵巢良性肿瘤的25%。肿瘤多为单侧，呈球形的薄壁囊肿，表面光滑，囊内充满淡黄色清亮液体。镜下见囊壁为纤维结缔组织，被覆单层立方或柱状上皮。

2. 交界性浆液性囊腺瘤　约占所有浆液性肿瘤的10%。多为双侧，中等大小。镜下见乳头分支纤细而密，细胞核轻度异型，无间质浸润，预后好。

3. 浆液性囊腺癌　较多见，多为双侧囊实性，体积较大。镜下见囊壁上皮明显增生，复层排列。癌细胞为立方形或柱状，细胞异型明显，并向间质浸润。

（二）黏液性肿瘤

1. 黏液囊腺瘤　占卵巢良性肿瘤的20%。多为单侧，体积较大，圆形或卵圆形，表面光滑，灰白色。切面常为多房，囊腔内充满胶冻样黏液，很少有乳头生长。镜下见囊壁为纤维结缔组织，内衬单层柱状上皮；可见杯状细胞及嗜银细胞。

2. 交界性黏液性囊腺瘤　一般较大，单侧较多，表面光滑，切面常为多房。囊壁增厚，可见实质区和乳头状。镜下见细胞轻度异型性，细胞核大、深染，核分裂，增生上皮向腔内突出形成短粗乳头，无间质浸润。

3. 黏液性囊腺癌　占卵巢上皮癌的20%。多为单侧，瘤体较大，呈囊实性，囊壁可见乳头或实质区，切面为囊实性，囊液混浊或血性。镜下见腺体密集，间质较少，异型明显，并有间质浸润。

（三）卵巢子宫内膜样肿瘤

良性肿瘤较少见，多为单房囊性，囊壁光滑，囊壁衬以单层柱状上皮，似正常子宫内膜，可见间质内含铁血黄素的吞噬细胞。

四、治疗

1. 良性肿瘤　若卵巢囊肿 <5 cm，疑卵巢瘤样变，年轻、单侧肿瘤可行患侧卵巢肿瘤剔除或卵巢切除术，保留同侧正常卵巢组织和对侧正常卵巢；双侧良性肿瘤应行肿瘤剔除术。绝经后女性可行子宫及双侧附件切除术或单侧附件切除术。根据患者年龄、生育要求及对侧卵巢情况，决定手术范围。

2. 恶性肿瘤　初次治疗原则是手术为主，辅以化学治疗、放射治疗等综合治疗。

（1）手术治疗：是治疗卵巢上皮性癌的主要手段。初次手术的彻底性与预后密切相关。早期（FIGO Ⅰ、Ⅱ期）卵巢上皮性癌应行全面分期手术。晚期卵巢上皮性癌行肿瘤细胞减灭术，手术主要目的是切除所有原发灶，尽可能切除所有转移灶，使残余肿瘤病灶达到最小，必要时可切除部分肠管、膀胱、脾等脏器。

（2）化学药物治疗：卵巢上皮性癌对化学治疗较敏感，对广泛转移也能取得一定疗效。除经过全面分期手术的 I_A 期和 I_B 期且为 G1 的患者不需化学治疗外，其他患者均需化学治疗。常用化学治疗药物有顺铂、卡铂、紫杉醇、环磷酰胺等。一般采用静脉化学治疗，早期患者 3～6 个疗程，晚期患者 6～8 个疗程，疗程间隔一般为 3 周。

（3）放射治疗：其治疗价值有限。对于复发患者可选用姑息性局部放射治疗。

（4）其他治疗：目前应用较多的是细胞因子治疗，如白介素 -2、干扰素、胸腺素等。

3. 交界性肿瘤　主要采用手术治疗。参照卵巢癌手术方法行全面分期手术或肿瘤细胞减灭术，但临床Ⅰ期的患者经仔细探查后可不行后腹膜淋巴结切除术。交界性肿瘤术后一般不选择辅助性化学治疗，只有在腹膜、大网膜有浸润种植或术后短期内复发时考虑给予化学治疗。

4. 复发性卵巢上皮性癌　一经复发，预后很差，治疗优先考虑患者的生活质量。手术治疗的作用有限，应仔细、全面评估后实施。

第三节　非卵巢上皮性肿瘤

常见的非卵巢上皮性肿瘤包括生殖细胞肿瘤、性索间质肿瘤和转移性肿瘤，约占卵巢恶性肿瘤的 10%。生殖细胞肿瘤多发生于年轻女性，除成熟性畸胎瘤外，大多为恶性。恶性肿瘤的治疗原则基本同卵巢上皮性癌，但保留生育功能手术不受期别的限制。性索间质肿瘤大多为低度恶性或良性，常有内分泌功能。治疗原则基本同上皮性肿瘤。卵巢转移瘤预后很差，治疗原则是缓解和控制症状。

一、卵巢生殖细胞肿瘤

（一）定义

卵巢生殖细胞肿瘤（ovarian germ cell tumor）是来源于原始生殖细胞的一组肿瘤。多发生于年轻女性及幼女。

（二）病理

1. 畸胎瘤（teratoma）　由多胚层组织构成，多数成熟，少数未成熟；肿瘤的良、恶性及恶性程度取决于组织分化程度。

（1）成熟畸胎瘤（mature teratoma）：又称为皮样囊肿，属良性肿瘤，可发生于任何年龄，以20～40岁多见。多为单侧，呈圆形或卵圆形，壁较光滑、质韧，腔内充满油脂和毛发，有时见牙齿或骨质。成熟囊性畸胎瘤恶变率为2%～4%，多见于绝经后女性，“头节”的上皮易恶变（囊壁内层为复层鳞状上皮，壁内常见小丘样隆起向腔内突出，称为头节），形成鳞状细胞癌，预后差。

（2）未成熟畸胎瘤（immature teratoma）：属恶性肿瘤，多见于年轻患者，平均年龄11～19岁。肿瘤多为实性，可有囊性区域。该肿瘤复发及转移率均高，但复发后再次手术可见到未成熟肿瘤组织向成熟转化，即恶性程度逆转现象。

2. 无性细胞瘤（dysgerminoma）　好发于青春期及生育期女性。中度恶性，单侧居多，实性，触之如橡皮样。镜下见圆形或多角形大细胞，细胞核大，胞质丰富。对放射治疗敏感。

3. 卵黄囊瘤（yolk sac tumor）　又称内胚窦瘤，较罕见，常见于儿童及年轻女性。恶性程度高，生长迅速，易早期转移，预后差，对化学治疗十分敏感。

（三）治疗

1. 良性生殖细胞肿瘤　单侧肿瘤应行卵巢肿瘤剔除术或患侧附件切除术。双侧肿瘤若为年轻患者，应行双侧卵巢肿瘤剔除术，绝经后女性则可考虑行全子宫及双侧附件切除术。

2. 恶性生殖细胞肿瘤

（1）手术治疗：建议行全面分期手术。对年轻并希望保留生育功能者，只要对侧卵巢和子宫未被肿瘤浸润，无论期别早晚，均可行保留生育功能手术。对复发者仍主张积极手术。

（2）化学药物治疗：只有Ⅰ期无性细胞瘤和Ⅰ期、G1的未成熟畸胎瘤不需要化学治疗，其他患者均需化学治疗。

（3）放射治疗：无性细胞瘤对放射治疗最敏感，其次是化学治疗，但放射治疗会破坏患者的卵巢功能，故已极少应用，仅用于治疗复发的无性细胞瘤。

二、卵巢性索间质肿瘤

（一）定义

卵巢性索间质肿瘤（ovarian sex cord stromal tumor）来源于原始性腺中的性索及间质组织，此类肿瘤常有内分泌功能，故又称为卵巢功能性肿瘤。

（二）病理

1. 颗粒细胞－间质细胞瘤（granulosa-stromal cell tumor）　由性索的颗粒细胞及间质的衍生成分（如成纤维细胞及卵泡膜细胞）组成。

（1）颗粒细胞瘤（granulosa cell tumor）：在病理上，颗粒细胞瘤分为成人型和幼年型。成人型颗粒细胞瘤占95%，属低度恶性肿瘤，可发生于任何年龄，高峰为45～55岁；幼年型颗粒细胞瘤罕见，仅占5%，恶性度极高，主要发生在青少年。

（2）卵泡膜细胞瘤（theca cell tumor）：常与颗粒细胞瘤同时存在，良性多为单侧，预后比卵巢上皮性癌好。

（3）纤维瘤（fibroma）：多见于中年女性，实性、坚硬，表面光滑或结节状。伴有腹水或胸腔积液者，称为梅格斯综合征（Meigs syndrome），手术切除肿瘤后，胸腔积液、腹水自行消失。

2. 支持细胞 – 间质细胞瘤（Sertoli-leydig cell tumor） 又称为睾丸母细胞瘤，较少见，多发生在 40 岁以下女性。通常较小，高分化者属良性；中低分化为恶性，具有男性化作用，5 年生存率为 70% ~ 90%。

（三）治疗

1. 良性性索间质肿瘤　治疗同良性生殖细胞肿瘤。

2. 恶性性索间质肿瘤

（1）手术治疗：参照卵巢上皮性癌，但可不行后腹膜淋巴结切除术。

（2）术后辅助治疗：Ⅰ期低危患者术后不需辅助治疗，随访即可；Ⅰ期高危患者（肿瘤破裂，C3，肿瘤直径不超过 10 cm）术后可选择随访，也可选择化学治疗或放射治疗；而Ⅱ期以上患者术后均应给予化学治疗或残余灶放射治疗。常用化学治疗方案为 BEP（博来霉素 + 依托泊苷 + 顺铂）或 TP（紫杉醇 + 卡铂）方案，一般化学治疗 6 个疗程。

三、卵巢转移性肿瘤

转移性肿瘤占卵巢肿瘤的 5% ~ 10%。体内任何部位（如乳腺、胃肠、生殖道、泌尿道等）的原发性癌均可能转移到卵巢。库肯勃瘤（Krukenberg tumor）即印戒细胞癌，是一种特殊的卵巢转移性腺癌，原发部位在胃肠道，肿瘤为双侧实性，中等大，胶质样，多保持卵巢原状或呈肾形，无粘连。镜下见典型印戒细胞，能产生黏液。治疗原则是缓解和控制症状。

第四节　输卵管肿瘤

输卵管肿瘤（tumor of the fallopian tube）临床少见，有良性肿瘤和恶性肿瘤两类。由于少见且无特异性症状和体征，常被忽略或误诊。

一、输卵管良性肿瘤

输卵管良性肿瘤种类繁多，以腺瘤样瘤居多，其他包括乳头状瘤、血管瘤、平滑肌瘤、脂肪瘤、畸胎瘤等。肿瘤体积小且无症状，术前难以确诊，大多数是在盆、腹腔手术时发现。肿瘤切除或患侧输卵管切除术是主要的治疗手段，预后良好。

二、原发性输卵管癌

（一）定义

原发性输卵管癌（primary carcinoma of the fallopian tube）是少见的妇科生殖系统恶性肿瘤，占所有妇科恶性肿瘤的 0.1% ~ 1.8%。以 40 ~ 65 岁居多。原发性输卵管癌的组织学特征、生物学行为等与卵巢上皮性癌相似，治疗原则参照卵巢上皮性癌。

（二）病因

本病病因不明。慢性输卵管炎、不孕史可能是发病诱因。

（三）转移途径

本病与卵巢癌类似，转移途径有：①局部及腹腔内扩散；②淋巴转移，常可转移至腹主动脉旁淋巴结和（或）盆腔淋巴结；③血行转移，晚期可经血液循环转移至肺、肝、脑及阴道等器官。

（四）分期

本病采用 FIGO（2006 年）制定的手术病理分期（表 24–4）。

表 24–4　输卵管癌手术病理分期（FIGO，2006 年）

期别	肿瘤范围
0 期	原位癌（局限于输卵管黏膜）
Ⅰ期	癌局限于输卵管
$Ⅰ_A$	癌局限于一侧输卵管，已扩展至黏膜下和（或）肌层，未穿破浆膜；无腹水
$Ⅰ_B$	癌局限于双侧输卵管，已扩展至黏膜下和（或）肌层，未穿破浆膜；无腹水
$Ⅰ_C$	$Ⅰ_A$ 或 $Ⅰ_B$ 伴癌达到或穿破浆膜面，腹水或腹腔冲洗液含癌细胞
Ⅱ期	一侧或双侧输卵管癌伴盆腔内扩散
$Ⅱ_A$	癌扩散和（或）转移至子宫和（或）卵巢
$Ⅱ_B$	癌扩散至盆腔其他组织
$Ⅱ_C$	$Ⅱ_A$ 或 $Ⅱ_B$，伴腹水或腹腔冲洗液含癌细胞
Ⅲ期	一侧或双侧输卵管癌伴盆腔外转移和（或）区域淋巴结转移；肝表面转移为Ⅲ期；癌局限于小盆腔内，但组织学证实癌扩展至小肠或大网膜
$Ⅲ_A$	肉眼见肿瘤局限于小骨盆，淋巴结阴性，但组织学证实腹腔腹膜表面存在镜下转移
$Ⅲ_B$	一侧或双侧输卵管癌，并有组织学证实的腹腔腹膜表面肿瘤种植，但直径 <2 cm，淋巴结阴性
$Ⅲ_C$	腹腔癌灶直径 > 2 cm 和（或）区域淋巴结转移
Ⅳ期	肿瘤侵犯一侧或双侧输卵管，伴有远处转移。有胸腔积液且胸腔细胞学阳性为Ⅳ期；肝实质转移为Ⅳ期

（五）临床表现

本病早期无症状，易被忽视或延误诊断。随病情发展，临床表现为阴道排液、腹痛及盆腔肿块，称为输卵管癌“三联症”，但不足 15% 的患者有此典型的“三联症”。

1. 异常阴道出血　为最常见的主诉。

2. 阴道排液　少数患者有阵发性阴道排液，常呈间歇性，量可多可少，为浆液性黄水，有时为血性，通常无臭味。

3. 腹痛　多发生于患侧，为钝痛，逐渐加剧后呈痉挛性绞痛。当阴道排出水样或血性液体后，疼痛常随之缓解。

4. 盆腔肿块　妇科检查可扪及肿块位于子宫一侧或后方，活动受限或固定不动。

5. 腹水　较少见，呈淡黄色，有时呈血性。

（六）辅助检查

1. 影像学检查 包括 B 超、CT、MRI 等，有助于判断肿块部位、大小、性状及有无转移和腹水等。

2. 血清 CA125 测定 可作为诊断和判断预后的重要参考指标，无特异性。

3. 细胞学检查 子宫颈和子宫腔脱落细胞学检查见不典型腺细胞，而排除宫颈癌和子宫内膜癌后，应高度怀疑为输卵管癌。

4. 腹腔镜检查 可直接观察输卵管，有助于输卵管癌的诊断，同时可吸取腹腔液进行细胞学检查。

（七）诊断

本病病史常有原发或继发不孕史，根据临床症状及体征、辅助检查可辅助诊断。

（八）鉴别诊断

输卵管癌应与附件炎性包块、卵巢肿瘤及子宫内膜癌等鉴别。若不能排除输卵管癌，应尽早手术。

（九）治疗

原发性输卵管癌的处理原则参照卵巢上皮性癌，以手术为主，辅以化学治疗、放射治疗的综合治疗。

（十）预后

输卵管癌的预后相关因素与卵巢上皮性癌相似，与临床分期、初次手术后残余肿瘤的直径相关，Ⅰ期患者 5 年生存率为 100%，Ⅱ期 65%，Ⅲ期 40%，Ⅳ期 25%。

（冯 媛）

第二十五章　妊娠滋养细胞疾病

第一节　葡　萄　胎

葡萄胎是来源于胎盘滋养细胞的一种疾病，又称水泡状胎块，是因妊娠后胎盘绒毛滋养细胞增生，间质高度水肿，形成大小不一的水泡，水泡间借蒂相连成串形如葡萄而得名，为良性疾病，部分可发展为妊娠滋养细胞肿瘤。目前发病原因不清。可能与地域、种族、营养状况、社会经济、妊娠年龄有关，细胞遗传学结合病理学研究表明，葡萄胎的发生与卵子和精子的异常受精关系密切。葡萄胎分为完全性葡萄胎和部分性葡萄胎，完全性葡萄胎染色体核型为二倍体，均来自父系；部分性葡萄胎 90% 以上为三倍体，多余一套染色体来自父方。

一、病理

1. 完全性葡萄胎大体观　水泡大小不一，其间有纤维素相连。水泡状物占满整个子宫腔，胎儿及其附属物缺如。镜下观：①无胚胎及胎儿组织。②弥漫性滋养细胞增生。③绒毛水肿。

2. 部分性葡萄胎大体观　仅部分绒毛呈水泡状，伴有或者不伴有胚胎或胎儿组织，但胎儿多已死亡。镜下观：①可见胚胎或胎儿组织存在。②局限性滋养细胞增生。③绒毛大小及水肿程度明显不一。④部分绒毛水肿，轮廓不规则。

二、临床表现

由于诊断技术的进步，葡萄胎常在妊娠早期未出现症状或仅有少许阴道出血时即得到诊治。葡萄胎典型症状如下：

（1）停经后阴道不规则出血，量或多或少，葡萄胎有时可自行排出，但排出前后常有大量出血，反复阴道出血可继发贫血和感染，大量出血时可出现休克，甚至死亡。

（2）子宫异常增大、变软，多数子宫大于停经月份，由葡萄胎迅速增生及积血所致。

（3）妊娠呕吐出现时间早，症状重，持续时间长。

（4）子痫前期 - 子痫征象可在妊娠 24 周前出现血压升高、尿蛋白阳性和细胞水肿，并且症状严重，易发展为重度子痫前期，但子痫罕见。

（5）甲状腺功能亢进征象较少见，主要表现为心动过速、皮肤潮湿、震颤，一般不出现突眼征。

（6）卵巢黄素化囊肿常为双侧，但也可单侧。大小不等，多无症状，葡萄胎清宫术后 2～4 个月多可自行消退。

（7）腹痛，由于葡萄胎增长迅速和子宫过度扩张所致，卵巢黄素化囊肿扭转或破裂可出现急腹症。

三、辅助检查

1. 超声检查　是诊断葡萄胎的一项可靠和敏感的辅助检查。超声下子宫腔内无妊娠囊或胎心搏动，充满不均质回声，呈“落雪状”或“蜂窝状”，常可测到一侧或双侧卵巢囊肿。

2. hCG 测定　血清 hCG 是诊断葡萄胎的另一项重要辅助检查。正常妊娠时 8～10 周 hCG 达高峰，以后逐渐下降。但葡萄胎时，血 hCG 明显高于正常妊娠周数的相应值，且停经 12 周以后随着子宫增大继续升高。

3. DNA 倍体分析　完全性葡萄胎为二倍体，部分性葡萄胎为三倍体。

4. 母源表达印迹基因检测　部分性葡萄胎拥有双亲染色体，表达父源、母源印迹的基因；而完全性葡萄胎无母源染色体，不表达该类基因。

5. 其他检查　如 X 线胸片、血细胞和血小板计数、肝肾功能等。

四、诊断

凡有停经后不规则阴道出血，早孕反应出现时间较早且严重，子宫大于停经月份，要考虑葡萄胎的可能，若阴道排出物中见到水泡状胎块，即可诊断。辅助检查能协助明确诊断。

五、鉴别诊断

1. 流产　先兆流产有停经史及阴道出血症状，妊娠试验可阳性；而葡萄胎患者子宫多大于同期妊娠子宫，妊娠期超过 12 周时 hCG 水平仍高。B 超图像显示葡萄胎特点。

2. 双胎妊娠　子宫较同期单胎妊娠大，hCG 水平亦稍高，易与葡萄胎混淆，但双胎妊娠无阴道出血，B 超显像可确诊。

3. 羊水过多　可使子宫迅速增大，虽多发生于妊娠后期，但发生在中期妊娠者需与葡萄胎鉴别。羊水过多时不伴阴道出血，hCG 水平较低，B 超显像可确诊。

六、自然转归及预后

完全性葡萄胎具有局部侵犯或远处转移的潜在危险，研究证实，葡萄胎排空子宫腔后发生侵犯子宫或转移率分别为 15% 及 4%，凡有显著滋养细胞增生的临床征象可视为高危因素。

葡萄胎清理子宫腔后 β-hCG 的消退规律对预测预后极重要，β-hCG 正常回归曲线稳定下降，平均在清宫后 8 周降至不可测出水平，最长不超过 12～14 周。葡萄胎完全排空后 3 个月，β-hCG 仍持续阳性，未降至正常范围，称为持续性滋养细胞疾病（persistent trophoblastic disease）。

部分性和完全性葡萄胎的最大区别是这两种病变的恶性倾向，部分性葡萄胎仅约 4% 发展为持续性葡萄胎，一般不发生转移。

七、治疗

1. 清宫术　葡萄胎确诊后应及时清宫。由于葡萄胎子宫大而软，甚易发生子宫穿孔，一般采用吸刮，手术较安全，且能迅速排空子宫腔，即使子宫增大至妊娠6个月左右大小仍可使用负压吸引。刮出物选取子宫腔内及近种植部位组织分别送病理检查。子宫大于妊娠12周或一次清宫干净有困难者，一般需清宫2次，1周后行第二次清宫，每次刮出物均需送病理检查。

2. 子宫切除术　年龄超过40岁者，葡萄胎恶变率较年轻女性高4～6倍，处理时可直接切除子宫、保留附件；若子宫超过孕14周大小，应考虑先吸出葡萄胎组织再切除子宫。然而，单纯切除子宫只能去除病变侵入局部的危险，不能防止转移的发生，需要定期随访。

3. 卵巢黄素化囊肿　一般不需处理，因囊肿可自行消退，即使并发蒂扭转，也可在B超引导或腹腔镜下穿刺吸液，囊肿多能自然复位。若扭转时间较长，血运恢复不良，则需行患侧附件切除术。

4. 预防性化学治疗　目前尚有争议，一般对于具有高危因素和随访困难的完全性葡萄胎患者，在葡萄胎清宫后可给予预防性化学治疗，一般选用氟尿嘧啶或放线菌素D单药化学治疗1个疗程。部分性葡萄胎一般不作预防性化学治疗。因存在高危因素的完全性葡萄胎恶变率高，进行预防性化学治疗是很有必要的。高危因素为：①年龄＞40岁。②葡萄胎排出前β-hCG值异常升高（＞10^6 mU/mL）。③子宫体积增大，明显大于停经月份，伴黄素化囊肿直径＞6 cm。④第2次清宫仍有滋养细胞高度增生。⑤无条件随访者。

八、随访

定期随访可早期发现持续性或转移性滋养细胞肿瘤。葡萄胎清除后每周行1次hCG定量测定，直到降低至正常水平。开始3个月内仍每周复查1次，此后3个月每0.5个月1次，然后每月1次持续半年，第2年起改为每半年1次，共随访2年。随访内容除每次必须检测血β-hCG外，应注意有无异常阴道出血、咳嗽、咯血及其他转移灶症状，并行妇科检查、盆腔B超及胸部X线检查。

葡萄胎处理后应避孕1～2年，最好用阴茎套；也可以选择口服避孕药，不宜使用宫内节育器，以免造成子宫穿孔或混淆子宫出血的原因。

第二节　妊娠滋养细胞肿瘤

妊娠滋养细胞肿瘤包括侵蚀性葡萄胎、绒毛膜癌、胎盘部位滋养细胞肿瘤和上皮样滋养细胞肿瘤。滋养细胞肿瘤60%继发于葡萄胎妊娠，30%继发于流产，10%继发于足月妊娠和异位妊娠，其中侵蚀性葡萄胎全部继发于葡萄胎妊娠，绒癌可继发于葡萄胎妊娠，也可继发于非葡萄胎妊娠。

侵蚀性葡萄胎：恶性程度一般不高，预后较好。侵蚀性葡萄胎是指葡萄胎组织侵入子宫肌层局部，少数转移至子宫外，因具恶性肿瘤行为而命名。侵蚀性葡萄胎来自良性葡萄胎，多数在葡萄胎清除后6个月内发生。侵蚀性葡萄胎的绒毛可侵入子宫肌层、血管或两者皆有，起初为局部蔓延，水泡样组织侵入子宫肌层深部，有时完全穿透子宫壁，并扩展进入阔韧带或腹腔，50% 病例随血运转移至远处，主要部位是肺和阴道。预后较好。

绒毛膜癌：大多数绒毛膜癌原发于子宫，也有极少数原发于输卵管、宫颈等部位。绒癌距前次妊娠时间长短不一，多发生于生育年龄。绒癌的恶性程度极高，在化疗药问世以前，其死亡率高达 90% 以上。

一、病理

1. 侵蚀性葡萄胎　大体观，可见子宫肌壁内有大小不等的水泡状组织；镜下可见水泡状组织侵入子宫肌层，有绒毛结构及滋养细胞增生和异型性。但绒毛结构亦可退化，仅见绒毛阴影。

2. 绒癌　大体观，可见肿瘤侵入子宫肌层；镜下见细胞滋养细胞及合体滋养细胞片状高度增生，明显异型，无绒毛或水泡状结构，并广泛侵入子宫肌层造成出血坏死，肿瘤不含间质和自身血管，瘤细胞靠侵蚀母体血管而获取营养物质。

二、临床表现

1. 无转移滋养细胞肿瘤

（1）阴道出血：在葡萄胎排空、流产或足月产后，出现持续的不规则阴道出血，量多少不定。也可表现为一段时间的正常月经后出现停经，然后出现阴道出血。

（2）子宫复旧不全或不均匀增大：葡萄胎排空后 4 ~ 6 周，子宫未恢复正常大小，质地偏软，或受子宫肌层内病灶部位和大小的影响，表现出子宫不均匀增大。

（3）卵巢黄素化囊肿：由于 hCG 持续作用，一侧或双侧卵巢黄素化囊肿持续存在。

（4）腹痛：若肿瘤组织穿破子宫，则表现为腹痛及腹腔内出血症状。子宫病灶坏死继发感染也可引起腹痛及脓性白带。卵巢黄素化囊肿扭转或破裂时也可持续腹痛。

（5）假孕症状：由于 hCG 及雌、孕激素作用，表现为乳房增大，外阴、阴道、宫颈着色，生殖道变软。

2. 转移性滋养细胞肿瘤　多见于非葡萄胎妊娠后或为经组织学证实的绒癌。肿瘤主要沿血行播散，转移发生早且广泛。最常见部位是肺，其次是阴道、子宫旁，脑转移少见。因滋养细胞肿瘤生长特点之一是破坏血管，故各转移部位的共同特点是局部出血。

（1）肺转移：早期可无症状，仅通过 X 线胸片或肺 CT 做出诊断。典型表现为胸痛、咳嗽、咯血及呼吸困难。

（2）阴道转移：转移灶常位于阴道前壁及穹隆，表现为紫蓝色结节，溃破后大量出血。

（3）肝转移：常同时有肺或阴道转移，是预后不良因素之一。

（4）脑转移：预后凶险，分为 3 期，首先为瘤栓期，表现为一过性脑缺血症状；继而发展为脑瘤期，出现头痛、呕吐、抽搐、偏瘫及昏迷；最后进入脑疝期，最终死亡。

三、辅助检查

1. hCG 测定　血中 β-hCG 值是葡萄胎后妊娠滋养细胞主要的诊断依据。符合下列标准中任何一项且排除妊娠物残留或再次妊娠，即可诊断为妊娠滋养细胞肿瘤。①血 hCG 测定 4 次高水平呈平台状态，并持续 3 周或更长时间。② hCG 测定 3 次上升（ > 10%），并至少持续 2 周或更长时间。③血 β-hCG 水平持续异常达 6 个月或更长。非葡萄胎妊娠滋养细胞肿瘤的诊断标准为：足月产、流产和异位妊娠后超过 4 周仍持续高水平，或 hCG 一度降至正常水平又迅速升高，临床已排除葡萄胎残留、再次妊娠。

2. 超声检查　B 超为非侵入性检查，是诊断子宫原发病灶的最常用方法。可以早期发现葡萄胎组织侵入子宫肌层程度，协助诊断子宫内滋养细胞肿瘤病灶。子宫壁显示局灶性或弥漫性强光点或光团与暗区相间的蜂窝样病灶，应考虑为侵蚀性葡萄胎或绒癌。

3. 胸部 X 线检查　为常规检查。

4. CT 或 MRI 检查　CT 对肺部较小病灶或脑肝等部位转移灶有较高诊断价值。MRI 主要用于脑、盆腔、腹腔病灶诊断。

5. 其他检查　如血细胞和血小板计数、肝肾功能等。

四、诊断

根据葡萄胎排空后、流产、足月产、异位妊娠后出现阴道出血和（或）转移灶及其相应症状和体征，应考虑滋养细胞肿瘤，结合 hCG 测定等辅助检查，滋养细胞肿瘤的临床诊断可确立。继发于葡萄胎 1 年以上发病者一般为绒癌；0.5 年以内发病者多为侵蚀性葡萄胎；0.5～1 年者，绒癌和侵蚀性葡萄胎均有可能，但一般来说，间隔时间越长，绒癌可能性越大。而继发于流产、分娩、异位妊娠者则为绒癌。

五、组织学诊断

单凭刮宫标本不能作为侵蚀性葡萄胎的诊断依据，但在侵入子宫肌层或子宫外转移的切片中，见到绒毛结构或绒毛退变痕迹，即可诊断为侵蚀性葡萄胎。若仅见大片分化不良的细胞滋养细胞和合体滋养细胞以及出血坏死，而未见绒毛结构，即可诊断为绒癌。若原发灶与转移灶诊断不一致，只要任一标本中有绒毛结构，即应诊断为侵蚀性葡萄胎。

六、临床分期

妊娠滋养细胞肿瘤临床分期见表 25-1。

表 25-1　妊娠滋养细胞肿瘤临床分期（FIGO，2002 年）

期别	肿瘤范围
Ⅰ期	病变局限于子宫
Ⅱ期	病变扩散，但仍局限于生殖器官（附件、阴道、阔韧带）
Ⅲ期	病变转移至肺，有或无生殖系统病变
Ⅳ期	所有其他转移

七、治疗原则

本病以化学治疗为主，手术和放射治疗为辅，尤其是侵蚀性葡萄胎，化学治疗几乎已完全替代了手术，但手术治疗在控制出血、感染等并发症及切除残存或耐药病灶方面仍占重要地位。

1. 化学治疗　所用药物包括氟尿嘧啶（5-FU）、放线菌素 D（Act.D）、甲氨蝶呤

（WTX）及其解救药亚叶酸钙（CF）、环磷酰胺（CTX）、长春新碱（VCR）、依托泊苷（VP-16）、顺铂（DDP）等。用药原则为：Ⅰ期通常用单药治疗；Ⅱ～Ⅲ期宜用联合化学治疗；Ⅳ期或耐药病例则用强力联合化学治疗（如EMA-CO）方案，完全缓解率高，不良反应小。不良反应：以造血功能障碍为主，其次为消化道反应，肝功能损害也常见，严重者可致死，治疗过程中应注意防治。脱发常见，停药后可逐渐恢复。停药指征：化学治疗需持续到症状、体征消失，hCG每周测定1次，连续3次在正常范围，再巩固2～3个疗程，随访5年无复发者为治愈。

2. 手术　主要用于辅助治疗，对控制大出血等各种并发症、切除耐药病灶、减少肿瘤负荷和缩短化学治疗疗程等方面有作用。

（1）病变在子宫且化学治疗无效者可切除子宫，手术范围主张行次广泛子宫切除术及卵巢动静脉高位结扎术，主要切除子宫旁静脉丛。年轻未育者尽可能不切子宫，以保留生育功能；必须切除子宫时，仍应保留卵巢。

（2）肺叶切除。对于多次化学治疗未能吸收的孤立耐药灶，血hCG水平不高，可考虑肺叶切除。

3. 放射治疗　较少应用，主要用于肝、脑转移和肺部耐药灶的治疗。

4. 耐药复发病例的治疗

（1）治疗前准确分期和评分，给予规范化学治疗方案。

（2）采用由有效二线化学治疗药物组成的联合化学治疗方案，主要方案有EP-EMA（EMA-CO中的CO被顺铂和依托泊苷替代）、PVB、BEP和VIP。

（3）采用综合治疗和探索新的治疗方案。

八、随访

临床痊愈，出院后应严密随访，观察有无复发。第1年内每月随访1次，1年后每3个月随访1次，持续至3年，再每年1次至5年，此后每2年1次。随访的内容重点同葡萄胎。

九、胎盘部位滋养细胞肿瘤

胎盘部位滋养细胞肿瘤起源于中间型滋养细胞，临床罕见，大多数病灶局限于子宫，多突向子宫腔，也可侵入子宫肌层，甚至穿破子宫壁，预后良好。病情进入晚期可发生转移，转移部位以肺部为多。多发于生育期年龄，一般继发于足月产、流产或葡萄胎后，但后者少见，偶尔合并活胎妊娠。症状主要表现为闭经后不规则阴道出血或月经过多，有时闭经，常伴贫血、水肿。少数病例以转移症状为首发症状。血清hCG测定多为阴性或轻度升高，确诊靠组织学检查。手术是首选治疗方案，高危患者术后予辅助化学治疗。治疗后应随访，随访内容同妊娠滋养细胞肿瘤。由于通常缺乏肿瘤标志物，所以随访时临床表现和影像学检查更有价值。

（杨春惠）

第二十六章　子宫内膜异位症和子宫腺肌病

第一节　子宫内膜异位症

具有生长功能的子宫内膜组织出现在子宫腔以外的其他部位时称子宫内膜异位症。子宫内膜异位症一般多见于育龄期女性，以 25 ~ 45 岁女性居多，与内膜异位症是激素依赖性疾病的特点相符合。异位子宫内膜可出现在身体不同部位，但绝大多数位于盆腔内生殖器官和其邻近器官的腹膜面（图 26–1）。其中以侵犯卵巢者最常见，约占 80%。

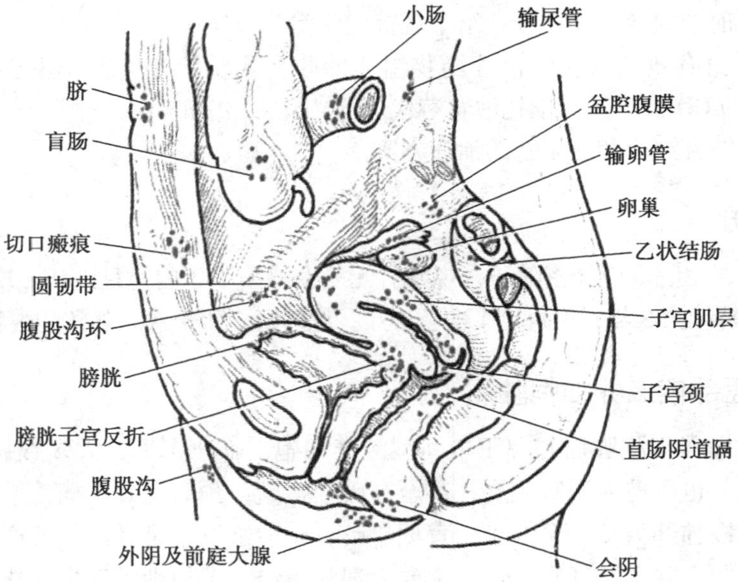

图 26–1　子宫内膜异位症发生部位

一、发病机制

子宫内膜异位症为良性病变，但有类似恶性肿瘤的远处转移、种植和侵袭能力。其发病机制有下列学说：子宫内膜种植学说、淋巴及静脉播散学说、体腔上皮化生学说、免疫与炎症学说、内分泌学说、环境学说、遗传学说、在位子宫内膜决定论等。总之，不同部位的内膜异位症有不同的发病机制，各种学说相互补充。

二、临床表现

1. 症状　因人而异，且因病变部位不同而出现不同症状。

（1）痛经和持续下腹痛：继发性进行性痛经是子宫内膜异位症的典型症状。疼痛多位于下腹部及腰骶部，可放射到会阴、阴道、肛门或大腿。疼痛的程度与病灶大小不一定成正比，有的表现为持续性下腹痛、性交痛。

（2）月经失调：表现为经量增多、经期延长或经前点滴出血等。

（3）不孕：内膜异位症患者不孕率可高达 40%～50%，与粘连致解剖结构改变、盆腔内环境改变、卵巢功能异常有关。

（4）盆腔以外子宫内膜异位症：表现为病变部位出现周期性增生、出血的相应表现。

2. 体征　部分患者可无阳性体征，典型体征为子宫多后倾固定，子宫直肠陷凹、子宫骶韧带或子宫后壁下段等处扪及痛性结节。在子宫的一侧或双侧附件区扪及与子宫相连的囊性包块，有轻压痛。病变累及直肠阴道隔，可在阴道穹扪及痛性结节。

三、辅助检查

腹腔镜、影像学（B 超、CT、MRI）、CA125、抗子宫内膜抗体等可协助诊断本病。

四、诊断

大多数患者有进行性加重的痛经及不孕病史，育龄期女性慢性盆腔痛应首先考虑子宫内膜异位症。腹腔镜检查和病理检查是确诊依据，但病理学检查结果阴性并不能排除本病的诊断。

五、鉴别诊断

本病需与卵巢恶性肿瘤、卵巢其他包块、盆腔炎性包块及子宫腺肌病等鉴别。

六、治疗

应根据患者年龄、症状、病变部位和范围及对生育要求加以全面考虑。原则上症状轻者用期待疗法；有生育要求的轻度患者先行药物治疗，病变较重者行保守手术；年轻无生育要求的重度患者可采用保留卵巢功能手术辅以激素治疗；症状和病变重的无生育要求患者可考虑根治性手术。手术与药物联合治疗，粘连重者术前、术后给予药物治疗 3～6 个月以减轻手术难度及预防复发。

（龙金会）

第二节　子宫腺肌病

当具有生长功能的子宫内膜腺体及间质侵入子宫肌层时，称为子宫腺肌病。多发生于 30～50 岁经产妇，约 50% 患者同时合并子宫肌瘤，15%～40% 的患者合并子宫内膜异位症，病因尚不清楚。

一、临床表现

1. 症状　约 30%的患者无任何临床症状。约 30% 的患者有继发性痛经，其特点为进行性加重，此外，还有月经量过多、经期延长等，极少数患者可有性交痛、慢性盆腔痛及因增大的子宫对膀胱刺激或压迫而出现尿频等。

2. 体征　检查时子宫呈均匀性增大或有局限性结节隆起，质硬、有压痛，经期压痛尤为显著。

二、辅助检查

1. B 超检查　子宫肌层增厚，回声不均。

2. 肿瘤标志物　CA125 可轻度升高。

三、诊断

可依据典型的临床表现及妇科检查初步做出临床诊断。影像学检查有一定帮助，确诊依赖术后病理学检查。

四、鉴别诊断

本病应与子宫肌瘤、盆腔子宫内膜异位症鉴别。

五、治疗

治疗应视患者症状、年龄及生育要求而定。若给予对症治疗症状可缓解，或已近绝经期，可采用非手术治疗，也可放置左炔诺孕酮缓释节育系统或用 GnRH-a、达那唑或米非司酮治疗。若患者长期有剧烈痛经，则应行全子宫切除术，是否保留卵巢取决于患者年龄和卵巢有无病变。

（陈雪芹）

第二十七章　女性生殖器官损伤性疾病

第一节　阴道脱垂

阴道脱垂包括阴道前壁脱垂和阴道后壁脱垂，可伴有子宫脱垂，三者可同时存在。

一、阴道前壁脱垂

（一）定义

阴道前壁脱垂也称膀胱脱垂，常合并尿道膨出，可以单独存在，也可合并子宫和（或）阴道后壁脱垂。

（二）病因

若支持阴道前壁的耻骨宫颈韧带、膀胱宫颈筋膜和尿生殖膈的深筋膜因产伤、产后过早参加体力劳动等受损，膀胱与之紧密相连的阴道前壁上 2/3 段即可向下脱垂，即膀胱膨出；尿道与阴道前壁下 1/3 段以尿道外口为支点向下膨出，称尿道膨出。慢性咳嗽、长期从事重体力劳动、长期便秘、肥胖等均可加重上述脱垂的程度。

（三）临床表现

1. 症状　轻者无明显症状。重者自感阴道有肿物脱出，伴下腹坠胀感、腰酸。长久站立、激烈活动后或增加腹压时脱出物增大，可导致排尿困难、尿潴留，甚至继发尿路感染。较重者，在咳嗽、屏气等腹压增加时有尿液溢出，称压力性尿失禁。

2. 体征　阴道口松弛，常伴有陈旧性会阴撕裂伤。阴道前壁呈半球形隆起，屏气时更明显，其黏膜皱襞消失，若完全膨出可反复摩擦引起黏膜出血、破溃。导尿时在膨出物中可触及导尿管。

（四）诊断

患者多有产程延长、产后过早从事重体力劳动或导致腹压增加的慢性病史等。根据病史和症状，检查发现膨出的阴道前壁，即可诊断。但要注意是否合并尿道膨出及压力性尿失禁。

（五）治疗

无症状的轻度患者不需治疗。有自觉症状但因各种原因不宜手术者，可置子宫托缓解症状，需白天放置，夜间取出，以免因异物长期压迫引起尿瘘、粪瘘。重度者行阴道前壁修补术。若合并压力性尿失禁应同时行膀胱阴道吊带术。

（六）预防

正确处理产程，发生会阴撕裂应立即修复。产后避免过早参加重体力劳动，产后保健操有利于骨盆底肌肉及筋膜的恢复。

二、阴道后壁脱垂

阴道后壁脱垂又称直肠膨出。较阴道前壁脱垂少见，可单独存在，也可合并阴道前壁脱垂和（或）子宫脱垂。

（一）病因

阴道分娩时损伤为本病主要原因，特别是第二产程延长，产后未能恢复，可导致阴道后壁脱垂。长期便秘、排便时用力向下屏气以及年迈体弱、长期咳嗽可加重膨出。

（二）临床表现

1. 症状　轻者多无不适。重者自觉下坠感、腰痛及排便困难，有时需用手指推压膨出的阴道后壁方能排出粪便。

2. 体征　阴道口松弛，多伴有陈旧性会阴撕裂。阴道后壁呈半球状肿物膨出，直肠指检时指端向前可进入凸向阴道的盲袋内。

（三）诊断

根据病史、体征及妇科检查发现膨出的阴道后壁，即可诊断和分度。

（四）治疗

轻者不需治疗，重者多伴有阴道前壁脱垂，应行阴道前后壁及会阴修补术。

（五）预防

本病预防同阴道前壁脱垂。

第二节　子 宫 脱 垂

一、定义

子宫从正常位置沿阴道下降，宫颈外口达坐骨棘水平以下称子宫脱垂，常伴阴道前壁和后壁脱垂（图 27–1）。

二、病因

1. 分娩损伤　为子宫脱垂最主要的病因，尤其是产钳及胎吸助产的分娩，在分娩中损伤盆底肌、筋膜及子宫韧带。产妇过早从事重体力劳动，多次阴道分娩更易发生。

2. 长时间腹压增加　长期慢性咳嗽、排便困难、经常超重负荷、盆腔内巨大肿瘤或大量腹水均可使腹内压力增加，产褥期腹压增加更易发生子宫脱垂。

3. 盆底组织发育不良或退行性变　老年女性盆底组织萎缩退化，也可发生子宫脱垂或使脱垂程度加重。

三、临床分度

以患者平卧用力屏气时子宫下降的程度，可将子宫脱垂分为 3 度（图 27–2）。

Ⅰ度：轻型为宫颈外口距处女膜缘 < 4 cm，未达处女膜缘；重型为宫颈外口在阴道内，但已达处女膜缘。

Ⅱ度：轻型只有子宫颈脱出阴道口，子宫体仍在阴道内；重型除了宫颈还有部分子宫体已脱出于阴道口外。

Ⅲ度：宫颈及子宫体全部脱出于阴道口外。

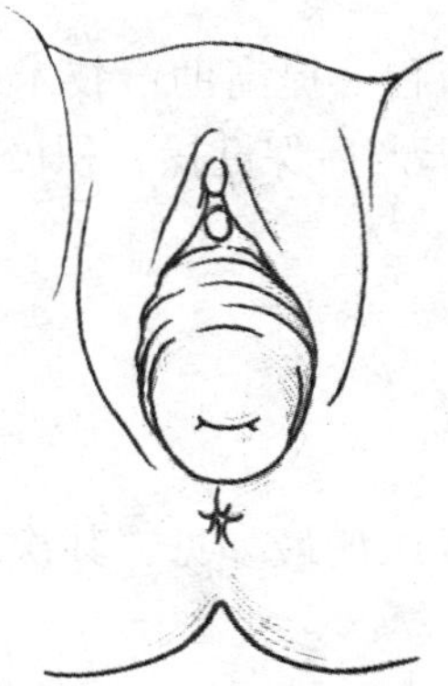

图 27-1 子宫脱垂

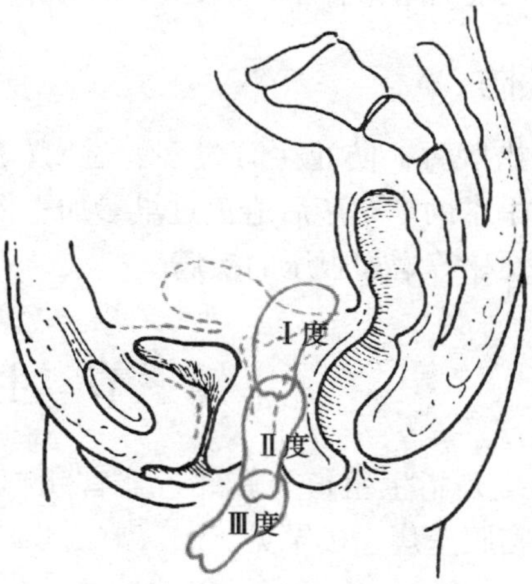

图 27-2 子宫脱垂分度

四、临床表现

1. 症状 Ⅰ度多无自觉症状。Ⅱ、Ⅲ度常有不同程度的腰骶部疼痛或下坠感。Ⅱ度患者在腹压增加时，有块状物自阴道口脱出，块状物经平卧休息可变小或消失。Ⅲ度脱垂者，即使休息后，块状物也不能自行完全回缩，通常需用手还纳。患者行动极不方便，长期摩擦可导致宫颈出现溃疡、出血，并发感染时有脓性分泌物。Ⅲ度子宫脱垂患者多伴有重度阴道前壁脱垂而出现压力性尿失禁、尿潴留，但子宫脱垂一般不影响月经。

2. 体征 Ⅱ～Ⅲ度子宫脱垂常伴有阴道前、后壁膨出，阴道黏膜增厚角化（有时可见溃疡、感染），阴道皱襞消失、宫颈肥大、宫颈管延长等。

五、诊断

本病根据病史和检查所见不难确诊。需同时了解阴道前、后壁脱垂及会阴陈旧性撕裂伤及程度，还应判断有无压力性尿失禁，了解肛门括约肌及肛提肌情况。

六、鉴别诊断

子宫脱垂应与阴道前壁脱垂、阴道壁肿块、子宫黏膜下肌瘤或宫颈肌瘤、宫颈延长、慢性子宫内翻等鉴别。

七、治疗

本病治疗因人而异。治疗以安全、简单和有效为原则，无症状者不需治疗。

1. 支持疗法 加强营养，适当休息，避免重体力劳动，保持大便通畅，积极治疗慢性咳嗽、便秘、腹泻等。

2. 非手术疗法 盆底肌肉锻炼、中药补中益气汤（丸）、物理疗法等，效果不肯定，目前较普遍采用子宫托。

3. 手术治疗　根据患者脱垂程度、年龄、生育要求及全身健康情况加以选择。手术方式有：阴道前后壁修补术、阴道前后壁修补加主韧带缩短及宫颈部分切除术、经阴道子宫全切除及阴道前后壁修补术、阴道纵隔形成术及子宫悬吊术。

八、预防

提倡晚婚晚育，防止生育过多、过密；正确处理各产程，提高助产技术，保护好会阴，必要时手术助产；产后避免过早参加重体力劳动，提倡产后保健操，积极治疗慢性咳嗽、习惯性便秘等增加腹压的疾病。

第三节　生殖道瘘

生殖道瘘是指生殖道与其邻近器官间有异常通道，以尿瘘最多见，其次为粪瘘。此外，尚有子宫腹壁瘘，极罕见。

一、尿瘘

（一）定义

尿瘘是泌尿生殖道瘘，生殖道与泌尿道之间形成的异常通道，表现为尿液自阴道不自主外流。分为膀胱阴道瘘、膀胱宫颈瘘、尿道阴道瘘、膀胱尿道阴道瘘、膀胱宫颈阴道瘘及输尿管阴道瘘。临床以膀胱阴道瘘最多见，不同尿瘘可同时并存。

（二）病因

泌尿生殖瘘的病因很多，以产伤和妇科手术损伤为主，其他原因（膀胱结核、生殖器放射治疗后、晚期生殖道或膀胱肿瘤、子宫旁注射硬化剂治疗子宫脱垂不当、长期放置子宫托、膀胱结石以及先天畸形等）引起者罕见。

（三）临床表现

1. 症状

（1）漏尿：出现的时间因产生瘘孔的原因、位置不同而有区别。分娩时压迫及手术时组织剥离过度所致坏死型尿瘘，多在产后及手术后 3～7 日开始漏尿；手术时直接损伤者，术后立即开始漏尿。漏尿的表现形式还因瘘孔部位不同而异，如膀胱阴道瘘通常不能控制排尿，尿液均由阴道流出；尿道阴道瘘仅在膀胱充盈时才漏尿；一侧性输尿管阴道瘘因健侧尿液仍可进入膀胱，在漏尿同时仍有自主排尿；膀胱内瘘孔极小或瘘道曲折迂回者在某种体位时可能暂时不漏尿，但改变体位后出现漏尿。

（2）外阴皮炎：由于尿液长期浸渍刺激外阴，出现皮炎，范围较大，继发感染后，患者感外阴灼痛，行动不便。

（3）尿路感染：出现尿频、尿急、尿痛症状。

（4）闭经：可能与精神创伤有关。

（5）其他：性交困难、不孕、精神抑郁。

2. 体征　可发现瘘孔的位置、数目、大小和周围瘢痕及阴道狭窄。

（四）辅助检查

1. 亚甲蓝试验　将稀释亚甲蓝经尿道注入膀胱，有蓝色液体经阴道壁小孔溢出者为膀胱阴道瘘；蓝色液体自宫颈外口流出者为膀胱宫颈瘘；阴道内流出清亮尿液，说明流出的尿液来自膀胱以上，则属输尿管阴道瘘。

2. 靛胭脂试验　亚甲蓝试验瘘孔流出清亮液的患者，静脉推注靛胭脂，10 min 内见到瘘孔流出蓝色尿液，确诊为输尿管阴道瘘。

3. 膀胱输尿管镜检查　能了解膀胱内情况，有无炎症、结石、憩室等，特别是瘘孔位置和数目。必要时行双侧输尿管插管，若为输尿管瘘，则该侧输尿管导管插入受阻。

4. 肾显像　能了解双侧肾功能和上尿路通畅情况。若初步诊断为输尿管阴道瘘，肾显像显示一侧肾功能减退和上尿路排泄迟缓，即表明输尿管瘘位于该侧。

5. 排泄性尿路造影　在限制饮水 12 h 及肠道充分准备下，静脉注射 76%泛影葡胺后，分别于注射后 5 min、15 min、30 min、45 min 摄片，以了解双侧肾功能及输尿管有无异常，用于诊断输尿管阴道瘘、结核性尿瘘和先天性输尿管异位。

（五）诊断

询问病史，不难找出尿瘘发生的原因，仔细行妇科检查以明确瘘孔的部位、大小及其周围瘢痕情况，还应了解阴道有无狭窄，尿道是否通畅，以及膀胱容积大小等，从而制订治疗方案。对特殊病例需加以辅助检查，可协助明确诊断。

（六）治疗

本病均需手术治疗。但对结核、癌肿所致者，应先针对病因进行治疗。产后和妇科手术后 7 日内发生的尿瘘，经放置膀胱内保留导尿管和（或）输尿管导管后，偶有自行愈合的可能。年老体弱不能耐受手术者，考虑采用尿收集器保守治疗。

1. 手术时间的选择　器械损伤所致新鲜清洁瘘孔一经发现立即手术修补。坏死型尿瘘或瘘孔伴感染应暂等 3～6 个月，待炎症消除、瘢痕软化、局部血供恢复正常后再行手术。修补失败至少应间隔 3 个月再行手术。应在月经净后 3～7 日手术。

2. 手术途径的选择　手术有经阴道、经腹和经阴道腹部联合途径。

3. 术前、术后护理　良好的术前准备及术后护理是手术成功的关键环节。

（七）预防

绝大多数尿瘘可以预防，预防产伤所致的尿瘘更重要。细致观察产程，正确处理异常分娩。妇科手术损伤所致的尿瘘，若术时发现有输尿管或膀胱损伤，应及时修补以防尿瘘形成，按医疗规程应用药物、放射治疗及子宫托等。

二、粪瘘

（一）定义

粪瘘是指人体肠道与生殖道之间有异常通道，粪便由阴道溢出。以直肠阴道瘘常见。

（二）病因

与尿瘘病因大致相同，包括产伤、手术损伤、子宫托放置过久未取出、感染性肠病、晚期生殖道癌肿破溃或放射治疗不当、先天性直肠阴道瘘。

（三）临床表现

1. 症状　因瘘孔大小、位置不同而异。一般表现为阴道排气、排便，腹泻时尤甚；若瘘孔小，大便可不漏入阴道；瘘孔大者，无论是否稀便均经阴道漏出。

2. 体征　大的粪瘘在阴道窥器暴露下能直接窥见瘘孔。瘘孔极小者往往在阴道后壁只见到一颜色鲜红的小肉芽样组织，若从此处用探针探测，同时用另一手示指放入直肠内能直接接触到探针即可确诊。小肠或结肠阴道瘘需经钡剂灌肠方能确诊。

（四）诊断

本病根据病史、临床表现及辅助检查即可诊断。

（五）治疗

本病以手术治疗为主，根据瘘管形成的原因、位置、大小来决定手术方式。如压迫坏死造成的粪瘘，应等待3~6个月，炎症完全消退后再行手术；瘘孔较大、估计手术困难者，可先做结肠造瘘后再行粪瘘修补术。

（六）预防

粪瘘的预防基本同尿瘘。

（龙金会）

第二十八章 妇科急症

第一节 自然流产

一、定义

妊娠周数不足28周，胎儿体重不足1 000 g而终止妊娠者，为流产（abortion）。发生在妊娠12周前，称早期流产；发生在妊娠12～28周，称晚期流产。按照流产的不同阶段，可分为先兆流产、难免流产、不全流产及完全流产，还有三种特殊情况：稽留流产、复发性流产、流产合并感染。

二、病因

1. 胚胎因素　最常见的原因是胚胎或胎儿染色体异常。

2. 母体因素

（1）全身性疾病：如严重感染、贫血、慢性消耗性疾病、心力衰竭或高血压，TORCH感染等均可导致流产。

（2）生殖器官异常：如子宫肌瘤、子宫畸形、子宫腔粘连或子宫颈重度裂伤、子宫颈功能不全等易发生流产。

（3）内分泌功能异常：黄体功能不全、甲状腺功能减低、糖尿病等均易导致流产。

（4）不良习惯与强烈应激。

（5）免疫功能异常。

3. 环境因素　放射线、砷、甲醛、苯等过多的接触均可引起流产。

三、临床表现及分类

（一）先兆流产

先兆流产（threatened abortion）是指少量阴道出血和（或）下腹痛，而妊娠物未排出。妇科检查子宫口闭合，胎膜未破，子宫大小与停经周数相符。如休息及治疗后症状消失，可以继续妊娠；如果阴道出血量增多或下腹痛加剧，则发展为难免流产。

（二）难免流产

难免流产（inevitable abortion）由先兆流产发展而来。阴道出血量增多，腹痛加剧或阴道流液（胎膜破裂），妇科检查子宫颈口已扩张，可见妊娠物堵塞在子宫颈口，子宫略小或符合停经周数，流产不能避免。

（三）不全流产

不全流产（incomplete abortion）由难免流产发展而来。部分妊娠物排出子宫腔，部分残留于子宫腔内，影响宫缩，易导致大出血，严重时发生失血性休克。检查见子宫颈口已扩张，妊娠物堵塞在子宫颈口或部分已排出到阴道内，持续性阴道出血，子宫大小比停经周数小。

（四）完全流产

完全流产（complete abortion）是指妊娠物已经全部排出，阴道出血逐渐减少至停止，腹痛症状消失。妇科检查：子宫颈口已关闭，子宫接近正常大小。

（五）稽留流产

稽留流产（missed abortion）是指胚胎或胎儿已死亡，但仍滞留于子宫腔内未能及时排出，又称为过期流产。表现为早孕反应消失，子宫不再增大或反而缩小。

（六）复发性流产

复发性流产（recurrent spontaneous abortion，RSA）是指连续发生3次或3次以上的自然流产。

（七）流产合并感染（septic abortion）

流产时，可发生子宫腔感染，严重时可引起盆腔炎、腹膜炎、败血症及感染性休克。

四、辅助检查

1. B超检查　可了解妊娠囊的大小、形态，胚胎或胎儿是否存活，结合临床表现可确定临床类型。

2. 妊娠试验　临床多采用早早孕试纸条法。可连续测定血hCG水平，若48 h增长速度$<66\%$提示不良妊娠可能。

3. 病理检查　排出组织送病理检查寻找绒毛组织，以明确诊断。

4. 孕激素测定　注意测定血孕酮水平，以判断先兆流产的预后。

5. 其他检查　夫妇双方血型，抗磷脂抗体，TORCH病原体检验，血、尿常规，肝、肾功能等。

五、诊断

需询问患者的停经史、流产史、早孕反应、阴道出血、腹痛情况（部位、性质、程度等）、是否发热、阴道流液情况及有无妊娠物的排出。结合生命体征、妇科检查以及辅助检查结果可诊断。

六、鉴别诊断

本病需与异位妊娠、葡萄胎、子宫肌瘤及功能失调性子宫出血等相鉴别。

七、治疗

1. 先兆流产　应卧床休息，避免性生活；针对黄体功能不全者，可给予每日或隔日1次黄体酮注射液10～20 mg或hCG 1 000～2 000 U肌内注射，口服维生素E 100 mg，每日1次；甲状腺功能减退者可服用小剂量甲状腺片。如积极治疗2周，阴道出血、腹痛等症状消失，B 超提示胚胎存活，可继续妊娠；反之，则需终止妊娠。

2. 难免流产　及时行清宫术，给予抗生素预防感染。晚期流产如阴道出血多，可给予缩宫素 10 ~ 20 U 肌内注射或静脉滴注。

3. 不全流产　行刮宫术或钳刮术，及时清除子宫腔内残留组织。阴道出血伴休克者，同时输血输液，抗生素预防感染。

4. 完全流产　若无感染征象，无需特殊处理。

5. 稽留流产　查血常规、血小板计数及凝血功能，并做好输血准备。给予药物（米非司酮 + 米索前列醇或乳酸依沙吖啶）以促使胎儿、胎盘排出。凝血功能障碍者，输新鲜血、新鲜冰冻血浆、纤维蛋白原、肝素等纠正凝血功能，再行刮宫术。

6. 复发性流产　查夫妇双方血型，抗磷脂抗体、TORCH 病原体检验。孕前进行遗传咨询，确定是否可以妊娠。子宫颈功能不全者应在孕 14 ~ 16 周行宫颈环扎术，术后应定期随诊，提前住院待产，拆除缝线。

7. 流产合并感染　控制感染，并尽快清除子宫内残留物。积极使用广谱抗生素预防感染。

（余俊峰）

第二节 异位妊娠

受精卵在子宫体腔以外着床称为异位妊娠（ectopic pregnancy），临床上习惯称为宫外孕（extrauterine pregnancy），包括输卵管妊娠、卵巢妊娠、腹腔妊娠、阔韧带妊娠、残角子宫妊娠、瘢痕妊娠、宫颈妊娠等，其中 95% 以上为输卵管妊娠，是妇产科常见的急腹症。

一、输卵管妊娠

（一）病因

慢性输卵管炎症是输卵管妊娠的主要病因，还与输卵管妊娠史或手术史、输卵管发育不良或功能异常、辅助生殖技术、避孕失败等因素有关。

（二）临床表现

1. 症状　典型症状为停经后腹痛及阴道流血，也是患者就诊的主要原因，停经时间长短与受精卵种植部位有关。腹痛轻时可表现为一侧下腹部隐痛或酸胀感，重时可表现为一侧下腹部撕裂样疼痛。常有不规则阴道流血，流血量一般不超过月经量。输卵管妊娠发生流产或破裂时，出血积聚在盆腹腔，出血量多时可引起晕厥与失血性休克。

2. 体征

（1）一般情况：出血多时有贫血貌、血压下降及休克表现。

（2）腹部检查：下腹部尤以患侧有明显压痛及反跳痛，轻微腹肌紧张。内出血较多时，叩诊可有移动性浊音，部分可触及包块。

（3）盆腔检查：阴道内常有少许血液。输卵管妊娠未发生流产或破裂者，妇科检查有时可扪及增粗的输卵管及轻度压痛；输卵管妊娠流产或破裂者，阴道后穹隆饱满，有触痛，宫颈举痛或摇摆痛。内出血多时，检查子宫有漂浮感，子宫一侧或其后方可触及边界不清楚、有触痛的包块。

（三）辅助检查

1. hCG 测定　尿妊娠试验或血 hCG 测定对早期诊断异位妊娠非常重要，异位妊娠时患者血 hCG 水平较正常妊娠低。连续测定血 hCG 对异位妊娠保守治疗效果的评价意义也较大。

2. B 超检查　阴道超声检查较腹部超声检查准确性高。异位妊娠的声像特点是宫腔内未见孕囊，附件区可探及异常低回声区，若该区探及胚芽及原始心管搏动，即可诊断为异位妊娠。内出血多时，可探及盆腹腔积液。

3. 阴道后穹隆穿刺（culdominocentesis）怀疑有盆腹腔内出血的患者，可行此检查，是一种简单可靠的诊断方法。消毒阴道后用长针头在后穹隆穿刺，如抽出暗红色不凝固血液，说明有内出血存在，但穿刺阴性不能排除异位妊娠。

4. 腹腔镜检查　在其他检查方法不能确诊时，可行腹腔镜检查。其优点在于明确诊断的同时可行镜下手术治疗。

（四）诊断及鉴别诊断

根据病史、临床表现及辅助检查可诊断。但输卵管妊娠未破裂或流产时，临床表现不典型，诊断相对困难；输卵管妊娠破裂或流产时，有明显的临床表现，较易诊断。

本病需与流产、急性输卵管炎、急性阑尾炎、黄体破裂及卵巢囊肿蒂扭转鉴别。

（五）治疗

治疗原则：对内出血量多伴有休克的患者，应在补充血容量的同时，积极手术。对无内出血或内出血量少的患者可保守治疗。

1. 保守治疗　主要是化学药物治疗，可联合应用中医中药治疗，少数患者还可采用期待疗法。

化学药物治疗主要适用于：早期输卵管妊娠，要求保留生育能力的年轻患者。需符合以下条件：无化学药物治疗禁忌证，输卵管妊娠未破裂或流产，输卵管妊娠包块直径 <4 cm，无明显内出血，血 hCG $<2\ 000$ U/L。常用药物是甲氨蝶呤（methotrexate，MTX），可单次给药，也可分次给药。治疗期间用 B 超检查和血 hCG 测定进行严密监护，并注意患者的病情变化及药物的毒副反应。

2. 手术治疗　适用于：生命体征不稳定或有腹腔内出血征象者，异位妊娠有进展者（如血 hCG $>3\ 000$ U/L 或持续升高，附件区包块增大等），诊断不明确，随诊不可靠，保守治疗禁忌证或无效者。手术治疗可采用经腹手术或腹腔镜手术，随着腹腔镜技术的广泛开展，目前多采用腹腔镜手术。

（1）保留输卵管手术：行输卵管妊娠开窗取胚术，适用于有生育要求的年轻女性。

（2）输卵管切除术：可行患侧输卵管切除术或部分切除术，适用于出血量多并发休克的急症患者。

二、其他部位妊娠

（一）卵巢妊娠

卵巢妊娠（ovarian pregnancy）是指受精卵在卵巢种植。诊断需符合以下条件：双侧输卵管均正常，胚泡种植在卵巢组织内，卵巢及囊胚以卵巢固有韧带与子宫相连，胚泡壁上有卵巢组织。

（二）腹腔妊娠

腹腔妊娠（abdominal pregnancy）是指受精卵种植于腹腔内，分为原发性和继发性两类。原发性腹腔妊娠是指受精卵直接种植于腹膜、肠系膜、大网膜等处，极少见。诊断需符合以下条件：①输卵管和卵巢正常，无近期妊娠的证据；②妊娠只存在于腹腔内，妊娠期短，足以排除来源于输卵管的妊娠；③无子宫腹膜瘘形成。继发性腹腔妊娠是指继发于输卵管妊娠流产或破裂后，胚胎种植于腹腔内。腹腔妊娠确诊后需及时手术取出胎儿。

（三）宫颈妊娠

宫颈妊娠（cervical pregnancy）是指受精卵种植在子宫颈管内，极罕见。本病易误诊为难免流产，B超检查对诊断有帮助，确诊后可行搔刮宫颈管术或行吸刮宫颈管术。

（四）残角子宫妊娠

残角子宫妊娠（pregnancy inrudimentary horn）是指受精卵种植在残角子宫内。残角子宫是子宫畸形的一种类型，受精卵可经残角子宫侧输卵管进入残角子宫内妊娠。常于妊娠中期发生残角自然破裂，引起严重内出血，症状与输卵管间质部妊娠相似。偶有妊娠达足月者，但胎儿往往在临产后死亡。确诊后应及早手术，切除残角子宫及同侧输卵管，若胎儿存活，应先行剖宫产术，再切除残角子宫。

（五）宫内妊娠合并异位妊娠

宫内妊娠合并异位妊娠（heterotopic pregnancy）在自然状态下罕见，发生率为1/100 000～1/7 000。随着辅助生殖技术的推广，宫内妊娠合并异位妊娠发病率明显提高。宫内妊娠合并异位妊娠发生时，严重威胁宫内妊娠的继续和孕妇的生命，需采取安全有效的措施治疗异位妊娠。

1. 临床表现　多数患者早期无症状，明确宫内妊娠的患者出现下腹痛，腹腔内出血甚至失血性休克，要考虑同时存在异位妊娠的可能。

2. 早期的超声监测　非常重要，尤其在有辅助生育技术等影响因素存在时，可在宫腔内和其他部位同时发现胎囊，甚至胎心搏动。

3. β-hCG　诊断意义不大。

4. 治疗原则　为保证宫内妊娠的继续和患者的生命安全必须尽早治疗异位妊娠。如果无生育要求，可以同时人工流产。但全身麻醉、局部或全身小剂量甲氨蝶呤注射液化学治疗对早孕胚胎的影响尚无大量的安全性研究。

（六）持续性异位妊娠

持续性异位妊娠（persistent ectopic pregnancy，PEP）指异位妊娠经手术，尤其是保守性手术或非手术治疗后，部分残存的滋养细胞继续生长发育，最终可再次发生腹腔内出血。因此经手术或非手术治疗的患者，应密切监测β-hCG，保守性手术术后可用甲氨蝶呤预防性治疗。

（李　红）

第三节　剖宫产瘢痕妊娠

剖宫产瘢痕妊娠（cesarean scar pregnancy，CSP）是异位妊娠的一种特殊类型。近年来，随着剖宫产率的急剧上升，发病率迅速增加。

一、定义

剖宫产瘢痕妊娠是指胚胎着床在子宫前壁下段（或称“峡部”），原来剖宫产瘢痕处，绒毛组织侵入瘢痕深处并继续向子宫浆膜面生长。该病缺乏明显的症状，常被误诊或造成人工流产术中大出血休克，在中期妊娠时则可能发生子宫自发破裂。本病一旦发生，则可能使患者失去生殖能力甚至生命。因此，剖宫产瘢痕妊娠虽然着床部位在子宫腔内，却是病理妊娠，是剖宫产术后远期潜在的严重并发症之一。

二、分型

根据胚胎的生长行为，瘢痕妊娠可分为两种类型。

Ⅰ型：绒毛种植在瘢痕处并不断向子宫壁发展。可出现子宫破裂、穿孔、出血。刮宫时不能完全剥离而导致大出血。

Ⅱ型：向子宫颈管和子宫腔发展，可至分娩时，但胎盘着床部位往往会发生大出血，危及生命。

三、临床表现

早期妊娠时没有典型的临床表现，只是在超声检查时偶然发现。如果没有诊断出瘢痕妊娠而行人工流产或药物流产时，会发生难以控制的大出血，子宫破裂时常伴有突发的剧烈腹痛、晕厥，体格检查发现腹腔内出血，抢救不及时则有生命危险。

四、辅助检查

1. 超声检查　是诊断剖宫产瘢痕妊娠最常用的方法。

2. MRI 检查　其对盆腔脏器结构的评估优于超声。但 MRI 费用较高，不能动态多次重复，目前多用于疑难病例的确诊。

3. 诊断性宫腔镜和腹腔镜检查　当 B 超和 MRI 等辅助检查手段难以确诊时，诊断性宫腔镜和腹腔镜检查可提供更准确的信息，进一步明确诊断。

4. β 人绒毛膜促性腺激素（β-hCG）β-hCG 可以反映滋养细胞活性，在剖宫产瘢痕妊娠诊治过程中有重要价值。

5. 组织病理学检查　单纯病灶切除或子宫全切除标本病理检查是诊断剖宫产瘢痕妊娠的“金标准”。

五、诊断及鉴别诊断

瘢痕妊娠的临床表现因胚囊种植深浅、胚胎发育情况而不同，无明显特异性。超声检查是主要诊断依据，组织病理学检查是诊断本病的金标准。

本病容易与宫颈妊娠、子宫峡部妊娠、不全流产和滋养细胞疾病相混淆，需要仔细鉴别。

六、治疗

本病治疗原则为：①明确诊断后，及时终止妊娠；②尽量保留生育能力；③杜绝严重并发症的发生。

1. 药物治疗　目前尚无规范化的药物治疗标准。多采用甲氨蝶呤注射液肌内注射或孕囊内局部注射。在药物治疗过程中，必须严密随诊，准备抢救大出血的应急措施。

2. 手术治疗

（1）清宫术：包括直接清宫及子宫动脉栓塞后清宫。

（2）子宫瘢痕处病灶清除术：可采用开腹、腹腔镜或经阴道局部病灶切除术。

3. 患者大出血抢救措施和流程

（1）首先观察生命体征，开放静脉输液通道，补充血容量，积极抢救失血性休克。

（2）给予宫缩剂和止血药物，对部分患者有效。

（3）局部压迫止血。

（4）选择性双侧子宫动脉栓塞止血。

（5）没有子宫动脉栓塞设备的单位可急诊行开腹病灶切除术。

七、预防

1. 发病与局部瘢痕处的愈合不良有一定的关系，所以降低剖宫产率、提高剖宫产缝合技术可起到减少其发病的作用。

2. 加强剖宫产后女性的避孕宣传，减低意外妊娠率。

3. 提高剖宫产瘢痕妊娠的诊断水平，早诊断、尽早终止妊娠，避免严重并发症的发生。

（李　红）

第四节　卵巢囊肿或肿瘤蒂扭转

卵巢囊肿或肿瘤的蒂由骨盆漏斗韧带、卵巢固有韧带和输卵管组成。当患者的体位突然改变或在妊娠期及产后子宫大小、位置发生改变时，蒂均易发生扭转，好发于瘤蒂长、中等大、重心偏于一侧、活动度良好的肿瘤（图28-1）。蒂扭转后，囊肿或肿瘤可发生出血、坏死、破裂和继发感染。

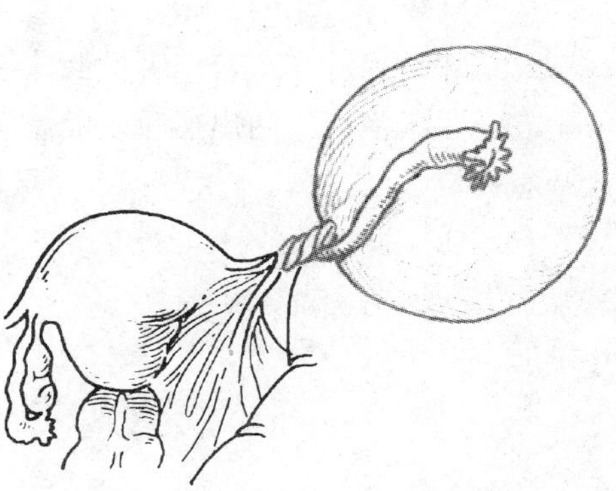

图28-1　卵巢囊肿蒂扭转

一、诊断

1. 症状　有盆腔或附件包块病史的患者突发

一侧下腹剧痛，常伴恶心、呕吐，甚至休克。当扭转蒂部自然复位或肿瘤完全坏死时，腹痛可减轻。

2. 妇科检查　子宫颈举痛，子宫正常大小，一侧附件区可触及肿块，张力高，有压痛，以蒂部明显。

3. B超检查　发现附件区包块，边界清楚。

二、治疗

本病确诊后应尽早手术治疗。术中若发现肿瘤完全坏死，应将肿瘤和扭转的蒂一并切除；若为不全扭转，卵巢未坏死，可剥除包块，保留卵巢；如可疑恶性，应快速冷冻病理检查，确定肿瘤性质，必要时扩大手术范围。

（李　红）

第五节　卵巢黄体囊肿破裂

卵巢在排卵后形成黄体，黄体腔内积液较多，使腔的直径超过3 cm，则称为黄体囊肿。妊娠黄体也可增大为囊肿，一般于妊娠3个月后自然消失。黄体囊肿破裂易出血且不易止血，20%可发生在性生活后，出血多时可引起急腹症。

一、诊断

1. 生育年龄的女性，发生在月经周期后半期，突发下腹疼痛，伴恶心、呕吐，伴肛门坠胀感。出血多者可有晕厥、休克等症状。

2. 贫血貌，脉率快，血压下降。下腹压痛，可出现移动性浊音。子宫颈举痛，穹隆饱满，触痛。子宫一侧可触及境界不清的包块，明显触痛。

3. 血红蛋白下降。血、尿妊娠试验阴性，但若妊娠黄体破裂，可阳性。

4. 盆腹腔积液。

5. 后穹隆穿刺可抽出暗红色不凝血。

6. 腹腔镜检查可确诊。

二、治疗

1. 非手术治疗　若患者生命体征平稳，内出血不多，可卧床休息，输液、止血等。

2. 手术治疗　内出血较多的患者，在抗休克的同时及时手术探查，首选腹腔镜下黄体切除手术。

（李　红）

第六节　卵巢巧克力囊肿破裂

随着子宫内膜异位症发病率的上升，卵巢巧克力囊肿（或称卵巢子宫内膜异位囊肿）

的发生率也随之增加。经期囊内出血、压力增加可出现多次小的破裂，由于破裂后立即被周围组织粘连而仅造成一过性的下腹部或盆腔深部疼痛。较大的卵巢巧克力囊肿出现大的破裂时可引起妇科急腹症，破裂可自发或受外力影响而发生。

一、诊断

1. 常有痛经、性交痛及不育史。发病大多在月经前或月经周期后半期，无闭经或阴道不规则出血，突发一侧下腹剧痛伴恶心、呕吐。偶可出现血压下降或休克症状。

2. 腹部有明显的腹膜刺激症状（腹部压痛、反跳痛及肌紧张）。妇科检查盆腔一侧或双侧可触及周界不清的包块，与子宫紧密粘连，压痛。

3. B超检查发现卵巢有包块，囊壁厚，内有液体暗区，有反光增强的细点或见有分隔状。

4. 后穹隆穿刺抽出咖啡色巧克力样液。

二、治疗

1. 巧克力囊肿不大，症状、体征不重的患者可以观察，保守治疗，用抗生素预防感染。

2. 巧克力囊肿大，症状、体征重的患者应尽快手术治疗，手术时应吸净囊液。年轻未生育者，做囊肿剥除术，尽量保留卵巢组织；对年龄较大且无生育要求者，若对侧卵巢正常，可考虑行患侧附件切除术。术后可酌情使用治疗子宫内膜异位症的药物。

（李 红）

第七节 外阴血肿

外阴血肿常由外伤造成，如外阴骑跨伤、暴力性交或强奸损伤，多见于年轻女性。

一、诊断

1. 有外阴部外伤史。

2. 外阴部疼痛，影响行走。如皮肤、黏膜撕裂可流血，量可多可少。如皮肤、黏膜未破损可见外阴部紫蓝色血肿，血肿较大时可造成尿路梗阻。

二、治疗

1. 非手术治疗 血肿小者，最初24 h冰袋冷敷，以降低局部血流量和减轻外阴疼痛，并密切观察血肿有无增大趋势。外伤24 h后，可用超短波、远红外等照射促进血液吸收。

2. 手术治疗 若血肿快速增大或出血虽已止但血肿较大者，应在麻醉下切开血肿，排出积血，缝扎止血，伤口加压包扎或引流。对感染性外阴血肿应尽快切开引流并清创。术后常规用抗生素预防感染，外阴创伤污染重的患者应注射破伤风抗毒素。

（李 红）

第二十九章　生殖内分泌疾病

第一节　功能失调性子宫出血

正常月经周期为21～35天，平均28天，经期持续2～7天，平均失血量为20～60 mL。凡不符合上述标准的均属于异常子宫出血（abnormal uterine bleeding，AUB），AUB包括器质性和功能失调性子宫出血。功能失调性子宫出血（dysfunctional uterine bleeding，DUB）简称功血，是由于调节生殖的神经内分泌机制失常而非器质性病变和妊娠引起的异常子宫出血。

一、分类

功血可分为排卵性和无排卵性两类，无排卵性功血多发生于青春期和绝经过渡期女性，亦可见于生育年龄；排卵性功血多见于生育期女性。

（一）无排卵性功能失调性子宫出血

无排卵性功血多发生于青春期和绝经过渡期女性，亦可见于生育年龄。机体内外各种因素如精神紧张、营养不良、代谢失调、慢性疾病、环境改变、饮食紊乱、过度运动、酗酒以及内分泌失调均可通过中枢神经系统引起下丘脑－垂体－卵巢轴功能异常，导致无周期性排卵，临床表现为出血失去规律性（周期性），间隔时长时短，出血量不能预计，一般出血时间长，不易自止。出血频繁或出血多者可引起严重贫血甚至休克。

（二）排卵性功能失调性子宫出血

排卵性功血有周期性排卵，因此临床上仍有可辨认的月经周期。

1. 月经过多　指月经周期规则、经期正常，但经量增多＞80 mL。常因子宫内膜纤溶酶活性过高或前列腺素血管舒缩因子分泌比例失调所致。

2. 月经周期间出血

（1）黄体功能异常：分黄体萎缩不全及黄体功能不全两类。前者表现为经期延长；后者表现为周期缩短，经量可稍有增多。黄体功能异常者常合并不孕或者流产。

（2）围排卵期出血：原因不明，可能与排卵前后激素水平波动有关。出血≤7天，停数天后又出血，量少，多数持续1～3天，时有时无。

二、临床表现

1. 分型及症状　异常子宫出血有以下几种类型。①月经过多：周期规则，但经期＞7天或者经量＞80 mL。②月经过频：周期规则，但短于21日。③子宫不规则出血：周期不规则，经期延长，经量正常。④子宫不规则过多出血：周期不规则，经期延长，经量过多。最常见的症状是子宫不规则出血，表现为月经周期紊乱，经期长短不一，且出血量时多时少。有时先有数周或数月停经，然后发生月经样出血或阴道不规则出血，血量往往较多，不易自止。出血期无下腹疼痛或其他不适，出血多或时间长者常伴贫血。

2. 体格检查　包括全身检查、妇科检查等，以除外全身性疾病及生殖道器质性病变。

三、辅助检查

1. 诊断性刮宫（dilation & curettage，D&C）　简称诊刮，为已婚患者首选方法。目的是止血和明确子宫内膜病理改变。诊刮时应注意子宫腔大小、形态，子宫壁是否平滑，刮出物的性质和量。无性生活的患者，如果激素治疗失败或考虑有器质性病变，应经患者或其家属知情同意后行诊刮术。

2. 宫腔镜检查　通过宫腔镜直视子宫内膜形态，选择病变区进行活检，较盲取内膜的诊断价值高，尤其可提高早期宫腔病变（如子宫内膜息肉、子宫黏膜下肌瘤、子宫内膜癌）的诊断率。

3. 基础体温测定　基础体温呈单相型，提示无排卵（图 29-1、图 29-2）。

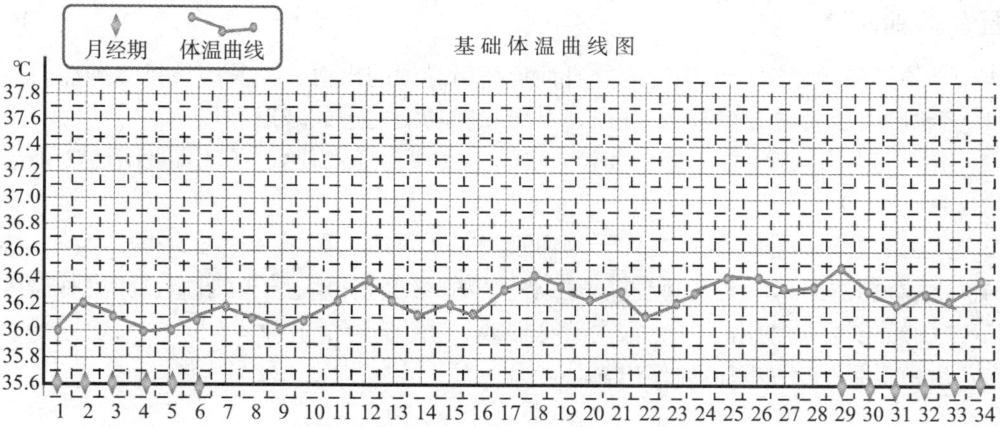

图 29-1　基础体温单相型（无排卵性功血）

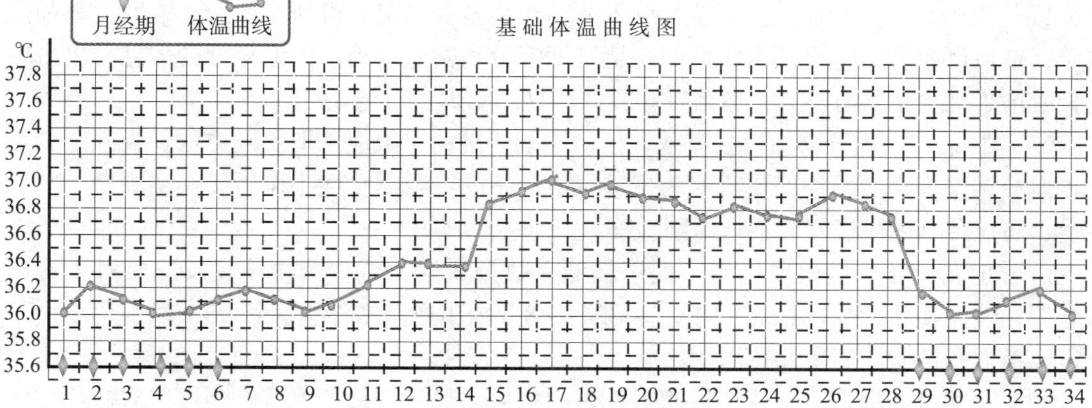

图 29-2　基础体温双向型（黄体期短）

4. 超声检查　了解子宫内膜厚度及回声，以明确有无占位病变及器质性病变等。

5. 全血细胞计数　了解患者贫血情况。

6. 凝血功能检查　血小板计数、凝血酶原时间、出凝血时间、部分促凝血酶原激酶时间等，排除凝血和出血功能障碍性疾病。

7. 妊娠试验　有性生活史者，应除外妊娠及妊娠相关疾病。

8. 激素测定　为确定有无排卵，可测定血清孕酮或尿孕二醇，疑高催乳素血症者查PRL，测定甲状腺素可迅速排除甲状腺功能异常。

9. 宫颈细胞学检查　用于排除宫颈癌前病变及宫颈癌。

四、诊断

功血的诊断主要依据病史、临床表现、排卵测定及其他辅助检查。询问病史需注意患者的年龄、月经史、婚育史及避孕措施，全身有无慢性病史（如肝病、血液病以及甲状腺、肾上腺或垂体疾病等），有无精神紧张、情绪打击、服用干扰排卵药物或抗凝药物等影响正常月经的因素。了解病程经过，如发病时间、目前出血情况、出血前有无停经史及以往治疗经过。

五、鉴别诊断

功血必须排除生殖道局部病变或全身性疾病所导致的出血，尤其应该排除肿瘤。

（1）全身性疾病，如血液病、肝损害、甲状腺功能亢进或减退等。

（2）异常妊娠或妊娠并发症，如流产、异位妊娠、葡萄胎、子宫复旧不良、胎盘残留、胎盘息肉等。

（3）生殖道感染，如急性或慢性子宫内膜炎、子宫肌炎等。

（4）生殖道肿瘤，如子宫内膜癌、宫颈癌、滋养细胞肿瘤、子宫肌瘤、卵巢肿瘤等。

（5）性激素类药物使用不当、宫内节育器或异物引起子宫出血。

（6）生殖道损伤，如阴道裂伤出血。

六、治疗

（一）无排卵性功能失调性子宫出血

1. 一般性治疗　患者贫血，应加强营养，改善全身情况，可补充铁剂、维生素C和蛋白质，贫血严重者需输血。出血期间避免过度疲劳和剧烈运动，保证充分的休息。出血时间长者给予抗生素预防感染，适当应用凝血药物以减少出血量。

2. 药物治疗　内分泌治疗极有效，但对不同年龄的对象应采取不同方法。青春期少女以止血、调整周期、促使卵巢排卵为主进行治疗，围绝经期女性止血后以调整周期、减少经量、防止子宫内膜病变为治疗原则。

（1）止血：对少量出血患者，使用最低有效量激素，减少药物不良反应。对大量出血患者，性激素治疗要求在8 h内见效，24～48 h内出血基本停止，若96 h以上仍出血不止，应考虑有器质性病变存在。

（2）调整月经周期：上述用性激素止血的效果一般良好，若骤然停药可造成撤药性出血，故在止血后应继续用药以控制周期。对青春期或生育期功血患者，定期给予生理剂量的性激素，可恢复正常月经周期的内分泌调节，而促进排卵功能的建立。对绝经过渡期患者，则有控制出血和预防子宫内膜癌的作用。

（3）促排卵：功血患者经上述调整周期药物治疗几个疗程后，部分患者可恢复排卵。青春期一般不提倡使用促排卵药物，对有生育要求的无排卵不孕患者，可针对病因采取促排卵治疗。

3. 手术治疗　以刮宫术最常用，既能明确诊断，又能迅速止血。子宫切除术很少用以治疗功血。通过电凝或激光行子宫内膜去除术（endometrial ablation）仅用于对施行子宫切除术有禁忌证者。

（二）排卵性功能失调性子宫出血

1. 月经过多的治疗

（1）止血药：氨甲环酸（妥塞敏）1 g，2 ~ 3 次 /d，可减少经量 54%。

（2）宫内孕激素释放系统：子宫腔释放左炔诺孕酮 20 μg/d，有效期 5 年。不良反应少，最初 6 个月可能突破性出血。

（3）孕激素内膜萎缩法：详见无排卵性功血治疗。

（4）手术治疗：子宫内膜去除术、子宫切除或子宫动脉栓塞术。

2. 月经周期间出血的治疗　包括围排卵期出血、经期延长和经前出血，建议先对患者进行 1 ~ 2 个周期的观察，测定基础体温，明确出血类型，排除器质性病变，再进行干预。

（1）无生育要求：对症止血或口服避孕药治疗。应用口服避孕药的潜在风险需注意。

（2）有生育要求：可促排卵治疗。

（李　红）

第二节　闭　　经

闭经（amenorrhea）是妇科疾病中常见症状。通常将闭经分为原发性和继发性两类。原发性闭经系指女性有正常的第二性征发育但年满 16 岁仍无月经来潮或年龄超过 14 岁尚无第二性征发育。继发性闭经则指以往曾建立正常月经，但此后因某种病理性原因而月经停止 6 个月，或按自身原来月经周期计算停经 3 个周期以上者。

一、原发性闭经

原发性闭经较为少见，多由于遗传学原因或先天发育缺陷引起。

（一）第二性征存在的原发性闭经

1. 米勒管发育不全综合征（Mullerian agenesis syndrome，又称 Mayer-Rokitansky-Kuster-Hauser syndrome） 是由于副中肾管发育障碍引起的先天性畸形，可能系基因突变所致。表现为始基子宫或无子宫、无阴道，而外生殖器、输卵管、卵巢发育正常，女性第二性征正常，30%的患者伴泌尿畸形，12%的患者伴骨骼畸形。

2. 雄激素不敏感综合征（又称睾丸女性化综合征） 为男性假两性畸形，X 性连锁隐性遗传病，常有家族史，染色体核型为 46，XY，性腺为睾丸，但未下降而位于腹腔内或腹股沟。

3. 萨瓦奇氏病（savage syndrome）　由于卵巢的胞膜受体缺陷，不能对促性腺激素产生反应，于是不能分泌激素，不能负反馈抑制垂体。临床特征是卵巢形态饱满，内有多数始基卵泡及少数初级卵泡，第二性征不发育，出现闭经及促性腺激素升高。

4. 生殖道闭锁　任何生殖道闭锁引起的横向阻断导致的闭经，如阴道横隔、无孔处女膜等。

5. 真两性畸形　女性第二性征存在，同时存在男性和女性性腺，染色体核型可为 XX，XY 或嵌合体。非常少见。

（二）第二性征缺乏的原发性闭经

1. 低促性腺素性功能减退症（hypogonadotropic hypogonadism）　其中最常见者为体质性青春发育延迟，其次是嗅觉缺失综合征，是由于下丘脑 GnRH 分泌缺乏或不足，临床以低促性腺激素、低性激素为特征，主要表现为青春期延迟，无月经来潮，无性征发育，而女性内生殖器分化正常。常伴有嗅觉障碍及先天性耳聋。

2. 高促性腺素性功能减退症（hypergonadotropic hypogonadism）　原发于性腺衰竭所致的性激素分泌减少，从而引起反馈性 LH 和 FSH 升高，常与生殖道异常同时出现。

二、继发性闭经

继发性闭经的发生率较原发性闭经至少高 10 倍。其病因复杂，根据控制正常月经周期的几个主要环节，以下丘脑性闭经最常见，其次为垂体、卵巢、子宫及下生殖道发育异常闭经。

（一）下丘脑性闭经

下丘脑性闭经是最常见的一类闭经，以功能性原因为主。下丘脑弓状核接受多处脑区的神经冲动，汇合成信号促使脉冲式释放 GnRH。在卵泡期为维持正常卵泡功能，约每 90 min 有 1 次 GnRH 脉冲频率，若脉冲式分泌模式异常，包括频率、幅度及量的变化，将导致卵泡发育障碍而闭经。

1. 紧张应激　精神创伤、环境变化等因素均可使机体处于紧张的应激状态，扰乱中枢神经与下丘脑之间的联系，从而影响下丘脑 – 垂体 – 卵巢轴而闭经。多见于年轻未婚女性，从事紧张脑力劳动者。

2. 体重下降和神经性厌食　中枢神经对体重急剧下降极为敏感，而体重又与月经联系紧密，不论单纯性体重下降或真正的神经性厌食均可诱发闭经。单纯性体重下降系指体重减轻标准体重的 15% ~ 25%。神经性厌食通常由于内在情感的剧烈矛盾或为保持体形而强迫节食引起的下丘脑功能失调。特征性表现为精神性厌食、严重消瘦和闭经。GnRH 浓度降至青春期前水平，以致促性腺激素和雌激素水平低下而发生闭经。

3. 运动性闭经　剧烈运动（如长跑或舞蹈）易致闭经，原因是多方面的。体内一定比例的脂肪组织（17% ~ 22%）对月经初潮和月经的维持有重要意义。另外，运动剧增后 GnRH 的释放受到抑制可引起闭经。

4. 药物性闭经　除垂体腺瘤可引起闭经 – 溢乳综合征外，长期应用某些药物如吩噻嗪衍生物（奋乃静、氯丙嗪）、利舍平以及甾体类避孕药，偶尔也可出现闭经和异常乳汁分泌。通常是可逆的，一般在停药后 3 ~ 6 个月月经自然恢复。

5. 颅咽管瘤　瘤体增大压迫下丘脑和垂体柄时，可引起闭经、生殖器官萎缩、肥胖、颅内压增高、视力障碍等症状，称肥胖生殖无能综合征，CT、MRI可确诊定位。

（二）垂体性闭经

垂体性闭经的主要病变在垂体。腺垂体的病变或功能失调均可影响促性腺激素的分泌，继而影响卵巢功能而引起闭经，主要表现为继发性闭经。

1. 垂体梗死　是由于缺血、炎症、放射及手术等破坏了腺垂体组织，引起垂体功能减退。常见的为希恩综合征（Sheehan syndrome），是由于产后大出血休克，使垂体缺血坏死，造成垂体功能不全而引起的一系列症状。主要表现为闭经、无乳汁、性欲减退、毛发脱落等症状，第二性征衰退，生殖器官萎缩，还可出现畏寒、嗜睡、低血压及基础代谢率降低等甲状腺和肾上腺皮质功能减退症状。

2. 垂体肿瘤　位于蝶鞍内的腺垂体的各种腺细胞可发生催乳激素腺瘤、生长激素腺瘤、促甲状腺激素腺瘤、促肾上腺皮质激素腺瘤以及无功能的垂体腺瘤。不同类型的肿瘤可出现不同症状，但都有闭经表现，这是因为肿瘤压迫分泌细胞，使促性腺激素分泌减少所致。

3. 空蝶鞍综合征（empty sella syndrome）因蝶鞍隔不全或某种病变，蝶鞍内出现空隙，脑脊液流向蝶鞍的垂体窝，垂体受压缩小，而蝶鞍扩大。因压迫垂体发生高催乳素血症，常见症状为闭经，有时可泌乳。

（三）卵巢性闭经

闭经的原因在卵巢。卵巢分泌的性激素水平低下或缺乏周期性变化而导致闭经。

1. 卵巢早衰（premature ovarian failure）40岁前绝经者称卵巢早衰。表现为继发性闭经，常伴绝经过渡期症状，具有低雌激素及高促性腺激素的特征。病因以特发性即无明确诱因的卵巢萎缩及过早绝经最常见，另外，自身免疫病、医源性损伤或遗传因素亦可引起本病。

2. 卵巢功能性肿瘤　产生性激素的睾丸母细胞瘤、卵巢母细胞瘤、颗粒细胞瘤、门细胞瘤等可抑制下丘脑－垂体－卵巢轴功能而闭经。

3. 多囊卵巢综合征　表现为闭经、不孕、多毛和肥胖，且双侧卵巢增大并有多囊样改变，持续无排卵。以长期无排卵及高雄激素血症为特征。

（四）子宫性闭经

闭经的原因在子宫。子宫内膜受到破坏或对卵巢激素不能产生正常的反应，从而引起闭经。

1. Asherman综合征　是子宫性闭经中最常见的原因。因人工流产刮宫过度或产后、流产后出血刮宫损伤引起，尤其当伴有子宫内膜炎时，更易导致宫腔粘连或闭锁而闭经。

2. 子宫切除后或宫腔放射治疗后　手术切除子宫或放射治疗破坏子宫内膜而闭经。

3. 子宫内膜炎　结核性子宫内膜炎、流产或产后感染所致的子宫内膜炎致内膜破坏而导致闭经。

（五）其他

其他内分泌异常如甲状腺、肾上腺、胰腺等功能异常而闭经。

三、诊断

闭经只是一种症状，诊断时首先必须寻找引起闭经的原因，即下丘脑－垂体－卵巢轴的调节失常发生在哪一环节，然后再确定是何种疾病所引起。

（一）病史

询问患者自幼生长发育过程，有无先天性缺陷或其他疾病以及家族史。详细询问月经史，包括初潮年龄、第二性征发育情况、月经周期、经期、经量等。已婚女性则需注意其生育史及产后并发症。还应询问闭经期限及伴随症状，发病前有无任何导致闭经的诱因，如精神因素、环境改变、体重增减、剧烈运动、各种疾病及用药影响等。

（二）体格检查

观察全身发育状况，有无畸形；测量体重、身高，四肢与躯干比例，五官生长特征；观察患者精神状态、智力发育、营养和健康情况。妇科检查应注意内、外生殖器的发育，有无缺陷、畸形，第二性征如毛发分布、乳房发育是否正常，有无溢乳等。

（三）辅助检查

1. 子宫功能检查　主要了解子宫、子宫内膜状态及功能。

（1）药物撤退试验

1）孕激素试验：为评估内源性雌激素水平的简单、快速手段。用黄体酮注射液，每日肌内注射 20 mg，连续 5 日；或口服甲羟孕酮，每日 10 ~ 20 mg，连用 5 日。停药后 3 ~ 7 日出现撤药出血（阳性反应），提示子宫内膜已受一定水平的雌激素影响，但无排卵，外源性孕激素使其发生分泌期变化，停药后内膜剥脱而出血。若孕激素试验无撤药出血（阴性反应），说明患者体内雌激素水平低下，以致对孕激素无反应，应进一步作雌、孕激素序贯试验。

2）雌、孕激素序贯试验：嘱患者每晚睡前服戊酸雌二醇 1 ~ 2 mg 或妊马雌酮 1.25 mg，连续 20 日。为使停药后子宫内膜脱落完全，最后 5 日加用甲羟孕酮，每日口服 10 mg，停药后 3 ~ 7 日发生撤药出血为阳性，提示子宫内膜功能正常，对甾体激素有反应，闭经是由于患者体内雌激素水平低落所致，应进一步寻找原因。无撤药出血为阴性，则应重复 1 次雌激素序贯试验，若仍无出血，提示子宫内膜有缺陷或被破坏，可诊断为子宫性闭经。

（2）诊断性刮宫：适用于已婚女性，用以了解子宫腔深度和宽度，子宫颈管或子宫腔有无粘连。刮取子宫内膜作病理学检查，可了解子宫内膜对卵巢激素的反应，还可确定子宫内膜结核的诊断，刮出物同时作结核菌培养。

（3）宫腔镜检查：在直视下观察子宫腔及内膜，更可准确诊断有无宫腔粘连、可疑结核病变，应常规取材送病理学检查。

（4）子宫输卵管碘油造影：了解子宫腔形态、大小及输卵管情况，用以诊断生殖系统发育不良、畸形、结核及宫腔粘连等病变。

2. 卵巢功能检查

（1）基础体温测定：孕激素通过体温调节中枢使体温轻度升高，致使基础体温在正常月经周期中显示为双相型，即月经周期后半期的基础体温较前半期上升 0.3 ~ 0.6℃。提示卵巢有排卵或黄体形成。

（2）B 超监测：从周期第 10 日开始用 B 超动态监测卵泡发育及排卵情况最简便可靠。卵泡直径达 18 ~ 20 mm 时为成熟卵泡，估计约在 72 h 内排卵。确定排卵的声像特征为：①卵泡突然消失或明显缩小；②卵泡边缘模糊，卵泡内呈稀疏光点；③直肠子宫陷凹可能出现游离液体。

（3）宫颈黏液结晶检查：雌激素使宫颈黏液稀薄，拉丝度延长，并出现羊齿植物叶状结晶，羊齿植物叶状结晶越明显、越粗，提示雌激素作用越显著。若涂片上见成排的椭圆体，提示在雌激素作用的基础上已受孕激素影响。

（4）阴道脱落细胞检查：观察表、中、底层细胞的百分比，表层细胞的百分率越高反映雌激素水平也越高。卵巢早衰者的涂片会出现不同程度的雌激素低落或持续雌激素轻度影响。

（5）血甾体激素测定：包括雌二醇、孕酮及睾酮的放射免疫测定。血孕酮水平升高，提示排卵。若雌、孕激素浓度低，提示卵巢功能不正常或衰竭；若睾酮值高，提示有多囊卵巢综合征、卵巢男性化肿瘤或睾丸女性化等疾病可能。

3. 垂体功能

（1）血清 FSH、LH、PRL 水平测定：用激素值来鉴别卵巢、垂体或其以上部位引起的闭经。

（2）垂体兴奋试验：用以了解垂体功能减退是否起因于垂体或下丘脑，又称 GnRH 刺激试验。用 LHRH 100 μg 溶于 0.9% 氯化钠注射液 5 mL 中，30 s 内静脉注射完毕，若注射后 15 ~ 60 min LH 值较注射前升高 2 倍以上，说明垂体功能正常，病变在下丘脑；若 LH 值无升高或升高不明显，提示病变在垂体。

4. 影像学检查　疑有垂体肿瘤时应作蝶鞍 X 线摄片，肿瘤较大者头颅侧位平片辨认，阴性时需再作 CT 或 MRI 检查，以早期发现垂体微腺瘤（直径 < 1 cm）。

5. 其他检查　疑有先天性畸形者，应进行染色体核型分析及分带检查。考虑闭经与甲状腺功能异常有关时，测定血 T_3、T_4、TSH。疑有子宫畸形、多囊卵巢、肾上腺皮质增生或肿瘤时，可作 B 超检查。

（四）诊断步骤

生育期女性需排除妊娠。通过详细询问病史及体格检查，区分是原发性闭经，还是继发性闭经。如为原发性闭经，则按图 29-3 所示的诊断步骤进行；如为继发性闭经，则按图 29-4 所示的诊断步骤进行。

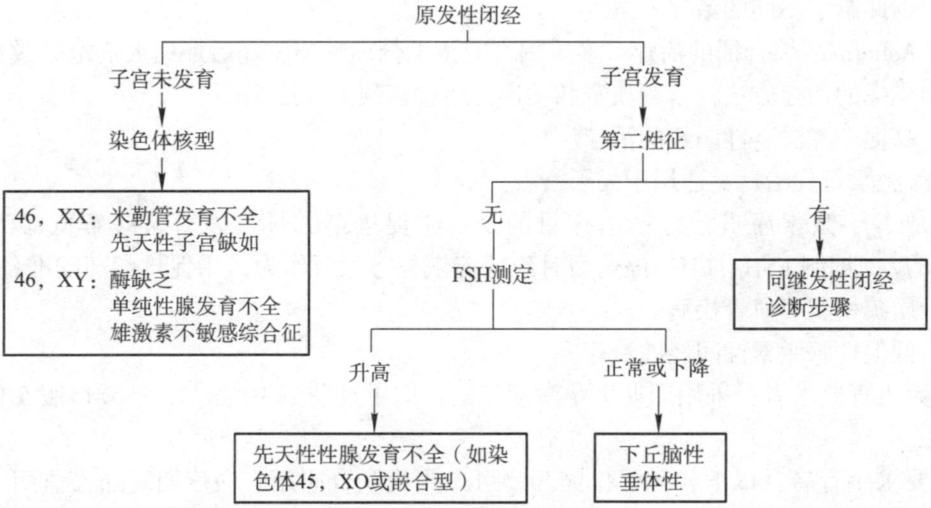

图 29-3　原发性闭经的诊断步骤

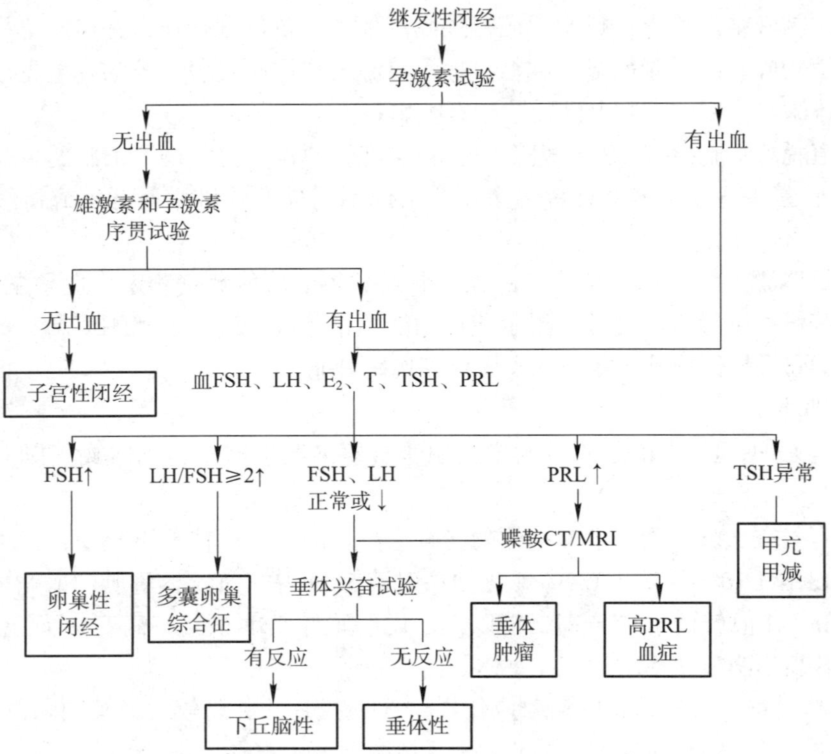

图 29-4　继发性闭经的诊断步骤

四、治疗

1. 全身治疗　全身体质性治疗和心理学治疗在闭经中占重要地位。若闭经由潜在的疾病或营养缺乏引起，应积极治疗全身性疾病，合理营养，提高机体素质。若闭经受应激或精神因素影响，则应进行耐心的心理治疗，消除精神紧张和焦虑情绪。

2. 激素治疗　通过对闭经患者的检查诊断步骤，即可确定为正常、高或低促性腺激素性闭经，据此给予不同的治疗方案。

（1）Asherman 综合征的治疗：多采用宫腔镜下分离粘连，随后加用大剂量雌激素和放置宫腔内支撑的治疗方法，宫颈狭窄和粘连可通过宫颈扩张治疗。

（2）高促性腺激素性闭经的治疗。

1）雌激素替代治疗：适用于无子宫者。

2）雌、孕激素序贯治疗：治疗目的是：①促进第二性征发育，缓解低雌激素症状。②负反馈抑制 FSH、LH，停药后月经或能恢复，也可作为试用促排卵药的准备治疗。③防止骨质疏松及心血管疾病。

（3）低促性腺激素性闭经的治疗。

1）无生育要求者：采用周期性孕激素疗法，即甲羟孕酮 10 mg/d，连续口服 5 日，每 8 周 1 次。

2）要求生育者：以下各种促排卵药物可单用或联合应用。治疗期间加强监测，警惕可能并发卵巢过度刺激综合征。

A. 氯米芬：是最常用的促排卵药物。适用于有一定内源性雌激素水平的无排卵者。给药方式为月经第 5 日起，50 ~ 100 mg/d 口服，连续 5 日，可连用 3 个周期，若排卵失败，氯米芬剂量可逐渐增至 150 ~ 200 mg/d，排卵率为 80%，妊娠率为 40%。

B. 促性腺激素：包括尿促性素（hMG）和促卵泡激素。

C. 促性腺激素释放激素（GnRH）：利用其天然制品促排卵，用脉冲皮下注射或静脉给药，适用于下丘脑性闭经。

3）溴隐亭（bromocriptine）：为多巴胺受体激动剂，通过与垂体多巴胺受体结合，直接抑制垂体 PRL 分泌，恢复排卵；溴隐亭还可以直接抑制垂体分泌 PRL 肿瘤细胞生长。

4）甲状腺素：适用于甲状腺功能减退引起的闭经。

5）肾上腺皮质激素：适用于先天性肾上腺皮质功能亢进所致闭经，一般用泼尼松或地塞米松。

3. 抗结核治疗　诊断为结核性子宫内膜炎者，应积极抗结核治疗。

4. 手术治疗　针对各种器质性病因，采取相应的手术治疗。

（李　红）

第三节　多囊卵巢综合征

多囊卵巢综合征（polycystic ovarian syndrome，PCOS）是一种生殖功能障碍与糖代谢异常并存的内分泌失调综合征。持续性无排卵、雄激素过多、卵巢多囊样改变和胰岛素抵抗是其重要特征，内分泌特征有：①雌酮过多。②雄激素过多。③黄体生成素 / 促卵泡激素（LH/FSH）比值增大。④胰岛素过多。本病是生育期女性月经紊乱最常见的原因，其病因至今尚未阐明。

一、临床表现

PCOS 主要由于持续无排卵和雄激素过多引起，初潮年龄一般正常，各种症状一般在青春期初潮前后不久出现。

1. 月经失调　主要表现是闭经，绝大多数为继发性闭经，闭经前常有月经稀发或过少。偶见闭经与月经过多相间出现。

2. 不孕　生育期女性因排卵障碍导致不孕。

3. 多毛、痤疮　可出现不同程度的多毛，体毛丰盛，尤其是阴毛，分布常呈男性型。油脂性皮肤及痤疮也常见，系体内雄激素积聚所致。

4. 肥胖　为一重要特征，肥胖常呈男性型向心性肥胖，即腰臀部比例增加（腰围 / 臀围 > 0.85）。肥胖是由于雄激素过多和未结合睾酮比例增加引起，亦与雌激素的长期刺激、胰岛素抵抗有关。

5. 黑棘皮症　雄激素过多的另一体征是黑棘皮症，常在阴唇、颈背部、腋下、乳房下和腹股沟等处皮肤出现灰褐色色素沉着，呈对称性，皮肤增厚，质地柔软。

二、辅助检查

1. 基础体温测定　表现为单相，月经周期后半期体温无升高。

2. B超检查　阴道超声下可见卵巢体积增大，包膜回声增强，每侧卵巢中有直径2～8 mm大小不等的卵泡数超过12个，呈车轮状排列，称为“项链征”（图29–5），连续监测无主导卵泡发育及排卵迹象。

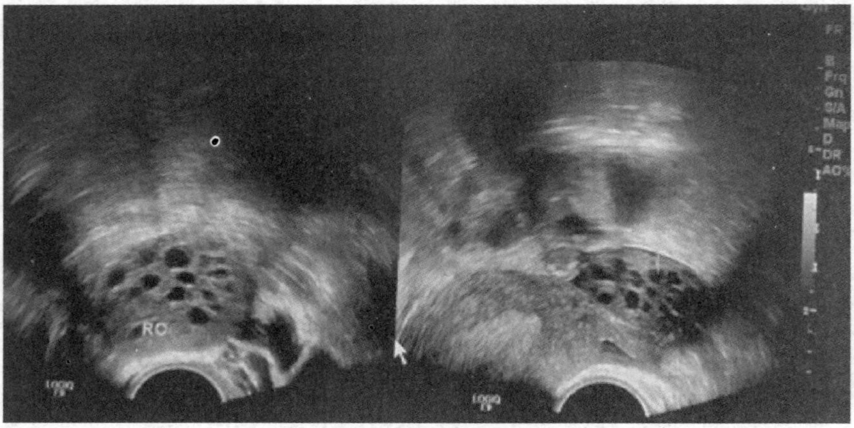

图29–5　多囊卵巢超声影像

3. 诊断性刮宫　于月经前数日或月经来潮6 h内行诊断性刮宫，子宫内膜呈增生期或增生过长，无分泌期变化。

4. 激素测定

（1）LH、FSH测定：血清FSH值偏低而LH值升高，LH/FSH≥2。

（2）雄激素测定：血清睾酮、双氢睾酮、雄烯二酮浓度增高，睾酮水平通常不超过正常范围上限2倍，因此，不能以雄激素升高作为判断标准。

（3）尿17–酮皮质类固醇：正常或轻度升高，正常时提示雄激素来源于卵巢，升高时提示肾上腺功能亢进。

（4）血清雌激素测定：雌酮（E_1）升高，雌二醇（E_2）正常或轻度升高，$E_1/E_2>1$，其水平恒定，无周期性变化，并恒定于早卵泡期水平，高于正常周期。

（5）其他检查：PCOS尤其肥胖患者，应测定空腹血糖及口服葡萄糖耐量试验（OGTT）。

5. 腹腔镜检查　通过腹腔镜直接窥视，可见卵巢增大，包膜增厚，表面光滑，呈灰白色，有新生血管。包膜下显露多个卵泡，但无排卵征象（排卵孔、血体或黄体）。腹腔镜下取卵巢组织送病理检查，诊断即可确定。在诊断的同时可进行腹腔镜治疗。

三、诊断

根据病史及临床表现，即使没有扪及增大的卵巢，也应怀疑PCOS，诊断标准如下。

（1）稀发排卵或无排卵。

（2）高雄激素的临床表现和（或）高雄激素血症。

（3）超声检查卵巢多囊样改变。

上述3条中符合2条，并排除其他高雄激素疾病，如先天性肾上腺皮质增生、库欣综合征、分泌雄激素的肿瘤等。

四、鉴别诊断

PCOS需与下列疾病鉴别。

1. 卵泡膜细胞增殖症　其病理变化为卵巢皮质有一群卵泡膜细胞增生。临床和内分泌征象与PCOS相仿但更严重，本症患者比PCOS更肥胖，男性化更明显，睾酮水平也高于PCOS，卵巢活检病理可确诊。

2. 卵巢男性化肿瘤　如睾丸母细胞瘤、卵巢门细胞瘤等均引起男性化和慢性无排卵，可作B超、CT或MRI定位。

3. 肾上腺皮质增生或肿瘤　当血清硫酸脱氢表雄酮值超过正常范围上限2倍时，应与肾上腺皮质增生或肿瘤鉴别。肾上腺皮质增生患者对ACTH兴奋试验反应亢进，做过夜地塞米松抑制试验时抑制率≤0.70；肾上腺皮质肿瘤患者则对这两项试验反应均不明显。

4. 其他　应与下丘脑闭经、甲状腺功能异常及单纯多囊卵巢相鉴别。

五、治疗

1. 一般治疗　肥胖者应加强锻炼和限制高糖、高脂质饮食，以减轻体重。

2. 药物治疗

（1）抗雄激素

1）口服避孕药：周期疗法是一种简单和相对较安全的方法。口服避孕药中，雌激素成分使性激素结合球蛋白浓度增加，导致游离睾酮减少；孕激素成分通过抑制LH而减少卵巢产生雄激素，能有效抑制毛发生长和治疗痤疮。目前临床多用炔雌醇环丙孕酮和去氧孕烯炔雌醇治疗。

2）醋酸环丙孕酮：为合成17-羟孕酮类衍生物，具有较强的抗雄激素作用。

3）螺内酯：是醛固酮受体的竞争性抑制剂，抗雄激素机制是抑制卵巢和肾上腺合成雄激素，增强雄激素分解，并与睾酮竞争毛囊雄激素受体。

4）糖皮质类固醇：适用于PCOS雄激素过多为肾上腺来源或混合性来源者。

（2）诱发排卵：详见本章第一节。由于PCOS患者诱发排卵时较易并发卵巢过度刺激综合征，必须加强预防措施。

3. 手术治疗

（1）腹腔镜下卵巢打孔术：适用于严重PCOS促排卵药物治疗无效者。在腹腔镜下对多囊卵巢用电凝或激光技术穿刺打孔，每侧卵巢打孔4个为宜，即能获得90%排卵率和70%妊娠率。

（2）卵巢楔形切除术：剖腹探查时先确定诊断，然后将双侧卵巢楔形切除1/3组织，以降低雄激素水平，纠正胰岛素抵抗，从而减轻多毛症状，提高妊娠率。术中应用显微外科技术以防止术后粘连。现已少用。

（李　红）

第四节 痛 经

凡在行经前后或月经期出现下腹疼痛、坠胀，伴腰酸或其他不适，程度较重以致影响生活和工作质量者，称痛经（dysmenorrhea）。痛经为妇科最常见症状之一，约50%的女性有痛经，其中10%痛经严重。痛经分为原发性和继发性两类，前者是指生殖器官无器质性病变的痛经，后者系指由于盆腔器质性疾病（如子宫内膜异位症、盆腔炎或宫颈狭窄等）所引起的痛经。本节仅叙述原发性痛经的有关问题。

一、病因

原发性痛经的发生与月经时子宫内膜释放前列腺素（prostaglandin，PG）有关。已被证实，痛经患者子宫内膜和月经血中前列腺素含量（尤其 $PGF_{2\alpha}$ 和 PGE_2）较正常女性明显升高，且内膜中 $PGF_{2\alpha}$ 浓度越高，痛经也越严重。前列腺素诱发子宫平滑肌收缩，产生分娩样下腹痉挛性绞痛，具有痛经特征。原发性痛经的发生还受精神、神经因素影响，内在或外来的应激可使痛阈降低。无排卵的增生期子宫内膜因无孕酮刺激，所含PG浓度甚低，一般不发生痛经。

二、临床表现

1. 原发性痛经在青少年期常见，多在初潮后1～2年发病。这时排卵周期多已建立，在孕激素的作用下，分泌期子宫内膜剥脱时经血PG含量显著高于增生期内膜经血中浓度。

2. 疼痛多自月经来潮后开始，最早出现在经前12 h，行经第1日疼痛最剧烈，持续2～3日缓解；疼痛程度不一，重者呈痉挛性，部位在耻骨上，可放射至腰骶部和大腿内侧。

3. 有时痛经可伴发恶心、呕吐、腹泻、头晕、乏力等症状，严重时面色发白、出冷汗，与临床应用PG时引起胃肠道和心血管系统平滑肌过强收缩的不良反应相似。

4. 妇科检查无异常发现。

三、诊断及鉴别诊断

根据月经期下腹坠痛，妇科检查无阳性体征，临床即可诊断。但诊断时必须除外其他可能引起痛经的疾病（如子宫内膜异位症、子宫腺肌病及盆腔炎等）。继发性痛经在初潮后数年才出现症状，大多有月经过多、不孕、放置宫内节育器或盆腔炎病史，妇科检查可发现引起痛经的器质性病变，腹腔镜检查是最有价值的辅助诊断方法。

四、治疗

1. 一般治疗　重视精神心理治疗，阐明月经时轻度不适是生理反应。疼痛不能忍受时可辅以非麻醉性镇痛治疗，适当应用镇痛、镇静、解痉药。

2. 药物治疗

（1）前列腺素合成酶抑制剂：分为苯基丙酸类和灭酸类两类，均可抑制环氧合酶系统而减少PG的产生，防止过强宫缩和痉挛。

（2）口服避孕药：可以抑制排卵，减少月经血前列腺素含量，适用于要求避孕的痛经女性，未婚少女可行雌、孕激素序贯疗法以减轻症状。

（陈雪芹）

第五节　经前期综合征

经前期综合征（premenstrual syndrome）是指女性反复在黄体期周期性出现以躯体、精神以及行为方面改变为特征的综合征，严重者影响生活质量，月经来潮后，症状自然消失。

一、病因

其病因不明，可能与卵巢激素失调、神经递质异常和精神社会因素有关。

1. 雌、孕激素比例失调　由于孕激素水平不足，雌激素水平相对过高引起，也可能由于组织对孕激素敏感性失常所致。

2. 神经类阿片肽异常　研究证明，神经类阿片肽随月经周期而变化，PCOS 女性在黄体后期循环中类阿片肽浓度异常下降，表现内源性类阿片肽撤退症状，影响精神、神经及行为方面的变化，从而引起经前期综合征。

3. 精神因素　与经前期综合征的严重程度有动态关系。部分患者精神症状突出，且情绪紧张时常使原有症状加重。

二、临床表现

本病表现为周期性发生的系列异常征象。多见于 25～45 岁女性，常因家庭不和睦或工作紧张激发。症状出现于月经前 1～2 周，月经来潮后迅速明显减轻至消失。主要症状可归纳为 3 类：

1. 躯体症状　表现为头痛、乳房胀痛、腹部胀满、肢体水肿、体重增加、运动协调功能减退。

2. 精神症状　激怒、焦虑、抑郁、情绪不稳定、疲乏以及饮食、睡眠、性欲改变。

3. 行为改变　思想不集中、工作效率低、神经质，易有犯罪行为或自杀意图。

三、诊断及鉴别诊断

根据上述在月经前期出现的周期性典型症状，诊断并不困难。需与轻度精神病及心、肝、肾等疾病引起的水肿作鉴别。

四、治疗

1. 精神治疗　首先应予以心理安慰与疏导，使患者精神松弛，重新恢复正常生活。适当应用镇静剂解除忧虑。

2. 抗抑郁药　适用于有明显抑郁的患者，可明显缓解精神症状及行为改变，但对躯体症状疗效不佳。

3. 利尿剂　适用于月经前体重增加明显者，减轻水钠潴留。

4. 激素　可用孕激素作替代治疗。自周期第 16 日开始，每日口服甲羟孕酮 6 mg，共 10 日。

5. 溴隐亭　适用于乳房胀痛伴高催乳素血症者。

6. 维生素 B_6　可调节自主神经系统与下丘脑 – 垂体 – 卵巢轴的关系，还可抑制催乳素的合成。

7. 抑制排卵　口服避孕药能缓解症状，并可减轻水钠潴留症状。

（陈雪芹）

第六节　围绝经期综合征

绝经是每名女性生命进程中必然发生的生理过程。绝经提示卵巢功能衰退，生殖能力终止。绝经（menopause）指月经完全停止 1 年以上。围绝经期（perimenopausal period）是指绝经前后的一段时间，即从出现卵巢功能衰退征象至绝经后 1 年内的时间。其中，从月经周期发生明显变化到绝经称为绝经过渡期。围绝经期女性由于卵巢功能衰退，雌激素水平降低，出现一系列躯体和精神心理症状，称为围绝经期综合征（menopausal syndrome，MPS）。

一、临床表现

1. 月经紊乱　绝经前半数以上女性出现月经紊乱，多为月经周期不规则，持续时间长及月经量增加甚至大出血，系无排卵性周期引起，致生育力低下。但有意外妊娠可能。围绝经期及绝经后女性出现异常子宫出血，一定要警惕子宫内膜癌的发生，应取子宫内膜做活检，此外，尚需考虑宫颈癌、子宫息肉或肌瘤的可能。

2. 全身症状　①潮热：为围绝经期最常见症状，由于血管舒缩功能不稳定所致。②自主神经失调症状：心悸、眩晕、头痛、失眠、耳鸣等自主神经失调症状。③精神神经症状：激动易怒、焦虑不安或情绪低落、抑郁等。

3. 心血管疾病　绝经后女性易发生动脉粥样硬化、心肌缺血、心肌梗死、高血压和脑卒中，这是因为绝经后雌激素水平低下，使血胆固醇水平升高，各种脂蛋白增加，而高密度脂蛋白 / 低密度脂蛋白比率降低。

4. 泌尿生殖道症状　表现为乳房萎缩、下垂；外阴及阴道萎缩，阴道干燥，易发生膀胱、直肠膨出及子宫脱垂。膀胱肌肉收缩力下降，残余尿量增多，可反复发生泌尿道感染，常发生压力性尿失禁。

5. 骨质疏松　绝经后女性骨质吸收速度快于骨质生成，促使骨质丢失变得疏松，严重者导致骨折，其发生与雌激素下降有关。

6. 皮肤和毛发的变化　雌激素不足使皮肤胶原纤维丧失，皮肤皱纹增多加深；皮肤变薄、干燥甚至皲裂；皮肤色素沉着，出现斑点。

二、辅助检查

1. FSH 及 E_2 值测定　围绝经期女性血 FSH > 10 U/L，提示卵巢储备功能下降；FSH >

40 U/L 且 $E_2 < 10$ pg/mL，提示卵巢功能衰竭。

2. 枸橼酸氯米芬（CC）兴奋试验 从月经第 5 日开始服用 CC，每日 50 mg，连续 5 日，停药 1 日后测定 FSH，如 FSH > 12 U/L，提示卵巢储备能量降低。

三、诊断

本病根据病史及临床表现不难诊断，但需除外器质性病变及精神疾病。

四、治疗

1. 一般治疗 对症状轻微者，可给予耐心解释安慰，鼓励其参加适度锻炼和文娱活动。必要时可选用适量的镇静药以助睡眠。为预防骨质疏松，老年女性应坚持身体锻炼，增加日晒时间，并补充蛋白质及钙剂。

2. 激素替代治疗（hormone replacement therapy，HRT） 性激素治疗中以补充雌激素最为关键。雌激素受体分布于全身各重要器官，因此，合理应用雌激素可控制围绝经期症状及疾病。

（1）适应证：①绝经症状。②泌尿生殖道萎缩的问题。③低骨量及绝经后骨质疏松症。

（2）禁忌证：妊娠、严重肝病、胆汁淤积性疾病、血栓栓塞性疾病、原因不明的子宫出血、乳腺癌及雌激素依赖性肿瘤患者应视为禁忌。

（3）慎用情况：①子宫肌瘤。②子宫内膜异位症。③尚未控制的糖尿病及严重高血压。④有血栓栓塞性病史或血栓形成倾向。⑤胆囊疾病、癫痫、偏头痛、哮喘、高催乳素血症。⑥乳腺良性疾病。⑦乳癌家族病史。

（4）治疗方案

1）单一雌激素治疗：适用于已行子宫切除术的女性。

2）单一孕激素治疗：周期性应用于绝经过渡期，改善卵巢功能衰退过程中伴随的症状。

3）雌、孕激素联合治疗：适用于有子宫的患者，包括连续序贯治疗、周期序贯治疗、连续联合应用。

4）雌、雄激素联合应用：适用于不需要保护子宫内膜而需要雄激素者。

5）雌、孕、雄激素联合应用：适用于有子宫并需加用雄激素的患者。

原则上尽量选用天然雌激素，以雌三醇和雌二醇间日给药最为安全有效。剂量应个体化，以取最小有效量为佳。

（5）给药途径

1）口服：由于疗效肯定，迄今口服途径仍是绝大多数激素替代治疗女性的一线治疗，除非患有肝病或血栓栓塞性疾病。

2）胃肠道外途径：包括阴道、皮肤及皮下给药。

不论何种途径，均能解除潮热，防止骨质疏松，但尚未证明能否降低心血管疾病的发生率。

（6）不良反应及危险性

1）子宫出血：激素替代治疗时的异常出血，必须做诊断性刮宫以排除子宫内膜病变。

2）性激素的不良反应：①孕激素：不良反应包括抑郁、易怒、乳房痛和水肿，患者常不易耐受。②雌激素：剂量过大时可引起乳房胀痛、白带多、头痛、水肿、色素沉着等，应酌情减量，或改用雌三醇。③雄激素：有发生高血脂、动脉粥样硬化、血栓栓塞性疾病的危险，大量应用出现体重增加、多毛及痤疮。口服时影响肝功能。

3）子宫内膜癌：单一雌激素的长期应用使发生子宫内膜癌的危险增加 6 ~ 12 倍，其发生依赖于用药持续时间及剂量。

4）乳癌：据流行病学研究，雌激素替代治疗短于 5 年者，并不增加乳癌的危险性；长期用药 10 年以上，是否增加乳癌的危险性尚无定论。

3. 其他药物治疗

（1）钙剂：有多种制剂可选择，可减慢骨质丢失。

（2）维生素 D：适用于围绝经期女性缺少户外活动者，每日口服 400 ~ 500 U，与钙剂合用有利于钙的吸收完全。

（3）降钙素：是作用很强的骨吸收抑制剂，可缓解骨痛，稳定或增加骨量。有效制剂为鲑降钙素。

（4）双磷酸盐类：可抑制破骨细胞，有抗骨吸收作用，从而提高骨密度，常用氯甲双磷酸盐。

（李　红）

第七节　高催乳素血症

高催乳素血症（hyperprolactinemia）是指各种原因导致血清催乳素（PRL）异常升高，> 1.14 nmol/L（25 μg/L）。

一、病因及发病机制

1. 下丘脑疾病　颅咽管瘤、神经胶质瘤、炎症及颅脑外伤等病变可影响催乳素抑制因子（PIF）的分泌，导致催乳素分泌升高。

2. 垂体疾病　是引起高催乳素血症最常见的原因，以垂体催乳素瘤最常见，其次为空蝶鞍综合征。

3. 原发性甲状腺功能减退症　促甲状腺激素释放激素增多，刺激垂体催乳素分泌。

4. 特发性高催乳素血症　血清催乳素明显增高，多为 2.73 ~ 4.55 mmol/L，但未发现垂体或中枢神经系统疾病，部分患者数年后发现垂体微腺瘤。

5. 其他　多囊卵巢综合征、自身免疫病、创伤（垂体柄断裂或外伤）、原发性甲状腺功能减退、慢性肾功能不全、药物因素（如抗精神病药、抗抑郁药、抗癫痫药、抗高血压药、抗胃溃疡药和阿片类药物）等，均可引起血清催乳素轻度或明显升高。

二、临床表现

1. 月经紊乱及不育　85% 以上的患者有月经紊乱。生育年龄患者可不排卵或黄体期缩短，表现为月经少、稀发甚至闭经。青春期前或青春期早期女性可出现原发性闭经，生育期后多为继发性闭经。无排卵可导致不育。

2. 溢乳　是本病的特征之一。通常表现为双乳流出或可挤出非血性乳白色或透明液体。

3. 头痛、眼花及视觉障碍　垂体腺瘤增大明显时，由于脑脊液回流障碍，周围脑组织和视神经受压，可出现头痛、眼花、呕吐、视野缺损及动眼神经麻痹等症状。

4. 性功能改变　由于垂体 LH 与 FSH 分泌受抑制，出现低雌激素状态，致生殖器官萎缩，性欲减退及性生活困难。

三、辅助检查

1. 血液学检查　血清催乳素 > 1.14 nmol/L（25 μg/L）可确诊为高催乳素血症。检查最好在上午 9—12 时进行，并应监测血 TSH，以除外甲状腺疾病。

2. 影像学检查　当血清催乳素 > 4.55 nmol/L（100 μg/L）时，应行垂体 MRI 或 CT 检查，明确是否存在垂体微腺瘤或腺瘤。

3. 眼底检查　由于垂体腺瘤可侵犯和（或）压迫视交叉，引起视盘水肿、视野缺损，因而眼底、视野检查有助于确定垂体腺瘤的大小及部位，尤其适用于孕妇。

四、诊断

对出现月经紊乱及不育、溢乳、闭经、多毛、青春期延迟者，应考虑本病。

五、治疗

确诊后应明确病因、及时治疗，治疗手段有药物治疗、手术治疗及放射治疗。

1. 药物治疗

（1）溴隐亭：对功能性或肿瘤引起的催乳素水平升高均能产生抑制作用。溴隐亭治疗后能缩小肿瘤体积，使闭经 - 溢乳女性月经和生育能力得以恢复。

（2）喹高利特：为作用于多巴胺 D_2 受体的多巴胺激动剂。适用于垂体催乳素大腺瘤，对甲磺酸溴隐亭耐药或对其不良反应无法耐受者。

（3）维生素 B_6：20 ~ 30 mg，每日 3 次口服，和溴隐亭同时使用起协同作用。

2. 手术治疗　当垂体肿瘤产生明显压迫及神经系统症状或药物治疗无效时，应考虑手术切除肿瘤。手术前短期服用溴隐亭能使垂体肿瘤缩小，术中出血减少，有助于提高疗效。

3. 放射治疗　用于不能坚持或耐受药物治疗者，不愿或不能耐受手术者。放射治疗显效慢，可能引起垂体功能低下、视神经损伤、诱发肿瘤等并发症，不主张单纯放射治疗。

（李　红）

第三十章　不孕症与辅助生殖技术

一、定义

不孕症（infertility）是指女性无避孕性生活至少1年而未孕，在男性则称为不育症。临床分为原发性和继发性两大类。原发性不孕指既往从未有过妊娠史，未避孕而从未妊娠者。继发性不孕指有过妊娠史，而后未避孕超过1年未孕者。我国不孕症的发病率为7%～10%。

二、病因

（一）女性不孕因素

1. 输卵管因素　为不孕症最常见的因素，如输卵管发育不全（过度细长扭曲、纤毛运动及管壁蠕动功能丧失等）、输卵管炎症（淋菌、结核菌等感染）、阑尾炎或产后、术后所引起的继发感染均可导致输卵管阻塞造成不孕。

2. 卵巢因素　最多见的是排卵功能障碍，主要见于：①卵巢病变，如卵巢发育异常、卵巢早衰、卵巢肿瘤、多囊卵巢综合征；②下丘脑－垂体－卵巢轴功能失调；③全身性疾病，如甲状腺功能失调、重度营养不良。

3. 子宫因素　子宫解剖或功能异常。

4. 子宫颈因素　子宫颈畸形、位置异常、炎症、黏液性质改变等因素。

5. 外阴与阴道因素　先天性发育异常、阴道损伤后，或先天无阴道、阴道横隔，无孔处女膜、严重阴道炎症。

（二）男性不育因素

男性不育的原因主要是生精与输精障碍。

1. 精液异常　性功能正常，先天或后天原因所致精液异常，表现为无精、弱精、少精、精子发育停滞及畸精症等。

2. 性功能异常　外生殖器发育不良或勃起障碍、不射精、逆行射精等，使精子不能正常射入阴道内。

3. 免疫因素　精子、精浆在体内产生对抗精子的抗体，使射出的精子发生自身凝集而不能穿过宫颈黏液。

（三）男女双方因素

1. 性生活异常　性生活不能或不正常。

2. 免疫因素　同种免疫或自身免疫导致精子与卵子不能结合或受精卵不能着床。

3. 不明原因不孕症　经临床系统检查仍不能确认不孕原因。

三、诊断

通过男女双方全面检查找出原因，是诊断不孕症的关键。

（一）男方检查

1. 病史采集　了解有无性交困难和生育史，询问既往有无结核、腮腺炎、睾丸炎、睾丸损伤、隐睾等。

2. 体格检查　除全身检查外，重点应检查外生殖器有无畸形或病变。

3. 精液常规检查　是不孕症夫妇首选的检查项目。

（二）女方检查

1. 询问病史　结婚年龄，是否两地分居，性生活情况，是否采用避孕措施，月经史，既往史（有无结核病、内分泌疾病），家族史（有无精神疾病、遗传病）等。对继发性不孕，应了解以往流产或分娩经过，有无感染史等。

2. 体格检查　注意第二性征发育情况，X线胸片排除结核，必要时做甲状腺功能检查、蝶鞍X线摄片和血催乳素测定。

3. 女性不孕特殊检查

（1）卵巢功能检查：B超监测卵泡发育及排卵情况、基础体温测定、阴道脱落细胞涂片检查、宫颈黏液检查、月经来潮前子宫内膜活体组织检查、女性激素测定、抗苗勒试管激素（AMH）测定等，以了解卵巢有无排卵及黄体功能状态。

（2）输卵管通畅试验：常用方法有输卵管通液术、子宫输卵管碘油造影及B超下输卵管通液术。

（3）基础激素水平测定：一般在排卵异常或高育龄女性（>35岁）中进行，包括FSH、LH、E_2、TSH、PRL、T等。

（4）宫腔镜检查：了解子宫腔内膜、形态的情况，能发现子宫腔粘连、黏膜下肌瘤、内膜息肉、子宫畸形等。

（5）腹腔镜检查：可进一步了解盆腔情况，并可结合输卵管通液术确定输卵管是否通畅。

四、女性不孕的治疗

引起不孕的原因很多，首先应增强体质和增进健康，纠正不良嗜好（如吸烟、酗酒）；积极治疗内科疾病；掌握生殖健康及性知识。

对不孕症的治疗应根据诊断的病因进行。

1. 治疗生殖器器质性疾病　若发现妇科肿瘤、生殖器炎症、阴道横隔、宫腔粘连等疾病应积极治疗；若为子宫颈口狭窄，可行宫颈管扩张术；若为输卵管因素致不孕，行输卵管成形术等。

2. 内分泌治疗

（1）诱导排卵

1）枸橼酸氯米芬（clomiphene citrate，CC）：为首选的促排卵药，适用于体内有一定雌激素水平和下丘脑－垂体轴反馈机制健全者。用药期间应行阴道超声检测卵泡生长，卵泡成熟后用绒毛膜促性腺激素（hCG）5 000～10 000 U肌内注射，36～40 h后可自发排卵。

排卵后可加用黄体酮或 hCG12～14 日进行黄体功能支持治疗。

2）绒促性素（hCG）：具有类似 LH 的作用，常与氯米芬合用。氯米芬停药 7 日时加用 hCG 5 000 U 1 次肌内注射。

3）尿促性素（hMG）：含有 FSH 和 LH 各 75 U，促使卵泡生长发育成熟。于月经来潮第 2～3 日起，每日或隔日肌内注射 hMG 50～150 U，共 7 日。

（2）黄体功能不足的治疗：于月经第 20 日开始补充黄体酮 10～20 mg，连用 5 日或分别于排卵后 4、6、8、10 日给予 hCG 2 000 U 肌内注射，以刺激黄体功能。

3. 免疫性不孕的治疗　如精子的同种免疫性不孕，使用避孕套 3～6 个月，降低抗体效价后可受孕。无效者可行免疫抑制治疗，包括局部和全身治疗。

4. 不明原因不孕的治疗　因病因尚不确定，目前缺乏有效的治疗方法和治疗指标。对年轻、卵巢功能良好的夫妇，可行期待治疗，一般不超过 3 年；对卵巢功能减退和年龄 > 30 岁的夫妇，一般慎重选择期待治疗，可行宫腔内“夫”精人工授精 3～6 个周期诊断性治疗。

5. 辅助生殖技术　是指在体外对配子和胚胎采用显微操作技术帮助不孕夫妇受孕的一组方法，包括人工授精、体外受精与胚胎移植及其衍生技术等。

（1）人工授精（artificial insemination，AI）：是将精子通过非性交方式注入女性生殖道内，使其受孕的一种技术。精液来源分为两类：①丈夫精液人工授精（artificial insemination with husband sperm，AIH）。②供精者精液人工授精（artificial insemination by donor，AID）。

适应证有：①性交障碍。②精子在女性生殖道内运行障碍。③少、弱、无精症。④男方有遗传疾病。⑤夫妻间特殊性血型或免疫不相容。

（2）体外受精与胚胎移植（in vitro fertilization and embryo transfer，IVF-ET）：俗称“试管婴儿”。从女性体内取出卵子，放入试管内完成受精、早期胚胎发育，待发育成早期胚泡（8～16 个细胞）时，移植到女性子宫腔内，使其着床发育成胎儿的全过程。1978 年，世界第一例“试管婴儿”在英国诞生。我国第一例“试管婴儿”于 1988 年在北京诞生。

适应证有：①输卵管堵塞。②子宫内膜异位症伴盆腔内粘连或输卵管异常，使精子在盆腔内被巨噬细胞吞噬。③男性轻度少精、弱精症。④免疫性不育、抗精子抗体阳性。⑤原因不明的不育。

五、技术进展

1. 第一代试管婴儿技术　指 IVF-ET 技术。

2. 第二代试管婴儿技术　卵母细胞单精子显微注射受精（ICSI），可帮助极度少、弱精或从睾丸、附睾取得精子的不育患者获得生育可能。

3. 第三代试管婴儿技术　植入前胚胎遗传学诊断新技术（PGD），种植前对分裂为 8 细胞左右的胚胎活检 1～2 个分裂球，可对某些单基因或性连锁遗传病进行检测，选择正常胚胎植入。

六、辅助生殖技术的并发症

辅助生殖技术的主要并发症有多胎妊娠、卵巢过度刺激综合征、盆腔出血与感染、流产、异位妊娠、过敏性休克等。

七、伦理原则

辅助生殖技术因涉及伦理、法规和法律问题，需要严格管理和规范。同时新技术蓬勃发展，如卵浆置换、核移植、治疗性克隆和胚胎干细胞体外分化等胚胎工程技术的进步，必将面临伦理和法律问题的约束和挑战。

国家卫生和计划生育委员会实施的《人类辅助生殖技术和人类精子库伦理原则》为这种治疗不育症的医疗手段规定了 7 大伦理原则，这 7 大伦理原则是：有利于患者、知情同意、保护后代、社会公益、保密、严防商业化、伦理监督。并要求为确保以上原则的实施，实施人类辅助生殖技术的机构应建立生殖医学伦理委员会，指导和监督 7 大伦理原则的实施。

（陈雪芹）

第三十一章　计划生育

第一节　避　　孕

避孕（contraception）是应用科学手段使女性暂时不受孕。主要控制生殖过程中的三个环节：①抑制精子与卵子产生；②阻止精子与卵子结合；③使子宫环境不利于精子获能、生存，或者不适宜受精卵着床和发育。目前常用的女性避孕方法有宫内节育器、药物避孕及外用避孕等，目前我国常用的男性避孕方法主要是阴茎套及输精管结扎术。

一、宫内节育器

宫内节育器（intrauterine device，IUD）一般是采用防腐塑料或金属制成，有的加上一些药物（可释放出女性激素或吲哚美辛等），放置在子宫腔内局部发挥作用，是一种安全、有效、简便、经济、可逆的避孕工具。我国大约有 40% 的育龄女性采用 IUD 避孕，是世界上使用 IUD 人数最多的国家。

（一）种类

1. 惰性 IUD　（第一代 IUD）　由惰性原料（金属、硅胶、塑料、尼龙）等制成。由于容易脱落和带器妊娠，国内 1993 年已停止生产使用。

2. 活性 IUD　（第二代 IUD）　除惰性支架外，其内还含有活性物质（如铜离子、激素及药物等），这些物质不但能提高避孕效果，而且能减少不良反应。分为含铜 IUD 和含药 IUD。

（1）含铜 IUD：是目前我国应用最广泛的 IUD。在子宫内持续释放具有生物活性、有较强抗生育能力的铜离子。从形态上分为 T 形、V 形、宫形等多种形态。不同形态的 IUD，根据含铜的表面积，分为含不同表面积的 IUD（TCu380A、TCu220C 等）。含铜 IUD 的避孕效果与含铜表面积成正比。但表面积过大时，不良反应相应增多。包括带铜 T 形宫内节育器（TCu-IUD）、带铜 V 形宫内节育器（VCu-IUD）、母体乐（MLCu-375）、宫铜 IUD、含铜无支架 IUD。

（2）含药 IUD：通过每天微量释放节育器内的药物，可降低不良反应。目前我国临床主要应用含孕激素 IUD［左炔诺孕酮 IUD（LNG-IUD），又称曼月乐］和含吲哚美辛 IUD。

（二）作用机制

宫内节育器的避孕机制复杂，至今尚未完全明了，主要有杀精毒胚作用和干扰着床。

（三）宫内节育器放置术

1. 适应证 凡育龄女性无禁忌证，要求放置IUD者。

2. 禁忌证 ①妊娠或可疑妊娠；②生殖器官急性炎症；③人工流产、分娩或剖宫产后，可疑有妊娠组织残留或感染可能；④生殖器官肿瘤；⑤生殖器官畸形，如纵隔子宫、双子宫等；⑥子宫颈过松、重度裂伤、重度狭窄以及重度子宫脱垂；⑦较严重的全身疾患；⑧宫腔 < 5.5 cm 或 > 9 cm；⑨近3个月内有月经失调、不规则阴道出血；⑩有铜过敏史者。

3. 放置时间 ①月经干净后3～7日无性交；②人工流产后立即放置；③产后42日恶露已净，会阴伤口已愈合，子宫恢复正常；④剖宫产术后半年放置；⑤含孕激素IUD在月经第3日放置；⑥自然流产月经恢复后放置，药物流产2次正常月经后放置；⑦哺乳期放置应先排除早孕；⑧性交后5日内放置，为紧急避孕方法之一。

4. 术后注意事项及随访 ①术后休息3日，1周内避免重体力劳动，2周内禁性交及盆浴，保持外阴清洁，3个月内排便时和月经期注意有无IUD脱落；②术后第1年1、3、6、12个月进行随访，以后每年随访1次直至停用，特殊情况随时就诊。

（四）宫内节育器取出术

1. 适应证 放环后不良反应重且治疗无效或出现并发症者，改用其他避孕措施或绝育者，带器妊娠者，计划再生育者，放置期限已满需更换者，绝经过渡期停经1年内。

2. 禁忌证 并发生殖道炎症时，抗感染治疗后再取出IUD；全身情况不良或疾病的急性期，应待病情好转后再取出。

3. 取器时间 ①月经干净后3～7日为宜；②带器妊娠行人工流产时取出；③带器异位妊娠术前行诊断性刮宫术或术后出院前取出；④子宫不规则出血者，随时可取，取出时同时行诊断性刮宫。

4. 注意事项 取器前应做B超或X线检查，确定IUD是否在子宫腔内，了解IUD类型；2周内禁性生活和盆浴；取出IUD后应落实其他避孕措施。

（五）宫内节育器的不良反应

宫内节育器是一种异物，放入子宫后会产生一定的不良反应，如不规则阴道出血，一般不需特殊处理，3～6个月后逐渐恢复。少数患者可能出现小腹胀痛或腰酸、白带增多、尾丝过硬或长短不合适等，应根据具体情况明确诊断后对症处理。

（六）放置宫内节育器的并发症

并发症有子宫穿孔、节育器异位、嵌顿、感染、宫内节育器脱落与带器妊娠。

二、激素避孕

（一）定义

激素避孕（hormonal contraception）是指女性使用甾体激素达到避孕，是一种高效避孕方法。成分是雌激素和孕激素。避孕药物制剂大致分3类：①睾酮衍生物：如炔诺酮、18甲基炔诺酮、双醋炔诺醇等；②孕酮衍生物：如甲地孕酮、甲羟孕酮、氯地孕酮等；③雌激素衍生物：如炔雌醇、炔雌醚、戊酸炔雌醇等。

（二）作用机制

药物作用机制包括：抑制排卵，改变宫颈黏液性状，改变子宫内膜形态与功能，改变输卵管的功能。

（三）种类

1. 口服避孕药 包括复方短效口服避孕药、复方长效口服避孕药。

（1）复方短效口服避孕药：由雌激素和孕激素配伍而成，雌激素成分为炔雌醇，孕激素成分各不相同，构成不同配方及制剂。

使用方法：复方炔诺酮片、复方甲地孕酮片，于月经第5日开始服用第1片，连服药22日，停药7日后服第2周期。复方去氧孕烯片、复方孕二烯酮片、屈螺酮炔雌醇片和炔雌醇环丙孕酮片，于月经第1日服药，连服21日，停药7日后服用第2周期的药物。若有漏服应及早补服，且警惕有妊娠可能。若漏服2片，补服后要同时加用其他避孕措施。漏服3片应停药，待出血后开始服用下一周期药物。单相片的整个周期中雌、孕激素含量是固定的。三相片中每一相雌、孕激素含量，是根据女性生理周期而制定不同剂量，药盒内的每一相药物颜色不同，每片药旁标有星期几，提醒服药者按箭头所示顺序服药。三相片的服用方法也是每日1片，连服21日。复方短效口服避孕药的主要作用为抑制排卵，正确使用避孕药的有效率接近100%。

（2）复方长效口服避孕药：由长效雌激素和人工合成的孕激素配伍制成，这类药物主要是利用长效雌激素炔雌醚，从胃肠道吸收后，储存于脂肪组织内缓慢释放起长效避孕作用。服药1次可避孕1个月。避孕有效率达96%～98%。复方长效避孕药激素含量大，不良反应较多，如类早孕反应、月经失调等，市场上已经很少见。

2. 长效避孕针 目前的长效避孕针有单孕激素制剂和雌、孕激素复合制剂两种。有效率高达98%以上。尤其适用于对口服避孕药有明显胃肠道反应者。用法：第1个月于月经周期第5日和第12日各肌内注射1支，以后在每次月经周期第10～12日肌内注射1支。一般于注射后12～16日月经来潮。

不良反应及其处理：用药头3个月可能发生月经周期不规则或经量多，对症用止血药或用雌激素或短效口服避孕药调整。

3. 探亲避孕药 这类药物为甾体化合物，除双炔失碳酯外均为孕激素类制剂或雌、孕激素复合制剂。服用时间不受经期限制，适用于短期探亲夫妇。有抑制排卵、改变子宫内膜形态与功能、使宫颈黏液变稠等作用。探亲避孕药的避孕效果可靠。但是由于目前激素避孕种类的不断增加，探亲避孕药的剂量又大，已很少使用。

4. 缓释系统避孕药 是将避孕药（主要是孕激素）与具有缓释性能的高分子化合物制成多种剂型，在体内持续恒定进行微量释放，而起长效避孕作用。目前常用的有皮下埋植剂、阴道药环、避孕贴片及含药的宫内节育器（详见“宫内节育器”）。微球和微囊还处于研究阶段。

（1）皮下埋植剂：是国外常用的一种缓释系统的避孕剂。用法：于月经周期第7日内在上臂内侧做皮下扇形植入。可避孕5年，有效率为99%以上。优点是不含雌激素，随时可取出，恢复生育功能快。不影响乳汁质量，使用方便。不良反应主要是不规则少量阴道出血或点滴出血，少数闭经。一般3～6个月后可逐渐减轻及消失。可用止血剂或雌激素止血。

（2）缓释阴道避孕环：国内研制的硅胶阴道环，又称甲地孕酮硅胶环，含孕激素，不含雄激素和雌激素活性的避孕药。可连续使用1年，月经期不需取出，避孕效果好，妊娠率0.6‰。其不良反应与其他单孕激素制剂基本相同。

（3）避孕贴片：美国研制的与口服避孕药作用相同的局部用药。药物由3块有效期为7日的贴剂构成。用药3周，停药1周，以后再用。此贴剂含人工合成雌激素和孕激素储存区，可从药膜中按一定量及比例释放，效果同口服避孕药。

（四）禁忌证

（1）严重心血管疾病、血栓性疾病。

（2）急、慢性肝炎或肾炎。

（3）血液病或血栓性疾病。

（4）内分泌疾病，如糖尿病需用胰岛素控制者、甲状腺功能亢进者。

（5）恶性肿瘤、癌前病变。

（6）哺乳期不宜服用，因避孕药可抑制乳汁分泌。

（7）不明原因的阴道出血。

（8）有严重偏头痛，反复发作者。

（9）年龄 > 35岁的吸烟女性不宜长期服用。

（10）精神病生活不能自理者。

（五）不良反应及处理

1. 类早孕反应　雌激素刺激胃黏膜引起食欲缺乏、恶心、呕吐以致乏力、头晕。轻症不需处理，历时数日可减轻或消失。较重者坚持1~3个周期后方可消失，症状严重者需更换制剂或停药改用其他措施。

2. 闭经　停药后月经不来潮，需排除妊娠，停药7日后可继续服药，若连续停经3个月，需停药观察。

3. 不规则阴道出血　服药期间发生不规则少量出血，称突破出血，多发生在漏服药后，少数人虽未漏服也能发生。若在服药前半周期出血，每晚增服雌激素，与避孕药同时服至停药。若在服药后半周期出血，每晚增服避孕药1/2~1片，同时服至第22日停药。若出血量多如月经，应即停药，待出血第5日再开始下一周期用药。

4. 体重增加　激素使水钠潴留所致。

5. 色素沉着　少数女性颜面部皮肤出现淡褐色色素沉着如妊娠期所见，停药后不一定都能自行消退。

6. 其他影响　长期服避孕药在停药6个月后妊娠者，随访胎儿无异常发现，遗传学检查无致畸证据。短效避孕药停药后即可妊娠，不影响子代生长与发育；长效避孕药内含激素成分及剂量，与短效避孕药有很大不同，停药后6个月妊娠安全。据国内外多年的观察及远期安全性研究资料表明，长期服用甾体避孕药不增加生殖器官恶性肿瘤的发生率，可减少子宫内膜癌、卵巢上皮癌的发生。甾体激素避孕药对脂代谢有影响，长期应用甾体激素避孕药对心血管系统有一定的影响，可增加脑卒中、心肌梗死的发病率。有心血管疾病发生潜在因素的女性（如年龄较大、长期吸烟者，有高血压等心血管疾病者）不宜长期用甾体激素避孕药。但目前使用的低剂量甾体激素避孕药对血栓性疾病及心血管疾病的风险明显降低，尤其对年轻（年龄 < 35岁）、无吸烟、无高血压病史或服药期间血压不增高的女性。

7. 避孕药的其他益处　①减少盆腔炎的发生。②治疗某些月经病，短效口服避孕药能缓解痛经和经前期综合征、调节月经周期、减少月经量等。③对某些疾病有辅助治疗的作用，如缺铁性贫血、血小板减少性紫癜、子宫内膜异位症、卵巢生理性囊肿、类风湿关节炎、痤疮等。

三、其他避孕方法

（一）紧急避孕

1. 定义 紧急避孕是指那些在无防护性生活后或者避孕失败后几小时或几日内，女性为防止非意愿性妊娠的发生而采用的避孕方法。

2. 适应证 ①在性生活中未使用任何避孕方法；②避孕失败，包括避孕套破裂、滑脱，体外排精未能做到，安全期计算错误，漏服避孕药，宫内节育环脱落；③遭到性暴力。

3. 禁忌证 已确定怀孕的女性。

4. 方法 放置宫内节育器或口服紧急避孕药。

（1）宫内节育器：带铜宫内节育器可以用做紧急避孕方法，一般应在无保护性生活后5日（120 h）之内放入带铜IUD，其有效率可达95%以上。

（2）紧急避孕药：有激素类和非激素两类，适合于那些仅需临时避孕的女性。一般应在无保护性生活后3日（72 h）之内口服紧急避孕药，其有效率可达98%。

（3）米非司酮：为抗孕激素制剂。在无保护性生活120 h之内服用米非司酮10 mg或25 mg即可，有效率达85%以上，妊娠率2%。

5. 不良反应 可能出现恶心、呕吐、不规则阴道出血及月经紊乱，一般不需处理，若月经延迟1周以上，需除外妊娠。

紧急避孕仅对一次无保护性生活有效，避孕有效率明显低于常规避孕方法，且紧急避孕药激素剂量大，不良反应亦大，不能代替常规避孕。

（二）外用避孕

1. 阴茎套 也称避孕套，由男方掌握，需要在每次性交时使用，否则易避孕失败。需正确使用，阴茎套还具有防止性传播疾病的传染作用。

2. 阴道套 也称女用避孕套，既能避孕，又能防止性传播疾病，目前我国尚无供应。

3. 外用杀精剂 由阴道给药，对精子有灭活作用的一类化学避孕制剂。一般对局部黏膜无刺激或损害，少数女性自感阴道灼热。正确使用的避孕效果达95%以上。使用失误、失败率高达20%以上，不作为避孕首选药。

4. 安全期避孕 采用安全期进行性生活而达到避孕目的称安全期避孕法。由于其单靠避开易孕期性生活而不用药具避孕，又称自然避孕法。使用安全期避孕需事先确定排卵日期，通常根据基础体温测定、宫颈黏液检查或通过月经周期规律来推算。由于女性排卵过程可受生活、情绪、性活动、健康状况或外界环境等因素影响而推迟或提前，还可能发生额外排卵。因此，安全期避孕法并不十分可靠，失败率达20%。

5. 其他避孕 目前正在研究中的有黄体生成素释放激素类似物避孕、免疫避孕法的导向药物避孕以及抗生育疫苗等。

第二节 输卵管绝育术

输卵管绝育术是一种安全、永久性的节育措施，它通过切断、结扎、电凝、钳夹、环套输卵管或用药物栓堵输卵管管腔，使精子与卵子不能相遇而达到绝育目的。

一、经腹输卵管结扎术

1. 适应证 ①自愿接受绝育手术且无禁忌证者。②患有严重全身疾病不宜生育或医学因素不宜生育者。

2. 禁忌证 ①各种疾病急性期。②全身情况不良不能胜任手术者，如心力衰竭、血液病等。③腹部皮肤有感染灶或患急、慢性盆腔炎者。④患严重的神经症者。⑤ 24 h 内两次体温在 37.5℃及以上者。

3. 手术时间选择 非孕女性绝育时间最好选择在月经干净后 3～4 日。人工流产或分娩后宜在 48 h 内施行手术。哺乳期或闭经女性则应排除早孕后再行绝育术。

4. 术后并发症 一般不易发生，若发生，多因操作粗暴、未按常规进行所致，包括：①出血、血肿。②感染。③脏器损伤。④绝育失败。

二、经腹腔镜输卵管绝育术

1. 适应证 同经腹输卵管结扎术。

2. 禁忌证 腹腔内广泛粘连，心肺功能不全等。

3. 术前准备 患者应仰卧采取头低臀高位。

4. 术后注意事项 平卧 4～6 h 后可下床活动，注意监测生命体征。

第三节 避孕失败的补救措施

人工流产是指因意外妊娠、疾病等原因而采用人工方法终止妊娠，是避孕失败的补救方法。人工流产对女性的生殖健康有一定的影响，做好避孕工作，避免或减少意外妊娠是计划生育的真正目的。终止早期妊娠的人工流产方法包括手术流产、药物流产和中期妊娠引产。

一、药物流产

（一）定义

药物流产是用药物终止早孕的一种避孕失败的补救措施。目前临床应用的药物为米非司酮和米索前列醇，两者配伍应用终止早孕完全流产率达 90% 以上。

（二）用药方法

米非司酮分顿服法和分服法。适用于停经 7 周内的孕妇，不良反应轻，仅有恶心、呕吐、下腹痛和乏力，但其远期不良反应尚需进一步观察。用药后应严密随访，若药物流产失败，宜及时手术终止；有时引起不全流产出血量多者需急诊刮宫。值得指出的是，药物流产后出血时间过长和出血量过多是其主要不良反应。尽管流产后加用缩宫素、益母草、口服避孕药、中药、抗生素或米非司酮等方法，直至今日尚无肯定、有说服力的疗效，药物流产必须在有正规抢救条件的医疗机构进行。

二、人工流产术

人工流产术是指在妊娠早期用手术方法终止妊娠，包括负压吸引术和钳刮术。

（一）负压吸引术

1. 适应证　①妊娠10周以内，要求终止妊娠而无禁忌证者。②因某种疾病不宜继续妊娠者。

2. 禁忌证　①各种疾病的急性期或严重的全身性疾患需待治疗好转后住院手术。②生殖器官急性炎症。③妊娠剧吐致酸中毒尚未纠正。④术前两次体温≥37.5℃。

（二）人工流产并发症

1. 近期并发症

（1）子宫穿孔：是人工流产术的严重并发症，小的穿孔可无明显症状；严重时，受术者可感到腹痛，伴恶心、呕吐；也可出现出血和失血性休克等。

（2）人工流产综合反应：是指术中或手术结束时出现心动过缓、心律失常、血压下降、面色苍白、出汗、头晕等症状。

（3）吸宫不全：为人工流产术常见并发症，术后出血超过10天，血量过多或停止后又发生多量出血，应考虑为吸宫不全，B超检查有助于诊断。

（4）漏吸：常因胎囊过小、子宫畸形、位置异常或操作不熟练引起，确诊漏吸应再次行负压吸引术。

（5）术中出血：多发生在妊娠月份较大的钳刮术，组织不能迅速排出，而影响宫缩。

（6）术后感染：可出现急性子宫内膜炎、子宫肌炎、附件炎、盆腔炎等。

（7）栓塞：较少见，治疗见第十一章第二节。

2. 远期并发症　有宫颈粘连、宫腔粘连、慢性盆腔炎、月经失调、继发性不孕等。

三、中期妊娠引产

（一）米非司酮配伍前列腺素引产

1. 适应证　孕10～16周要求终止妊娠及因疾病不宜继续妊娠且无药物禁忌者。

2. 禁忌证　肝肾功能不全、糖尿病、血液系统疾病、血栓性疾病、与甾体激素相关的肿瘤、青光眼、高血压、支气管哮喘、肾上腺及内分泌疾病者。

3. 注意事项　服药前2 h空腹，以防服药后出现胃肠道反应。用药后72 h无宫缩为失败。

（二）依沙吖啶羊膜腔内注射引产

1. 适应证　凡14～28周要求终止妊娠而无禁忌证者。

2. 禁忌证　①发热、各种疾病急性期、严重高血压疾病、心脏病及贫血等；②阴道炎需治疗后方能引产；③妊娠期间反复阴道出血，胎盘前置状态确诊或不能排外者。

3. 注意事项　①术后如疑有宫腔感染，应行抗感染治疗；②注射药物后观察宫缩情况、阴道出血及不良反应等；③一般注射药物后48 h内出现宫缩，72 h内胎盘胎儿排出，5日仍未排出，考虑失败，可行第二次注射；④如有强直宫缩，阴道前或后穹隆膨出，应及时肌内注射哌替啶或地西泮；⑤警惕羊水栓塞，应规范操作，减少发生的高危因素，并做好抢救准备。

第四节　计划生育措施的选择

为保证计划生育国策有效地贯彻，计划生育工作者应根据每对夫妇的具体情况，指导其选择最适宜的避孕方法，以达到节育的目的。

一、新婚夫妇避孕方法

新婚夫妇较年轻，考虑他们短期避孕的要求，可依次选择下述方法：①男用避孕套，偶有套脱落或破裂，立即用紧急避孕法；②女用避孕药；③一般不选用宫内节育器，不宜用安全期、体外排精及长效避孕药。

二、有子女的夫妇避孕方法

应坚持长期避孕，可选用下列方法：①宫内节育器，是首选方法。②适于新婚夫妇的各种方法均适用。③长效避孕药（口服或注射）或皮下埋植法。④一般暂不行绝育手术。

三、哺乳期女性避孕方法

哺乳期的卵巢功能低下，多有闭经，子宫小而软，为不影响内分泌功能，不宜选用甾体激素避孕药，可选用宫内节育器、避孕套。

四、围绝经期女性避孕方法

围绝经期女性仍可能排卵，必须坚持避孕。可选用宫内节育器、避孕套或外用避孕药。45 岁以后禁用口服避孕药或避孕针。

（陈雪芹）

第三十二章　妇产科常用特殊检查

第一节　女性内分泌激素测定

妇产科需测定的激素有促性腺激素、催乳素（PRL）、胎盘催乳素（HPL）、雌激素、孕激素、雄激素、人绒毛膜促性腺激素等，促性腺激素包括促卵泡激素（FSH）和黄体生成素（LH）。

一、垂体促性腺激素测定

腺垂体在下丘脑促性腺激素释放激素（GnRH）控制下分泌促性腺激素，包括促卵泡激素（FSH）和黄体生成素（LH）。这些激素随月经周期出现周期性变化。FSH 的生理作用主要是促进卵泡成熟及分泌雌激素；LH 的生理作用主要是促进卵巢排卵和黄体生成，以促使黄体分泌孕激素和雌激素。

促性腺激素测定用于：

1. 协助判断闭经原因　FSH 和 LH 水平低于正常，提示病变在腺垂体或下丘脑。FSH 和 LH 水平均高于正常，提示病变在卵巢。

2. 测定 LH/FSH 值　如 LH/FSH > 3，有助于诊断多囊卵巢综合征。

3. 测定 LH 峰值　估计排卵时间及了解排卵情况。

4. 诊断性早熟　区别真性和假性性早熟。真性性早熟由促性腺激素分泌增加引起，FSH 和 LH 有周期性变化；假性性早熟 FSH 和 LH 水平低，无周期性变化。

二、催乳素测定

催乳素（PRL）由腺垂体催乳激素细胞分泌。PRL 的主要功能是促进乳房发育及泌乳，并参与机体尤其是对生殖功能的调节。一般以上午 10 时取血测定的结果较稳定。

PRL 测定临床主要用于：

1. 闭经、不孕及月经失调者，均应测 PRL 除外高催乳素血症。

2. 垂体肿瘤患者，PRL 异常增高时应考虑垂体催乳素瘤。

3. 10% ~ 15% 的多囊卵巢综合征患者表现为轻度的高催乳素血症。

4. PRL 水平升高还见于性早熟、卵巢早衰、黄体功能不佳、原发甲状腺功能减退、长期哺乳、神经精神刺激、某些药物作用等，PRL 降低见于垂体功能减退、单纯性催乳素分泌缺乏症等。

三、雌激素测定

雌激素测定用于检查卵巢及胎盘功能。育龄期女性雌激素主要由卵巢产生，孕妇雌激素由卵巢、胎盘产生，少量由肾上腺产生。雌激素在肝灭活、代谢，经肾由尿液排出。

雌激素测定的临床应用如下：

1. 监测卵巢功能　测定血雌二醇或 24 h 尿总雌激素。

（1）判断闭经原因：①雌激素水平呈正常的周期变化，卵泡发育正常，考虑子宫性闭经；②雌激素水平偏低，闭经可能因原发或继发卵巢功能低下，或受药物影响而卵巢功能被抑制，也见于下丘脑－垂体功能失调、高催乳素血症等。

（2）判断有无排卵：雌激素无周期性变化，见于无排卵性功血、多囊卵巢综合征、绝经后子宫出血。

（3）监测卵泡发育：用药物诱导排卵时，测血中雌二醇作为监测卵泡发育、成熟的指标，指导 hCG 用药及确定取卵时间。

2. 监测胎儿－胎盘功能　妊娠期雌三醇由胎盘产生，测定孕妇尿雌三醇含量可反映胎儿胎盘功能状态。妊娠 29 周尿雌激素迅速增加，足月妊娠雌三醇排出量平均为 88.7 nmol/24 h 尿。妊娠 36 周后尿中雌三醇排出量连续多次 < 37 nmol/24 h 尿或骤减 30% 以上，提示胎盘功能减退；雌三醇 < 22.2 nmol/24 h 尿或骤减 50% 以上，提示胎盘功能显著减退。其他减少的因素有：胎儿畸形、孕妇肝肾功能不全等。增多的因素有：多胎妊娠、巨大儿、糖尿病合并妊娠等。

四、孕激素测定

孕激素由卵巢、胎盘、肾上腺皮质产生。孕酮随着月经周期变化而波动，卵泡期孕酮极低，排卵后卵巢黄体产生大量孕酮，水平上升。在中期 LH 峰后第 6～8 日浓度达高峰，月经前 4 日下降至卵泡期水平。妊娠时，孕酮随妊娠周数的增加而稳定上升，妊娠 6 周内来自卵巢黄体，妊娠中晚期由胎盘分泌。

孕激素测定临床主要用于：

1. 了解卵巢有无排卵　排卵后孕酮水平升高。血孕酮 > 15.9 nmol/L，提示有排卵。用促排卵药物时，测定孕酮可观察促排卵效果。多发排卵时，孕酮水平升高。闭经、无排卵性月经或无排卵性功血、多囊卵巢综合征、口服避孕药、长期用 GnRH 激动剂，可使孕酮水平下降。

2. 了解黄体功能　有排卵但黄体期孕酮水平低于生理值，提示黄体功能不足；月经来潮 4～5 日孕酮高于生理水平，提示黄体萎缩不全。

3. 观察胎盘功能　胎盘功能减退时，孕酮水平下降。异位妊娠孕酮水平较低，如孕酮 ≥78.0 nmol/L（25 ng/mL），基本除外异位妊娠。血清孕酮≤15.6 nmol/L（5 ng/mL），提示为死胎。先兆流产时，孕酮呈下降趋势，流产风险高。

4. 孕酮替代疗法的监测　妊娠早期切除卵巢黄体，用天然孕酮替代疗法时，应监测孕酮水平。

五、雄激素测定

女性体内雄激素来源于卵巢及肾上腺皮质，卵巢可产生少量雄激素。雄激素分为睾酮和雄烯二酮。

雄激素测定临床应用于：

（1）卵巢男性化肿瘤。

（2）多囊卵巢综合征。

（3）肾上腺皮质增生或肿瘤。

（4）两性畸形的鉴别。

（5）女性多毛症。

（6）应用雄激素制剂或具有雄激素作用的内分泌药物的监测。

（7）高催乳素血症。

六、胎盘催乳素测定

胎盘催乳素（HPL）是与胎儿生长发育有关的激素，由胎盘合体滋养细胞产生、储存及释放。妊娠5周即能从孕妇血中测出，孕39～40周达高峰，产后迅速下降。妊娠晚期连续动态监测可以监测胎盘功能。

七、人绒毛膜促性腺激素测定

人绒毛膜促性腺激素（hCG）由妊娠滋养细胞产生，少数情况下也可由肺、肾上腺及肝的肿瘤产生。受精卵着床（即排卵后第6日）受精卵滋养层形成时产生hCG，约1天后能测到血hCG，每1.7～2日上升1倍，孕8～10周达峰值。通过对hCG的检测，可协助诊断早孕及异位妊娠、妊娠滋养细胞疾病等。

hCG测定临床应用如下：

1. 诊断早期妊娠　早早孕诊断试纸。

2. 异位妊娠　血、尿hCG水平低，间隔2～3日测定无成倍升高，应怀疑异位妊娠。

3. 估计先兆流产预后　早孕先兆流产每隔2～3日测定血hCG，无成倍上升提示将发展为难免流产。

4. 滋养细胞肿瘤的诊断和监测　血hCG异常升高，子宫≥孕12周，提示葡萄胎可能。葡萄胎清宫后，血hCG下降缓慢或下降后又上升，提示可能侵蚀性葡萄胎。hCG是监测侵蚀性葡萄胎治疗效果及判断预后的重要指标，也是绒癌诊断、随访的实验室指标。

5. 性早熟和肿瘤　绒毛膜瘤、肝胚细胞瘤、卵巢无性细胞瘤、未成熟畸胎瘤可分泌hCG导致性早熟。分泌hCG的肿瘤还有卵巢腺癌、胰腺癌、肠癌、肝癌、胃癌和肺癌等。

第二节　阴道及宫颈细胞学检查

阴道脱落细胞主要来源于阴道上段和子宫颈阴道部，也来源于子宫腔、输卵管、卵巢、腹腔上皮细胞。阴道上皮细胞受卵巢激素影响有周期性变化。

一、涂片种类及标本采集

1. 阴道涂片　主要目的是了解卵巢或胎盘功能。
2. 宫颈刮片　是筛查早期宫颈癌的重要方法，近年国内多应用液基细胞学技术替代。
3. 宫颈管涂片　了解子宫颈管内情况。
4. 宫腔吸片　子宫腔内有恶性病变时，可采用宫腔吸片。
5. 局部印片　常用于外阴及阴道口的可疑病灶。

二、细胞学染色方法

常用巴氏染色法，既可检查雌激素水平，也可筛查癌细胞。

三、阴道脱落细胞在内分泌检查中的应用

观察阴道鳞状上皮细胞各层细胞的比例，可反映体内雌激素水平。

四、阴道脱落细胞学的诊断

临床常用巴氏5级分类法，阴道细胞学诊断标准如下：

巴氏Ⅰ级：正常。巴氏Ⅱ级：炎症，临床分为Ⅱa和Ⅱb。Ⅱb是个别细胞核异质明显，但又不支持恶性；其余为Ⅱa。巴氏Ⅲ级：可疑癌。巴氏Ⅳ级：高度可疑癌。巴氏Ⅴ级：癌。

五、TBS分类法及描述性诊断内容

国际癌症协会1991年对宫颈/阴道细胞学的诊断报告采用了TBS分类法。诊断内容包括：

（1）有无真菌、细菌、原虫、病毒感染。

（2）反应性和修复性改变，如炎症或宫内节育器引起的上皮细胞反应性改变、放射治疗后的反应性改变。

（3）上皮细胞异常

1）鳞状上皮细胞异常：①不典型鳞状上皮细胞。②低度鳞状上皮内病变，包括HPV感染、鳞状上皮轻度不典型增生、宫颈上皮内瘤样病变Ⅰ级。③高度鳞状上皮内瘤样病变：包括鳞状上皮中度和重度不典型增生及原位癌、宫颈上皮内瘤样病变Ⅱ级和Ⅲ级。④鳞状上皮细胞癌。

2）腺上皮细胞异常：①绝经后出现的腺性子宫内膜细胞。②不典型腺上皮细胞，性质待定。③宫颈腺癌。④子宫内膜腺癌。⑤子宫外腺癌。⑥腺癌性质及来源待定。

3）其他恶性肿瘤细胞。

第三节　基础体温测定

基础体温（BBT）是机体最基本情况下的体温。基础体温呈周期性变化，月经后及卵泡期基础体温低，排卵后体温上升0.3～0.5℃，持续到经前1～2日或月经第1日，体温降至原来水平。正常月经周期，基础体温连线呈双相曲线；无排卵呈单相曲线。排卵女性体

温升高后持续 12～14 日。

一、测量方法

睡前将体温表水银柱甩至 36℃以下，置伸手可取的地方。第 2 日清晨醒后，不讲话，不活动，体温表放于舌下，测口腔温度 5 min。每天测体温时间固定不变。测得的结果逐日记录，并连成曲线。

二、临床应用

（1）指导避孕与受孕。

（2）协助诊断妊娠。

（3）协助诊断月经失调。

第四节　超 声 检 查

超声对人体损伤小，可重复检查。且诊断迅速、准确，已成为妇产科首选的影像学诊断方法。妇产科常用的超声检查分为经腹及经阴道两种方法。

一、B 超检查

B 超检查应用二维超声诊断仪，又称 B 超诊断仪，在荧光屏上以强弱不等的光点、光团、光带、光环，显示探头所在部位脏器或病灶断面形态及其与周围器官的关系，并可拍照。

1. 经腹部 B 超　检查前充盈膀胱，形成良好的“透声窗”，便于观察盆腔内脏器和病变。患者取仰卧位，暴露下腹部，检查区皮肤涂耦合剂，检查者手持探头滑行探测观察。做纵断、横断或斜断等多断层面扫查。

2. 经阴道 B 超　检查前，探头常规消毒，套上一次性使用的橡胶套（常用避孕套），套内外涂耦合剂。患者排空膀胱，取膀胱截石位，探头轻柔放入患者阴道内，据探头与监视器的方向标记，把握探头的扫描方向。经阴道 B 超患者不必充盈膀胱，操作无创无痛，对肥胖患者或盆腔深部器官的观察，其效果更佳。而对超出盆腔的肿物、无性生活史者不宜选用。

二、彩色多普勒超声检查

彩色多普勒和频谱多普勒属于脉冲波多普勒，是一种面积显像技术。在同一面积内有很多的声束发射及被接收回来。用靶识别技术经过计算机的编码，朝向探头的编码为红色，背离探头的编码为蓝色，构成一幅血流显像图。频谱多普勒的曲线纵向表示血流方向，朝向探头的血流曲线显示在基线之上，背离探头的血流曲线显示在基线之下。妇产科领域中，评估血管收缩期和舒张期血流状态，常用三个指数：阻力指数（RI）、搏动指数（PI）和收缩期舒张期比值（S/D）。彩色超声探头包括腹部和阴道探头。受检前患者的准备及体位与 B 超相同。

三、临床应用

（一）B 超的临床应用

1. 正常妊娠　B 超测定胎儿发育是否正常，有无胎儿畸形，测定胎盘位置，胎盘成熟度、羊水量。

2. 异常妊娠　前置胎盘、胎盘早剥、流产、死胎、葡萄胎、异位妊娠。

3. 探查胎儿畸形　脑积水、无脑儿、脊柱裂等。

4. 盆腔肿块、子宫肿块　如子宫肌瘤、子宫腺肌病、宫内膜息肉等；盆、腹腔包块定位和定性，如卵巢肿瘤、盆腔炎性包块、积液等。

5. 其他检查　探查宫内节育器，监测卵泡发育。

（二）彩色多普勒超声的临床应用

1. 产科领域的应用

（1）母体血流：子宫动脉血流是评价子宫胎盘血液循环良好指标之一。还可测定卵巢和滋养层血流。

（2）胎儿血流：对胎儿脐带、大脑中动脉、主动脉、肾动脉等进行监测。测定脐带血流变化已成为常规检查。正常妊娠，脐动脉血流的 RI、PI 和 S/D 与妊娠周数密切相关。判断胎儿宫内是否缺氧时，脐带动脉的血流波形具有重要意义。

（3）胎儿心脏超声：彩色多普勒从胚胎时期原始心管监测到分娩前的胎儿心脏，一般孕 24 周后对胎儿进行超声心动监测较清楚。

2. 在妇科领域中的应用　彩色多普勒超声能很好地判断盆、腹腔肿瘤边界及肿瘤血流的分布，尤其恶性滋养细胞肿瘤、卵巢恶性肿瘤，内部血流信号明显增强。

第五节　宫颈活组织检查

宫颈活组织检查（简称活检）是取部分宫颈组织作病理学检查，确定病变性质。临床分为点切法、颈管搔刮术及宫颈锥切术。

一、点切法

1. 适应证　宫颈脱落细胞检查巴氏Ⅲ级及以上；怀疑宫颈癌或慢性特异性炎症，需进一步明确诊断者。

2. 注意事项

（1）各种阴道炎应治疗后再取活检。

（2）妊娠期原则不做活检，不在月经前 1 周内活检。

二、宫颈管搔刮术

宫颈管搔刮术用以确定宫颈管内有无病变或癌灶，是否侵犯宫颈管。宫颈活检与宫颈管搔刮术同时进行，可早期发现宫颈上皮内瘤样病变及早期宫颈癌。

三、宫颈锥切术

1. 适应证

（1）宫颈脱落细胞检查多次检出恶性细胞，而宫颈多点活检以及分段刮宫未发现病灶。

（2）宫颈活检为原位癌及镜下早期浸润癌，或临床上可疑浸润癌，为了明确病变累及程度以及决定手术范围。

（3）宫颈锥切术是宫颈上皮内瘤样病变或重度宫颈糜烂患者的治疗手段。

2. 注意事项

（1）治疗者应在月经干净 3～7 日内手术，术后 6 周检查宫颈管有无狭窄，2 个月内禁性生活。

（2）诊断者不宜用电刀、激光刀，以免损坏切缘组织，影响诊断。

第六节　诊断性刮宫与分段刮宫

诊断性刮宫简称诊刮，目的是刮取子宫腔内容物做病理检查。疑有宫颈管病变时，需对宫颈管及宫腔进行分段刮宫。

一、适应证

（1）子宫异常出血或阴道排液，怀疑子宫内膜癌或宫颈管癌者。

（2）月经失调，如功血或闭经，了解子宫内膜变化及对性激素的反应。

（3）不孕症，了解有无排卵或怀疑有宫内膜结核者。

（4）子宫腔组织残留或功血长期多量出血时，刮宫有助于诊断，还有止血效果。

二、注意事项

（1）不孕症或功血患者，判断有无排卵或黄体功能不良，在月经前 1～2 日或月经来潮 6 h 内刮宫。怀疑子宫内膜结核者，于经前 1 周或月经来潮 12 h 内手术。怀疑子宫内膜癌者，随时诊刮。

（2）出血、子宫穿孔、感染是刮宫的主要并发症。

（3）在操作时避免反复刮宫，而刮伤宫内膜基底层，刮出肌纤维组织，造成子宫内膜炎及宫腔粘连，引起闭经。

第七节　输卵管通液术

输卵管通液术是检查输卵管是否通畅的一种方法，具有一定的治疗作用。

一、适应证

（1）原发和继发不孕患者，男方精液正常，怀疑输卵管阻塞者。

（2）评价输卵管绝育术、输卵管复通术、输卵管成形术的效果。

（3）对输卵管黏膜轻度粘连有疏通作用；输卵管复通术后经子宫腔注射药物，防止吻合处粘连，保证手术效果。

二、禁忌证

（1）内、外生殖器的急性炎症或慢性盆腔炎急性、亚急性发作者。
（2）月经期及有不规则阴道出血者。
（3）严重全身性疾病不能耐受手术者，如心、肺功能异常。

三、注意事项

（1）手术时间选择月经干净 3 ~ 7 日为宜。
（2）所用生理盐水温度接近体温为宜，避免液体过冷刺激输卵管引起痉挛。
（3）注射时使宫颈导管贴紧宫颈外口，避免液体外漏。
（4）术后 2 周禁性交及盆浴，应用抗生素预防感染治疗。

第八节 腹 腔 穿 刺

妇科病变集中在盆腔及下腹部，通过腹腔穿刺以明确盆、腹水性质及查找肿瘤细胞。腹腔穿刺分为经腹壁与经阴道后穹隆两种途径。

一、经腹壁穿刺

经腹壁穿刺进入腹腔，对吸出物进行化验或病理检查，协助诊断。

（一）适应证

（1）明确腹水性质。
（2）明确贴近腹壁的肿物性质。
（3）腹水过多者，腹腔穿刺放出腹腔液，向腹腔内注射药物行腹腔内化学治疗。

（二）注意事项

（1）移动性浊音阴性、腹水少、经多次手术或怀疑广泛粘连者不宜行腹腔穿刺。
（2）腹水多，放液时注意患者的血压、脉搏、呼吸，放液速度不可太快。
（3）穿刺液首先观察其性状，再常规生化及细胞学检查，怀疑炎性腹水者，做细菌培养及药物敏感试验。

二、经阴道后穹隆穿刺

直肠子宫陷凹是腹腔最低的位置，盆、腹水易积聚于此，阴道后穹隆穿刺吸取标本可协助诊断。

（一）适应证

（1）用以明确直肠子宫陷凹积液性质，或贴近后穹隆的肿块性质。
（2）超声介导下后穹隆穿刺取卵。

（三）注意事项

（1）抽吸液为鲜血，放置 4 ~ 5 min，如血液凝固为血管内血液；放置 6 min 仍为不凝血，为腹腔内出血。如抽吸的液体是淡红、微混、稀薄甚至脓液，为盆腔炎性渗出液。

（2）穿刺针头进入直肠子宫陷凹不可过深，一般 2 ~ 3 cm 超过液平面吸不出积液。要注意进针方向，与宫颈管平行，避免损伤子宫及直肠，怀疑肠管与子宫后壁粘连时，禁行后穹隆穿刺术。

（王云鹤）

第三十三章　妇产科内镜

第一节　阴道镜检查

阴道镜检查是一种借助特殊光源，用双目放大10～40倍显微镜直接观察子宫颈、阴道及外阴部血管和上皮病变的技术。可观察肉眼看不到的子宫颈阴道部微小的病变，并在可疑部位定位活检，提高确诊率。

一、适应证

（1）宫颈细胞学检查巴氏Ⅲ级以上或HPV DNA检测16或18型阳性者。

（2）宫颈细胞学检查阴性，但临床高度可疑宫颈病变。

（3）手术前确定宫颈癌病变波及范围，以指导手术切除范围。

（4）阴道及外阴可疑病变的指导性活检。

（5）宫颈、阴道及外阴病变治疗后的追踪随访。

（6）下生殖道亚临床湿疣的诊断。

二、检查方法

（1）检查前应阴道细胞涂片，除外阴道毛滴虫、假丝酵母菌及淋病奈瑟菌等感染。检查前24 h内避免阴道冲洗、双合诊、性生活。

（2）患者膀胱截石位，阴道窥器充分暴露子宫颈阴道部，棉球轻拭宫颈分泌物。

（3）调整阴道镜，粗略观察宫颈外形、颜色、血管等。

（4）用3%醋酸棉球浸湿宫颈表面，记录变白区域及其血管形态改变。观察血管时加绿色滤光镜片可改善观察效果。最后涂复方碘液，在碘试验阴性区或可疑病变部位取活检送病检。

第二节　宫腔镜检查

宫腔镜检查是用膨胀子宫介质扩张子宫腔，将冷光源经宫腔镜导入子宫腔内，直接观察子宫颈管、子宫颈内口、子宫内膜、输卵管开口，对子宫腔内情况进行检查和诊断，较传统的刮宫、子宫造影、B超更直观、准确、可靠，更准确地取材并送病理检查，并可在直视下行子宫腔内的手术治疗。

一、适应证

1. 诊断性宫腔镜　①异常子宫出血。②原因不明的不孕。③怀疑有异常宫腔回声及占位病变。④子宫畸形。⑤宫腔粘连。⑥子宫输卵管造影异常。

2. 手术性宫腔镜　除恶性肿瘤外几乎所有的宫腔内病变，均可在宫腔镜下进行治疗。①异常子宫出血，如黏膜下肌瘤、子宫内膜息肉等。②宫腔粘连分离。③子宫畸形，如纵隔子宫等。④子宫腔内异物，如嵌顿性节育环。⑤近端输卵管阻塞，行输卵管插管通液、注射药物。

二、禁忌证

（1）生殖道急性、亚急性感染。

（2）严重心、肺、肝、肾等脏器疾患。

（3）3 个月内子宫穿孔或子宫手术史。

（4）生殖道结核未经抗结核治疗者。

（5）希望继续妊娠者。

（6）宫颈恶性肿瘤或宫颈过度狭窄难以扩张者。

（7）子宫活动性出血量多。

三、检查前准备及术后处理

检查时间选择在月经干净 3 ~ 7 日，内膜薄，检查时不易出血，宫腔镜下图像清晰。详细询问病史，行全身检查、盆腔检查、宫颈细胞学涂片及阴道分泌物检查。带宫内节育器者，B 超估计节育器位置。术前禁食 6 ~ 8 h。术后禁性生活 4 周。

四、注意事项

（1）预防宫颈裂伤及子宫穿孔，严格掌握宫腔镜检查的适应证及禁忌证，对可疑肿瘤、结核、哺乳期及绝经后女性，操作时应谨慎。

（2）扩张子宫颈及膨胀子宫腔可引起迷走神经兴奋，出现头晕和心率减慢、恶心、呕吐、面色苍白等症状，应立即停止操作，休息、吸氧，静脉输液及注射阿托品多能缓解。

第三节　腹腔镜检查

腹腔镜检查是腹腔镜自腹壁插入腹腔观察病变的部位、形态，取有关组织行病理检查以明确诊断的方法。

一、适应证

1. 诊断性腹腔镜　①怀疑子宫内膜异位症。②不明原因的盆腔疼痛。③盆腔包块的诊断及鉴别诊断。④生殖系统畸形的诊断。⑤不明原因不孕、不育检查。⑥卵巢活检。⑦隐匿性癌的诊断。

2. 手术性腹腔镜　①输卵管性不孕。②子宫内膜异位症。③异位妊娠手术治疗。④卵巢良性肿瘤。⑤子宫肌瘤。⑥恶性肿瘤。⑦节育器外游。⑧输卵管绝育。

二、禁忌证

腹腔镜检查需行人工气腹，需取头低臀高位，有严重心、肺疾患，身体衰弱，精神病、有膈疝者禁此项检查。结核性腹膜炎等盆腹腔严重粘连，禁腹腔镜检查。凝血功能障碍及腹腔内大量出血，禁行腹腔镜检查。

三、并发症

1. 皮下气肿　多在 24 h 内消失，若发生气体栓塞，应按急症处理。

2. 脏器损伤　主要是膀胱及肠管损伤。视情况腹腔镜下修补或开腹手术。

3. 出血　小血管出血用缝扎、压迫、电凝等方法止血。大血管出血在输血同时立即行开腹手术。

4. 感染　术后常规抗生素预防感染。

5. 切口疝　检查完毕，退出腹腔镜及拔除套管后，大于 10 mm 直径的穿刺孔，其筋膜层应予以缝合，以预防切口疝的发生。

（王云鹤）

参考文献